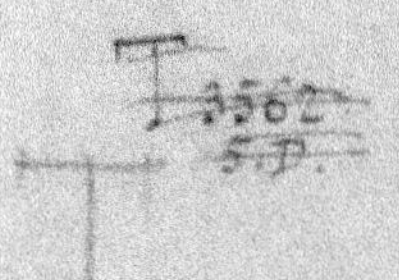

TRAITEMENT

MÉDICAL ET PRÉSERVATIF

DE LA PIERRE

ET DE

LA GRAVELLE.

OUVRAGES DE M. CIVIALE.

De la lithotritie ou broiement de la pierre dans la vessie ; in-8° avec cinq planches.

Lettres sur le même sujet, nᵒˢ 1, 2, 3, 4 et 5, 1827 à 1837, 1 vol. in-8° avec une planche. Ces lettres renferment les particularités les plus remarquables sur l'histoire et le développement de la nouvelle méthode.

Traité de l'affection calculeuse, ou recherches sur la formation, les caractères physiques, les causes, les signes et les effets pathologiques de la pierre et de la gravelle ; suivies d'un essai de statistique sur cette maladie ; avec cinq planches et un grand nombre de tableaux ; vol. in-8°.

Parallèle des divers moyens de traiter les calculeux, contenant l'examen comparatif de la lithotritie et de la cystotomie, sous le rapport de leurs divers procédés, de leurs modes d'application, de leurs avantages ou inconvénients respectifs ; avec trois planches, vol. in-8°.

Ces deux derniers volumes, et celui que nous publions aujourd'hui, forment, réunis, un traité complet des maladies connues sous le nom de pierre et de gravelle.

Traité pratique sur les maladies des organes génito-urinaires ; 1ʳᵉ partie, Maladies de l'urètre, 1 vol. in-8°, avec trois planches.

Imprimerie d'AMÉDÉE GRATIOT et Cᵉ,
11, rue de la Monnaie.

DU
TRAITEMENT

MÉDICAL ET PRÉSERVATIF

DE LA PIERRE

ET DE

LA GRAVELLE

AVEC UN MÉMOIRE SUR LES CALCULS DE CYSTINE

PAR

LE DOCTEUR CIVIALE.

Paris

CROCHARD ET Cⁱᵉ, LIBRAIRES-ÉDITEURS

PLACE DE L'ÉCOLE DE MÉDECINE, 17

(ancien nᵒ 13.)

—

1840

PRÉFACE.

Je crois avoir à peu près épuisé, dans le Traité de
l'affection calculeuse et dans mes ouvrages précédents,
tout ce qu'il y a d'essentiel à dire sur les maladies
appelées vulgairement *gravelle* et *pierre*, lorsqu'on
les considère sous les divers rapports de leurs causes,
de leur formation, de leur développement, des effets
qu'elles déterminent en réagissant sur l'économie
animale, et de la manière dont on doit les attaquer
chirurgicalement, du moins dans le plus grand nombre
des cas. Ces points étaient les plus importants, ceux
qu'il convenait d'étudier en premier lieu. Mais il en
est un autre, non moins intéressant, que j'ai à peine
effleuré, et qui fera le sujet de la présente publication ; je veux parler du traitement médical qu'on doit
employer, tantôt d'une manière exclusive, et tantôt

concurremment avec les ressources de l'art chirurgical, dont il facilite l'application et assure le succès.

Les observations que j'ai à présenter sont essentiellement pratiques. Elles ont pour objet :

1° De faire connaître les ressources de la médecine lorsque la maladie calculeuse est encore sous forme de gravelle, ou qu'elle n'a pas pris assez de développement pour nécessiter l'intervention de la chirurgie ;

2° D'exposer la conduite à tenir quand, par sa situation ou son volume, la pierre est inaccessible à la puissance des procédés chirurgicaux ;

3° D'énumérer les moyens qu'on doit employer, après que l'opération a été faite, pour prévenir le retour de la maladie et combattre la disposition du sujet à redevenir calculeux ;

4° Enfin, d'apprécier la portée de certains moyens chimiques ou pharmaceutiques auxquels on attribue la propriété de fondre ou de disgréger la pierre, et celle de quelques eaux minérales sur lesquelles on cherche à appeler l'attention publique en les présentant comme douées du même pouvoir.

Les diverses questions qui se rattachent à l'affection calculeuse ont été abordées principalement sous le point de vue scientifique dans mon Traité de cette maladie. Là, en effet, il s'agissait surtout de réunir les principaux faits avérés que nous possédons, de les coordonner, et de mettre en regard les unes des autres les opinions souvent contradictoires qui ont surgi toutes les fois qu'on se livrait à l'examen de quelques-uns d'entre eux seulement. Ici, je ne suivrai point la même marche; car, dans le sujet que je me propose de passer en revue, les résultats pratiques étant ce qu'il y a de plus essentiel, je n'aurai à m'aider des combinaisons de la théorie qu'autant qu'il sera utile de les faire intervenir pour expliquer certaines particularités, qu'il serait peut-être difficile de comprendre si l'on ne reproduisait les vues qui ont présidé à l'observation et qui l'ont dirigée.

Je n'aurai pas non plus une grande place à donner aux recherches d'érudition; les travaux anciens sont jugés, et il deviendrait oiseux de les soumettre à une nouvelle discussion. Quant aux recherches entreprises par quelques modernes, j'éprouve à leur égard un embarras dont le lecteur doit être juge. La plupart d'entre elles ne paraissent avoir été faites que dans des vues d'intérêt privé. Le masque de la science n'a été emprunté que pour servir d'appât à la crédulité publique; la vérité est ce dont on a pris le moins de soucis, et l'on s'est surtout attaché à reproduire celles des théories qui semblaient les plus propres à assurer la vogue de tel ou tel re-

mède qu'on fait débiter ou qu'on débite soi-même,
sorte d'industrialisme médical d'autant plus dangereux qu'il affecte d'appeler l'art à son aide, mais
dans l'unique vue de donner plus de relief au né-
goce; j'en citerai un seul exemple. Chacun connaît
les eaux de Vichy, qui possèdent, dans certains cas de
l'affection graveleuse, une utilité que nos pères ont su
apprécier et que plus d'un ancien écrivain a célé-
brées; mais, depuis quelques années, elles sont devenues un véritable objet de spéculation ; tous les jours,
la presse officieuse les prône à l'égal de la moutarde
blanche, des toni-purgatifs, des sirops dépuratifs, ou
autres merveilles de cette espèce, et pour donner plus
de poids à ses annonces, elle y accole le témoignage
d'hommes honorables. Il y a plus : chaque année
voit mettre en lumière un livret uniquement destiné
à en préconiser les inappréciables vertus, à leur attribuer même des effets qu'elles n'ont pas ; l'auteur a
grand soin de donner une couleur scientifique à ses
opuscules périodiques, de telle sorte qu'il devient impossible aux personnes peu familières avec le sujet, de
s'apercevoir que les faits sur lesquels on s'appuie sont
incomplets et ne prouvent en réalité rien. Par cette
habile combinaison, chaque nouvelle publication
vient corroborer les précédentes, et si la science n'y
gagne point, tout du moins n'est pas perdu. Cette
manœuvre ressemble assez à celle de l'industriel qui,
pour esquiver la loi sur les remèdes secrets, avait im-
primé une brochure connue seulement de ceux aux-

quels il l'envoyait, et qui, dans les annonces du Constitutionnel, indiquait le traitement d'après la formule publiée par lui.

Quelques personnes m'ont reproché d'avoir traité avec trop de sévérité les efforts qui tendent à remettre en crédit l'action des substances alcalines contre la pierre. Mais ces prétendus lithontriptiques n'étaient-ils pas jugés depuis longtemps? car les débats du jour ne sont qu'un pâle reflet de ceux qu'ils ont jadis suscités, et nous n'en savons pas plus maintenant à leur égard qu'on n'en savait autrefois, sans même excepter leur propriété d'alcaliser l'urine, que le grand Hoffmann connaissait, bien qu'il n'en ait pas fait bruit. Or, quel est le remède véritablement éprouvé par l'expérience qui soit tombé dans un oubli comparable à celui qui couvrait les lithontriptiques alcalins lorsqu'on a jugé à propos de les exhumer? D'ailleurs, pour m'absoudre de tous reproches, il suffirait de se représenter les malheureux malades longtemps abusés par des espérances fallacieuses, et conduits ainsi à cet effroyable état où toutes les ressources de l'art deviennent inapplicables, où le praticien est condamné à envisager, pour ainsi dire les bras croisés, les angoisses affreuses au milieu desquelles s'écoulent leurs derniers moments. Car, tel est le résultat de ces traitements prétendus curatifs, dont on ne cesse de proclamer les merveilles, et qui n'ont d'autre effet réel que de conduire les cal-

culeux à une situation désespérée. Si les honorables
confrères auxquels je réponds, avaient vu, comme
moi, un certain nombre de ces scènes de douleur,
au lieu de tolérer, de justifier même la marche qui
y conduit, ils n'auraient pas trouvé d'expressions
assez sévères pour condamner des manœuvres qui
mettent la vie de tant d'hommes crédules en péril.
Sans doute, il faut encourager tout ce qui peut
agrandir le domaine de l'art, et je ne crois pas avoir
jamais à me justifier de chercher à en restreindre
les limites; mais c'est s'abuser étrangement que
de considérer comme un progrès ce qui nous fait
rétrograder vers des méthodes sur la valeur desquelles l'expérience avait déjà, depuis longtemps,
prononcé d'une manière aussi positive que solen-
nelle.

On s'est beaucoup occupé de la gravelle dans ces
derniers temps; mais il est malheureusement trop
vrai que la plupart des recherches de nos contemporains ont été faites d'après des idées systématiques
arrêtées d'avance, et qu'elles ont conduit à des conséquences fausses. Presque toujours, en effet, on a
considéré la formation des graviers comme dépendant des seules lois de l'affinité chimique, et l'on s'est
borné à chercher les moyens de combattre le jeu de
cette affinité; puis, dès qu'on a supposé les concrétions formées, tous les efforts n'ont tendu qu'à en
procurer la sortie ou la destruction par des moyens

chimiques, sans tenir compte des modifications organiques qui leur donnent naissance, ni de la funeste influence qu'elles-mêmes exercent de proche en proche sur l'économie entière, par le seul fait de leur continuelle présence. Comme on a généralement pris pour la maladie ce qui n'est réellement que son produit, c'est-à-dire, un effet, un résultat d'un ou plusieurs états morbides, on s'est laissé entraîner à une foule d'interprétations arbitraires, tirées, les unes, des caractères physiques et de la composition chimique des graviers rendus, les autres du rapprochement de particularités accidentelles qu'on a rattachées ensuite avec plus ou moins d'art à ce phénomène maladif. Dès lors, il n'est pas surprenant que la plupart des théories qu'on a présentées soient fausses, puisqu'elles pèchent par la base, et que les circonstances qu'on a placées en première ligne n'exercent que peu ou point d'influence. On ne saurait trop le répéter : le plus grand malheur qui puisse arriver à une science, c'est d'être livrée aux spéculations de la théorie, car, en systématisant un petit nombre de faits mal observés, il devient d'autant plus difficile d'éviter les erreurs, que presque toujours on se laisse entraîner, dès le point de départ, par des idées préconçues.

La théorie chimique de l'affection calculeuse ne pourrait tout au plus trouver à s'appliquer qu'au moment où le liquide urinaire a été amené par une suite d'états morbides aux conditions propres à déterminer la formation de la gravelle. Mais, qui a préparé ces conditions? Qui a fait prédominer, dans un cas l'acide urique ou l'urate d'ammoniaque, dans un autre la cystine, ici l'oxalate calcaire, ailleurs les phosphates? Voilà les questions qu'il faut résoudre, si l'on veut soustraire le traitement médical des calculeux au funeste empirisme qui y règne aujourd'hui. J'en ai tenté la solution, et si je n'ai pas trouvé la vérité tout entière, du moins puis-je me flatter d'en avoir rencontré une partie, car la manière dont je m'explique la formation des concrétions urinaires, chez les deux grandes classes que j'ai été conduit à admettre parmi les calculeux, fournit les éléments de méthodes curatives dont une longue expérience m'a permis de constater assez bien les heureux effets, pour que je me croie en droit de les recommander hautement à mes confrères et aux malades.

Un des partisans de la doctrine qui veut réduire toute l'histoire de l'affection calculeuse à des phénomènes d'affinité chimique, affirme que, s'il avait la pierre, il aimerait mieux continuer longtemps un traitement par les eaux minérales que de se soumettre à des opérations. Cette assertion, en l'absence du mal, se conçoit jusqu'à un certain point dans la bouche d'un pharmacien, qu'un penchant naturel doit entraîner vers les moyens qu'il a l'habitude de manier. beaucoup de calculeux ont jadis agi ainsi, et nul ne s'en est bien trouvé. D'un autre côté, Camerarius, D'Alembert, Buffon, Barthez, sans se laisser aller à de telles illusions, préférèrent une longue et douloureuse agonie aux chances aventureuses de la taille. Ces grands hommes feraient-ils de même aujourd'hui ? On peut en douter, surtout quand on a vu tant de médecins calculeux recourir aux bienfaits de la lithotritie, à laquelle un de ses anciens ennemis vient tout récemment encore de rendre le plus éclatant hommage par la préférence qu'il s'est empressé de lui accorder lorsqu'il s'est agi de sa propre personne. Quoi qu'il en soit, tant qu'il ne sera pas démontré, clair comme le jour, que tels ou tels moyens ont l'infaillible propriété de dissoudre, et toujours, tels ou tels calculs dans l'économie vivante, les malades joueront leur repos et leur vie en se berçant d'espérances qui ne se sont jamais encore réalisées. Car la pierre a cela qui la distingue éminemment, que le temps y joue le rôle principal, puisque une affection qui n'était d'abord qu'un des moindres accidents dont puissent être atteints les organes urinaires, se trouve transformée par lui en une maladie irrémissiblement mortelle, que chaque jour diminue les chances de succès pour une opération, quelle qu'elle soit, et qu'un moment arrive enfin où il cesse d'être possible d'en tenter aucune.

Chaque jour les faits se multiplient pour mettre hors de doute l'heureuse influence que la lithotritie exerce sur tout ce qui a rapport aux maladies de l'appareil urinaire en général, et en particulier à l'affection calculeuse. Jusqu'ici, par exemple, on s'était peu occupé des moyens de faciliter la sortie des graviers par l'urètre ; aussi les résultats auxquels on était arrivé laissaient-ils beaucoup à désirer. Depuis l'application de la lithotritie, la facilité avec laquelle sont expulsés les débris calculeux, le volume de plusieurs des fragments auxquels l'urètre livre passage sans efforts, et avec peu de souffrance, souvent même sans douleur, démontrent la possibilité d'obtenir l'expulsion spontanée des graviers venus des reins et qui, en séjournant dans la vessie, doivent servir de noyau à la pierre. Pourquoi, en effet, les malades ne rendraient-ils pas naturellement par l'urètre des graviers aussi volumineux que les fragments qu'on voit chaque jour sortir avec tant de facilité après l'application de la nouvelle méthode, puisque les mêmes puissances sont en action, et qu'il s'agit des mêmes organes ? L'identité saute aux yeux sous ces divers rapports. Quelle peut donc être la cause de la différence dans les résultats ? La voici : L'effet du traitement préparatoire de la lithotritie est de modifier, de diminuer la sensibilité de l'urètre, et les manœuvres de l'opération tendent à accroître la contractilité vésicale. C'est à la réunion de ces deux circonstances que se rattache la sortie par l'urètre de fragments calculeux dont les dimensions étonnent. Il était donc tout naturel qu'on fût conduit à préparer de la même ma-

nière les voies qui doivent livrer passage aux graviers descendus des reins, et dont la présence dans la
vessie se décèle souvent par les plus graves symptômes. Cette induction a été érigée en précepte, et le
résultat a été aussi heureux que possible. Ainsi, non
seulement la nouvelle méthode aura eu pour effet de
soustraire les malades à la cystotomie, mais encore
elle aura conduit au traitement le plus rationnel pour
favoriser l'expulsion des graviers et préserver les malades de la pierre proprement dite.

TRAITEMENT

MÉDICAL ET PRÉSERVATIF

DE LA PIERRE

ET DE

LA GRAVELLE.

PREMIÈRE PARTIE.

CONSIDÉRATIONS GÉNÉRALES SUR LA GRAVELLE.

CHAPITRE PREMIER.

De la forme, de la couleur et du mode de formation de la gravelle.

On n'a peut-être point assez précisé le sens qu'il faut attacher aux mots *sable, gravelle, graviers* et *calculs,* et c'est parce
qu'on ne s'entend pas bien sur la véritable signification de ces
termes, que plusieurs erreurs graves se sont glissées dans la
pratique. Ainsi, par exemple, en appelant *calculs* ou *pierres*
les graviers que rendaient certains malades soumis à des traitements spéciaux, on a laissé croire que, sous l'influence de
ces médications, des pierres véritables avaient été successivement attaquées et expulsées. Nous verrons qu'un assez grand

nombre de prétendus lithontriptiques n'ont dû qu'à cette fausse interprétation l'importance qu'on a cherché à leur donner et la réputation dont ils ont joui : au lieu des calculs dont on leur attribuait l'expulsion, il s'agissait de simples graviers, analogues à ceux que rendent d'autres malades placés dans des circonstances différentes et non soumis à l'action des fondants ou autres moyens semblables.

1° Le *sable* est un dépôt pulvérulent, ayant la forme tantôt d'une poudre fine ou de paillettes, tantôt, et plus ordinairement, de grains produits par l'agglomération de petits cristaux, qu'on distingue nettement à la loupe, et qu'on aperçoit même quelquefois à l'œil nu. Ce dépôt a le plus souvent une teinte de rouge vif; dans certains cas, sa couleur se rapproche de celle de la brique pilée; dans d'autres, il est gris ou cendré, noir ou noirâtre.

2° On applique plus particulièrement le nom de *gravelle* à de petits corps granuleux, du volume d'une tête d'épingle, parfois beaucoup plus petits, qu'on trouve réunis au fond du vase dans lequel l'urine s'est déposée et refroidie. La forme, la couleur et la densité de ces grains varient beaucoup. Leur couleur est rougeâtre en général, mais ils offrent rarement le rouge vif du sable. Ici la teinte tire sur le fauve, et, chose digne de remarque, plus la concrétion augmente de volume, plus la couleur rouge pâlit. La gravelle peut aussi être blanche, grise, cendrée, jaune, noire, etc.

3° La dénomination de *graviers* est réservée à de petites concrétions qui ont acquis davantage de développement dans l'appareil urinaire, sans que cependant leur volume excède les limites du diamètre et de la dilatabilité du conduit excréteur, de manière qu'elles peuvent encore sortir par l'urètre. Souvent, dans la pratique, on confond ensemble la gravelle et les graviers.

4° Enfin, on nomme ces mêmes concrétions *calculs* lorsque leur grosseur est devenue telle qu'elles ne pourraient traverser l'urètre, du moins dans l'état normal. Cette dénomination s'applique indistinctement à toutes les concrétions urinaires dont le volume est supérieur au diamètre du conduit excréteur, bien que les plus grosses soient quelquefois désignées par celle de *pierres*.

Je me borne à ces indications sommaires, renvoyant au second et au troisième chapitres du Traité de l'affection calculeuse, dans lesquels j'ai exposé les différentes formes que peut revêtir la matière de la pierre, formes d'autant plus intéressantes à se rappeler, qu'il s'y rattache des indications spéciales dans le traitement médical, et que de graves erreurs sont mises en avant par ceux qui n'en tiennent aucun compte.

Il en est de même du mode de développement que les concrétions urinaires suivent pour passer de la forme du sable à celle de gravelle, de gravier et de calcul, comme aussi des caractères physiques et de la composition chimique de ces divers corps. A chacune des nombreuses particularités qu'ils offrent sous ces différents rapports, se lient également des modifications importantes dans la manière de les traiter. Je crois donc utile de rappeler aussi brièvement que possible l'attention sur les points les plus saillants.

§ 1.

Mode de développement des concrétions urinaires.

Quelle que soit la nature des concrétions formées dans l'urine, il est deux modes principaux qui président à leur production et à leur développement. Dans l'un, qu'on regardait autrefois comme général, bien qu'il soit en réalité le plus rare, la matière solidifiable se dépose sous forme de lames. Dans l'autre, qui s'applique à la majorité des cas, cette matière se concrète par grains isolés, dont le rapprochement donne lieu

à des masses plus ou moins volumineuses. Ces deux modes
existent séparément, mais ils peuvent se combiner ensemble.
J'ai, dans ma collection, plusieurs échantillons de gravelle qui
constatent leur coïncidence chez un même individu. On les
distingue aisément l'un de l'autre ; dans le premier, le gravier
est lisse, arrondi, en général dur, et très régulier ; dans le second, au contraire, le corps étranger est inégal, bosselé, rugueux et facile à diviser. Les derniers grains qui sont venus
s'accoller au noyau présentent des particularités dignes de
remarque. Tantôt ils se placent les uns à côté des autres, d'une
manière à peu près régulière, de telle sorte que le gravier ou
le calcul, quoique granulé et moriforme, est régulièrement
arrondi ; cette disposition se conserve jusque dans les pierres
les plus volumineuses ; elle se voit principalement dans plusieurs calculs d'acide urique et d'oxalate calcaire. Tantôt les
grains se déposent sans nul ordre apparent, et assez souvent
sur les points les plus saillants du noyau, d'où résultent ces
graviers et calculs branchus, inégaux, ces formes si bizarres,
dont on ne peut se rendre raison, bien qu'il soit très fréquent
de les rencontrer, même dans la gravelle.

§ 2.

Couleur des graviers.

On a établi, tant pour la couleur que pour les autres caractères physiques de la gravelle, des distinctions tout à fait arbitraires, sur lesquelles cependant reposent les indications des
divers traitements conseillés contre cette maladie. Il suffit de
jeter les yeux sur une collection de graviers, pour reconnaître
combien sont inexactes les assertions des auteurs relativement
à la couleur de chaque espèce de gravelle. En effet, le rouge,
le jaune, le gris, le blanc et le noir diffèrent ici d'une manière

essentielle, et presque toujours, de l'idée que ces couleurs offrent à l'esprit quand on les considère d'une manière purement abstraite, et les nuances sont en réalité infinies. A peine reconnaît-on une identité parfaite entre deux échantillons, et il n'y a pas non plus de limite tranchée entre les divers modes de coloration, en sorte que la même gravelle, rouge pour les uns, sera jaune-foncé ou fauve pour les autres, et noirâtre pour plusieurs, ou blanche pour ceux-ci, et grise ou cendrée pour ceux-là. Tout est donc arbitraire sous ce point de vue. Mais, de ce qu'on avait attribué à des caractères variables, et partant sans valeur, une fixité qui leur manque, on s'est trouvé conduit à en tirer de fausses conséquences pratiques, car la coloration n'est nullement propre à éclairer, comme on l'a prétendu, sur la nature ou la composition chimique des graviers. Ayant examiné fort au long cette question importante, dans le Traité de l'affection calculeuse il me suffira de présenter ici un court résumé.

Ce qu'il y a de remarquable, pour les graviers d'acide urique, c'est qu'ils sont incolores au moment de leur apparition. Ils se montrent alors sous la forme de petits cristaux blancs et transparents, qu'on distingue très bien à la loupe, et qu'on peut même quelquefois apercevoir à l'œil nu.

Lorsqu'ils grossissent, et surtout qu'ils sont réunis en masse, la première teinte qu'ils prennent est le rouge plus ou moins éclatant, quelquefois tirant un peu sur le jaune. Dans ce cas, ils affectent la forme de poudre ou de très petits grains, tantôt d'un rouge vif, mêlé de points brillants, et tantôt d'un rouge fauve.

Quand les grains ont acquis plus de volume, on retrouve rarement la couleur rouge vif du petit sable. La nuance devient plus terne, et on dirait que les graviers ont été salis. La couleur fauve, avec de nombreuses teintes, est celle qu'offrent le plus communément les gros graviers, dont un assez grand nombre semblent recouverts d'une couche grise très mince, qui laisse entrevoir au-dessous la couleur primitive ; car c'est le mélange de rouge, de jaune sale, de gris et de cendré, qui forme la teinte de la plupart des graviers d'acide urique et d'urate d'ammoniaque. Ajoutons encore que la même nuance n'existe pas sur toute la surface du gravier, qui peut être plus blanc ou plus gris d'un côté, et plus rouge de l'autre, qui tire même parfois sur le brun. Il existe, à cet égard, d'innombrables différences, à quelque espèce de gravelle qu'on s'attache, et la couleur ne saurait, dans aucun cas, être considérée que comme un moyen tout au plus approximatif de diagnostic.

Il y a plus : la nuance varie, chez un même individu, suivant que le gravier est lamellé, à surface lisse, unie, polie, ou qu'il est granuleux et hérissé de petites inégalités à son pourtour, particularité très sensible surtout quand on examine une concrétion lisse d'un côté et granuleuse de l'autre.

En général, plus les graviers d'acide urique et d'urate d'ammoniaque sont gros, plus leur surface est pâle, comme je viens de le dire, et souvent alors cette couleur des parties extérieures tranche fortement avec celle du centre de la concrétion, qu'il faut, pour la bien voir, casser et non pas scier, ainsi qu'on le pratique généralement. Je possède plusieurs gros graviers qui n'ont pas la même teinte au dehors et au dedans, quoiqu'ils soient entièrement formés d'acide urique ou d'urate d'ammoniaque. Il en est même qu'on prendrait, au premier aperçu, pour des agglomérations phosphatiques, et en effet les phosphates entrent souvent pour une certaine part dans la composition des couches superficielles.

Lorsqu'il y a frottement entre deux graviers, il résulte presque toujours de là des facettes, à l'égard desquelles la couleur diffère d'une manière notable. Toutefois cette différence est plus apparente que réelle, et dépend en grande partie du poli qu'acquiert la surface frottée. C'est ce qu'on observe surtout en examinant les graviers qui ont séjourné dans l'uretère ou dans l'urètre ; ce caractère suffit souvent pour les faire distinguer de ceux qui viennent de la vessie. Il y a encore une particularité qu'on remarque dans certains graviers urétraux, c'est un aspect luisant, qui les fait paraître comme vernis ; j'ai eu plusieurs occasions d'observer cette particularité, qui leur est d'ailleurs commune avec plusieurs calculs prostatiques.

Ce que je viens de dire relativement à la coloration des graviers de l'espèce la plus commune, s'applique également à ceux d'espèces plus rares : seulement ici les différences sont moins tranchées, parce qu'on ne peut réunir un aussi grand nombre d'échantillons. Je reviendrai sur ces divers points en parlant de chaque espèce de gravelle.

§ 3.

Forme des graviers.

Rien n'est plus variable que la configuration de ces petites masses rendues par les malades ou trouvées dans le corps. Quelquefois elles sont rondes et d'une régularité surprenante. Plusieurs malades que j'ai vus depuis 1824, ont rendu des pleines boîtes de grains uniformément arrondis ; ces grains étaient fort nombreux, mais ne différaient que par le volume, et quelques-uns par la couleur, qui variait du rouge au gris cendré. Les plus gros ressemblaient à des pois, et les plus petits ne se distinguaient bien qu'à l'aide d'une loupe. Tel était le cas de MM. Lehoux, Coiseau, Barbot-Duplessis et autres, qui ont rendu des graviers d'un certain volume et dont la forme, ovoïde ou sphérique, était parfaitement régulière. Il faut avoir égard à cette disposition, surtout quand les graviers sont gros, car elle prouve qu'ils se sont développés lentement dans la vessie, sans être tourmentés, soit par les contractions du viscère, soit par leur frottement contre d'autres graviers ; elle démontre aussi, principalement lorsque le gravier est en même temps lamelleux, dur et lisse à sa surface, que la matière concrescible de l'urine abonde peu, et que le vice de la sécrétion rénale est peu développé, mais constant, sans trouble, sans modifications importantes, de sorte qu'il faudra un traitement peu actif, mais longtemps continué.

Lorsqu'au contraire la précipitation des dépôts de l'urine est abondante et brusque, les grains se réunissent d'une manière diffuse; le gravier a peu de dureté, mais il affecte une forme irrégulière. Il y a dans cette irrégularité même quelques particularités auxquelles le praticien doit faire attention, parce qu'elles lui expliquent des phénomènes dont il ne saurait, sans elles, se rendre raison, et qu'elles lui fournissent des indications précieuses dans le traitement. Par exemple, il n'est point rare de voir des graviers allongés au point que leur longueur soit quatre, cinq et six fois plus considérable que leur largeur et leur épaisseur; j'en ai vu plusieurs cas, par exemple, celui d'un malade des environs de Dreux, M. Guillaume, qui rendit spontanément des graviers granuleux d'acide urique, dont un long de sept lignes, sur deux de diamètre. J'ai parlé aussi, dans un autre ouvrage, de M. Daudet, de Nismes, qui a rendu un gravier long de treize lignes, sur trois et demie de diamètre. En ce moment même, je vois un malade de Paris, M. Baud, vieillard depuis longtemps graveleux, qui a rendu des quantités considérables de graviers, parmi lesquels plusieurs, de forme allongée et légèrement aplatis, ont neuf à onze lignes de long, sur deux et demie à quatre de diamètre. Il est de toute évidence que le développement de ces graviers longs s'est fait dans un organe qui leur a servi de moule, spécialement dans l'uretère. Ils auraient pu aussi se produire dans l'urètre, mais les graviers urétraux ont rarement une forme allongée; en général, dans l'urètre, les grains nouveaux qui viennent s'ajouter au corps étranger déjà existant, au lieu de s'accoler derrière lui, et de constituer ainsi une masse oblongue, restent détachés, se développent à leur tour, d'une manière pour ainsi dire isolée, en contact d'un côté avec les parois du canal de l'autre avec le gravier primitif, contre lequel ils se frottent, de sorte qu'ils restent aplatis; de là, les surfaces planes et polies qu'on y remarque la plupart du temps. J'ai fait un long exposé de ces particularités des calculs urétraux dans le Traité de l'affection calculeuse, et plus loin je reviendrai sur des graviers trouvés après la mort dans l'uretère, qui appuient la conjecture précédemment émise à l'égard de la forme oblongue que présentent assez fréquemment ceux dont les malades se débarrassent d'eux-mêmes avec l'urine.

Les graviers allongés, expulsés par les malades, ou trouvés dans les uretères après leur mort, expliquent les douleurs profondes, opiniâtres, et plus ou moins vives, qu'on observe soit dans la direction des uretères, soit dans la région sacro-lombaire; car ici, comme pour le col de la vessie, les douleurs ne sont point toujours rapportées au siége du mal, et il n'est pas rare que le séjour des graviers, dans l'un ou l'autre uretère, au lieu d'en déterminer de locales, ne produise que des souffrances vagues vers les lombes ou le sacrum : c'est une particularité qu'on observe tous les jours, et qui devient néanmoins une cause d'erreur pour beaucoup de graveleux.

On comprend, d'un autre côté, que les graviers ainsi allongés n'ont pu acquérir les dimensions qu'ils présentent que par des additions successives d'un grand nombre de petits graviers descendus des reins; par conséquent ils ont fait un long séjour dans l'uretère, où ils ont amené ce long cortége de phénomènes morbides qu'on rencontre chez tant de graveleux, et contre lesquels nos moyens curatifs sont si peu efficaces. L'urine coule entre eux et les parois du conduit, et produit quelquefois, à leur surface, des espèces de rigoles ou sillons qui peuvent contribuer à entretenir l'illusion des partisans de la dissolution.

Il n'est pas facile de concevoir l'expulsion spontanée de gros graviers allongés par un canal aussi étroit que l'uretère; cependant elle a lieu, la pratique de chaque jour en offre de remarquables exemples, et, sans sortir de ce qui s'est offert à moi, je pourrais ajouter plusieurs cas encore à ceux que je viens d'indiquer. Mais il s'agit moins ici d'une vérité contestée que d'une particularité que chacun peut vérifier, en sorte que de nouvelles preuves seraient surabondantes. Qu'on ne perde pas de vue seulement que ces expulsions sont, dans beaucoup de cas, le résultat des efforts de la nature, qu'elles ont lieu chez des personnes qui ne font aucun traitement spécial, et que, quand elles s'accomplissent pendant l'usage de remèdes réputés fondants, l'homme inexpérimenté peut être tenté de les attribuer à la seule influence de ces moyens.

Des graviers allongés, et jusqu'à un certain point semblables à ceux qui viennent de l'uretère, peuvent se former dans la vessie; mais, généralement parlant, ceux qu'on rencontre dans ce viscère, ou qui en proviennent, ont une forme ovoïde, et sont renflés dans le milieu. Cette forme oblongue et ovoïde des graviers grossis dans la vessie n'a pas de cause appréciable. On ignore pourquoi les nouveaux grains vont s'ajouter à la partie la plus excentrique du noyau; mais le fait a lieu, et même si fréquemment, tant pour la gravelle que pour les calculs proprement dits, qu'on pourrait croire qu'il existe là une loi d'affinité qu'on n'est point encore parvenu à découvrir.

Les autres particularités que présente la forme des graviers ont pris naissance dans la vessie ou l'urètre; car la raison se refuse à croire que ceux de ces corps qui ont une configuration plus ou moins bizarre se soient formés dans les reins; ils n'auraient pu franchir l'uretère. Ainsi, je ne pense pas qu'il soit rationnel de considérer l'organe rénal comme le lieu de leur développement. Je n'ai donc rien à ajouter à ce que j'ai dit ailleurs, en examinant les calculs trouvés dans cet organe après la mort. Quant à la vessie, il n'est pas rare que les graviers y acquièrent des formes singulières, qui se rapprochent de celles des calculs vésicaux que j'ai décrits, en sorte que je ne pourrais non plus que répéter à cet égard ce qu'on peut lire dans mon Traité. Toutefois, ce n'est qu'en grossissant par l'addition de nouveaux grains, que ces formes bizarres s'établissent, car les graviers lamelleux, dus à l'accolement de couches encore fluides, conservent assez généralement la forme ovoïde ou même sphérique et la surface lisse qu'on leur connaît.

Je n'ai pas remarqué que le passage par l'urètre des graviers rugueux, bosselés, granuleux, à formes extraordinaires, fût beaucoup plus douloureux que celui des graviers ovoïdes, lisses et unis ; tout ce qu'on peut assurer à cet égard, c'est que, s'il existe une différence, elle est beaucoup moindre que l'aspect des corps étrangers ne conduirait à le croire.

Les particularités que je viens de signaler dans la forme des graviers, s'appliquent à toutes les espèces, mais spécialement à ceux d'acide urique, d'urate d'ammoniaque et d'oxalate calcaire, car elles sont moins prononcées dans les autres espèces de gravelle. J'ai vu un gravier blanc, avec une teinte jaune très claire, et composé de phosphate ammoniaco-magnésien, dont la forme était allongée : il avait six lignes de long, sur trois de diamètre ; ce gravier, légèrement pyriforme, avait été rendu par M. Chopelet, dont j'ai rapporté ailleurs l'observation. Dans un grand nombre de cas, les graviers blancs, gris et cendrés, avec des nuances variables, sont rendus sous forme de grains plus ou moins arrondis, spongieux, en général légers et très faciles à écraser. Quelques-uns sont applatis, comme dans le cas de la femme Theille, dont je rapporterai plus loin l'observation, et qui en rendit deux de cette forme, ayant l'un huit lignes de long, cinq de large et trois d'épaisseur, l'autre sept et demie de long, cinq de large et deux d'épaisseur. Parfois ce sont des dépôts pulvérulents et informes, ou des plaques, des lames, de grandeur et de consistance diverses : tel était le cas d'un imprimeur auquel j'ai donné des soins, et qui avait rendu avec l'urine une grande quantité de plaques d'un gris jaunâtre, composées de phosphate calcaire; tel était aussi celui de M. Salomon, dont je citerai l'observation. Les cas de ce genre m'ont paru se rapprocher beaucoup de ceux dans lesquels les malades rendent des urines crétacées, et d'autres dans lesquels des dépôts terreux s'accolent à la face interne de la vessie, ou même au linge, comme j'en ai cité de singuliers exemples dans mon Traité.

Parmi les graviers blancs et gris, on en distingue quelques-uns dont la surface est pour ainsi dire nacrée. Ceux-là sont ronds ou ovoïdes, et aplatis, mais leur surface est toujours unie, tandis que celle des autres est rugueuse et hérissée de pointes.

Je n'ai pas remarqué de formes extraordinaires dans les graviers d'oxalate calcaire ni de cystine.

Les graviers qui sortent spontanément de l'urètre, après y avoir fait un séjour plus ou moins long et s'y être développés, ou qu'on en extrait par des procédés chirurgicaux, n'affectent point de forme déterminée.

J'en ai retiré de la fosse naviculaire deux qui étaient oblongs et légèrement aplatis. L'un, qui provenait d'un petit enfant, portait un tubercule d'un côté et une rigole de l'autre; ce gravier, de couleur brune, avait quatre lignes et demie de long, sur trois de large et deux d'épaisseur. Je le retirai avec la plus grande facilité, au moyen d'un crochet, après avoir débridé le méat urinaire.

Parmi les graviers que j'ai rencontrés vers le milieu de la partie spongieuse de l'urètre, il s'en est trouvé deux fort gros. L'un était ovoïde et l'autre sphérique. Le premier fut retiré de l'urètre de M. Desportes, dont je donnerai l'histoire; il avait longtemps séjourné dans le canal, derrière un rétrécissement; sa surface était hérissée de pointes, et sa texture tellement serrée que, quand je le sciai dans le sens de sa longueur, il reçut de l'instrument un poli très remarquable.

Dans la partie membraneuse, la forme de ces corps étrangers est extrêmement variable, surtout quand le canal en renferme plusieurs accolés les uns aux autres. Alors on les trouve aplatis d'un côté, bosselés de l'autre, triangulaires, oblongs, pointus, etc.; j'en ai cité quelques exemples dans ma troisième Lettre, ainsi que dans les Traités des rétrécissements de l'urètre et de l'affection calculeuse. C'est surtout à ce dernier ouvrage que je dois renvoyer ici; car, dans tous ces cas, il s'agit plutôt de calculs proprement dits que de graviers.

§ 4.

Conséquences des considérations précédentes.

A ces diverses particularités relatives au mode de formation et de développement, ainsi qu'à la couleur et à la configuration des concrétions urinaires, se rattachent des considérations que j'indiquerai ici par anticipation. Ainsi, tant que la matière solidifiable de l'urine se précipite sous forme d'un sable rouge très fin, le malade se trouve aussi éloigné que possible d'être attaqué de la pierre. Ce n'est pas que la matière pétrifiable manque dans l'urine, car certaines personnes rendent des quantités prodigieuses de ces dépôts; mais il n'y a pas les éléments nécessaires pour que la substance s'agglomère en un seul corps, de sorte qu'elle reste à l'état de poudre ou de sable. Dans ce qu'on nomme la gravelle lamellée, ordinairement il se forme d'abord un grain, au pourtour duquel vient se déposer la matière solidifiable, encore fluide. Cette formation s'opère avec lenteur, et très souvent le corps est expulsé avant d'avoir acquis des dimensions assez fortes pour constituer une pierre. Les pierres lamellées sont, je le répète, moins communes qu'on ne pense, mais ce sont les plus dures de toutes; les couches se déposant autour du noyau à l'état fluide, l'union est plus intime et la consistance plus uniforme. Dans les cas, au contraire, où les grains sont déjà formés au moment de leur application sur le noyau, il reste entre eux des intervalles, que remplit quelquefois la matière encore fluide, mais qui parfois aussi demeurent vides et constituent alors des cavités. J'ai cité plusieurs exemples de ces calculs creux. Quel que soit le mode suivant lequel s'est formée la gravelle, il est certain que si le développement a lieu avec lenteur, le corps étranger peut être expulsé avant d'avoir acquis beaucoup de volume, et qu'alors aussi on doit peu craindre la pierre, pourvu cependant que le malade soit soumis à un traitement convenable.

Mais il y a des cas où les choses se passent différemment. Ici les lois de l'attraction exercent un empire plus marqué, soit que les grains se forment isolément, puis se réunissent à la faveur d'une matière encore fluide qui leur sert de ciment, disposition qu'on remarque dans les graviers de cystine et dans la plupart de ceux d'oxalate calcaire, de phosphate triple et d'acide urique; soit que les dépôts se fassent par couches à l'état fluide, mais ayant alors de l'épaisseur, et dont la solidification marche avec une grande rapidité. L'observation montre souvent des cas de ce genre, tant parmi les graviers que parmi les calculs. L'histoire des uns et des autres apprend que la précipitation de la matière solidifiable de l'urine s'est accomplie avec beaucoup de promptitude, et, en effet, on voit fréquemment des concrétions urinaires acquérir un grand volume dans l'espace de quelques mois. C'est alors surtout que les graveleux doivent redouter la pierre.

Ces dispositions sont fort importantes à connaître pour diriger le traitement médical, qui doit être, dans certains cas, et indépendamment de la nature des moyens à mettre en usage, faible, lent, longtemps continué, tandis que, dans d'autres, il doit être actif, prompt, énergique. On s'explique difficilement que des particularités si essentielles aient échappé à la plupart des auteurs qui se sont occupés de la gravelle.

La conduite du praticien doit donc varier suivant les cas.

Dans ceux de la première série, il ne s'agit que de combattre la prédominance d'un des principes de l'urine; mais cette prédominance n'entraîne ni douleurs, ni désordres, ni une crainte bien fondée de la pierre proprement dite. Il ne s'agit que d'un vice temporaire de la sécrétion rénale, qui peut exister et qui en effet subsiste très souvent sans lésions rénales, mais qui n'exclut pas les autres formes de l'affection calculeuse, puisqu'on observe des dépôts pulvérulents et chez les graveleux et chez les calculeux.

Dans les cas de la seconde série, quand le dépôt est expulsé sous forme de gravelle, il y a un plus grand nombre de conditions réunies pour que le dépôt s'agglomère en une masse susceptible de grossir au point de ne pouvoir traverser l'urètre et de devenir un calcul. Cette loi paraît être, dans un très grand nombre de pierres, celle qui a présidé à leur augmentation de volume. Malgré sa lenteur, ce mode de développement ne doit pas moins appeler l'attention du praticien que le précédent. Outre la prédominance des matières solidifiables, il existe alors dans l'urine les moyens de fixer ces substances, moyens qui semblent manquer dans le cas de sable proprement dit. Le traitement demande donc à être plus actif, tant parce que la formation et l'accroissement des corps étrangers entraînent quelques troubles, que parce qu'on a plus à craindre la production d'une pierre.

Le troisième degré est le plus grave. Les agglomérations séparées qui constituent le sable ou la gravelle, peuvent se produire avec beaucoup de promptitude et en quantité considérable, et comme les grains qu'elles forment s'accolent ensuite, il peut résulter de là que, dans un court espace de temps, le sable ou la gravelle donne lieu à une véritable affection calculeuse. Ici, en effet, se trouvent réunies au plus haut degré et l'abondance de la matière solidifiable, et la force attractive qui détermine l'agglomération des sables, et la matière constituant le ciment sous l'influence duquel se forment les grains primitifs, de sorte qu'aussitôt après la production de ces derniers, elle les réunit en se solidifiant. Ainsi, quand un malade rend fréquemment des graviers résultant de l'agglomération ou de la solidification de grains sablonneux, la diathèse calculeuse est très prononcée chez lui, et il réunit les conditions les plus favorables à la formation d'une pierre proprement dite. C'est donc alors surtout qu'il faut se hâter de diriger les ressources de l'art contre cette diathèse, et les administrer avec énergie.

CHAPITRE II.

De l'Expulsion successive de graviers d'une nature différente.

Les nouvelles observations que la pratique de chaque jour met à portée de recueillir, contribuent de plus en plus à renverser les combinaisons de la théorie qu'on avait cherché à mettre en crédit relativement à la formation de la gravelle. Dans un travail spécial, où j'ai donné l'analyse des observations relatives aux calculs de cystine, j'ai fait voir que cette substance alterne, même assez souvent, avec quelques autres principes habituels ou accidentels de l'urine, et qu'elle ne constitue pas une diathèse exclusive, comme on l'avait pensé. La différence de nature des diverses couches qui forment la plupart des calculs, met en relief une circonstance importante, qui aurait dû suffire, si l'on y avait consacré quelque attention, pour faire tenir en garde contre les artisans de théories et les propagateurs de fondants. Je veux parler de la prédominance successive, et même très variable, des matériaux de l'urine propres à produire des concrétions. Mais ce n'est pas seulement dans les cas de pierre formée et développée qu'on observe cette alternative : on la retrouve jusque chez les graveleux, qui successivement rendent des graviers de nature et de composition différentes.

Dans beaucoup de circonstances, ce sont l'acide urique et l'oxalate calcaire qui paraissent à la suite l'un de l'autre ; j'en ai vu plusieurs exemples, entre autres un cas remarquable, en 1838, chez M. de Montbasin. Ce malade, ancien militaire, d'une complexion nerveuse, jouissant d'ailleurs d'une bonne santé, rendait habituellement avec l'urine de l'urate d'ammoniaque en poudre, parfois très abondant, surtout lorsqu'il se livrait à des exercices fatiguants, voyageait en voiture, ou buvait moins abondamment, soit à ses repas, soit dans les intervalles. La formation et l'expulsion de ce dépôt n'étaient accompagnées d'aucun dérangement appréciable ; mais, à différentes reprises, il s'était fait sentir des douleurs dans la région des reins et sur le trajet des uretères, symptômes à la suite desquels on avait vu sortir des graviers noirs d'oxalate calcaire, granulés et assez durs. C'est pour ces sortes de graviers que je fus consulté, car le malade n'éprouvait aucune inquiétude au sujet du dépôt pulvérulent de couleur fauve, dont il se débarrassait à volonté, soit en buvant beaucoup, soit en prenant quelques substances légèrement alcalines ou des eaux de Vichy. J'insiste ici sur la sécurité qu'il témoignait à l'égard de la gravelle rougeâtre ; c'est une observation qu'on peut répéter tous les jours : les malades se familiarisent d'une manière surprenante avec les affections déjà anciennes, quelque graves qu'elles puissent être d'ailleurs, et les graveleux semblent jouir d'une sorte de privilége sous ce rapport ; les premières émissions de sable les effraient, mais ils finissent bientôt par les considérer comme un événement tout naturel, et cette sécurité devient funeste à la plupart d'entre eux.

Au moment où j'écris ces lignes, il se présente à moi un nouveau cas, dans lequel la gravelle d'acide urique alternait avec une pierre d'oxalate de chaux. M. Mangot, d'Amiens, âgé de trente-six ans, avait successivement éprouvé, depuis son enfance, les symptômes de la gravelle et de la pierre. Il vint réclamer mes soins pour cette dernière affection, vers la fin de l'année 1838. La pierre, quoique ancienne, n'était ni très grosse ni très dure. Elle fut aisément détruite par les procédés de la lithotritie. Pendant le traitement, M. Mangot eut quelques symptômes de coliques néphrétiques, mais peu graves : il suffit de moyens fort simples pour faire cesser les accidents, qui se terminèrent par l'expulsion spontanée d'un gravier jaune, lisse et poli. Ce gravier, d'acide urique, était sphéroïdal, et du volume d'un très petit pois.

L'alternance de l'acide urique avec l'oxalate de chaux, et *vice versâ*, est la plus fréquente. Je l'ai observée un grand nombre de fois, mais sans avoir pu jamais rattacher le fait à aucune circonstance spéciale. Quelquefois la succession est rapide et dure peu, comme, par exemple, il arriva chez M. de Montbasin. Dans d'autres cas, au contraire, le passage d'une substance à l'autre est moins brusque ; mais, une fois la prédominance établie pour l'un des principes, elle persiste plus ou moins longtemps. C'est ce que l'on voit chez un certain nombre de calculeux, et ce que constatent aussi les calculs vésicaux à couches épaisses et de nature différente.

M. Bourgeois, âgé de quarante-deux ans, venant de Pétersbourg, où il exerçait la profession de confiseur, éprouvait depuis quelque temps un trouble considérable des fonctions de la vessie, contre lequel on administra divers traitements qui furent inutiles. Les symptômes, au lieu de diminuer, redoublèrent d'intensité; il survint un catarrhe vésical, et le malade commença à rendre de la gravelle grise avec l'urine, mais sans qu'il se déclarât de véritables coliques néphrétiques. M. Bourgeois se crut attaqué de la pierre, et vint à Paris réclamer mes soins. Je m'assurai d'abord que la vessie ne contenait pas de calcul. Les accidents résultaient du catarrhe vésical et de l'irritabilité de l'urètre. Je prescrivis, contre ces états morbides, le mode de traitement que j'ai fait connaître dans mon Traité pratique des maladies des organes génito-urinaires. L'amélioration se prononça plus promptement même qu'on n'a coutume de l'observer ; mais, peu de jours après la cessation des affections de l'urètre et de la vessie, le malade s'aperçut que l'urine entraînait du sable rouge, en assez grande quantité. Il n'y a cependant rien dans ce cas qui doive surprendre : j'ai démontré ailleurs que la prédominance des phosphates calcaire et ammoniaco-magnésien dans l'urine se rattachait essentiellement à une phlegmasie avancée de l'appareil urinaire : cette phlegmasie venant à cesser, il est naturel que la sécrétion rénale reprenne ses caractères primitifs, et qu'il y ait, par intervalles, surabondance des principes constituants de la gravelle rouge. C'est ce qui eut lieu chez M. Bourgeois, et ce que j'ai aussi observé dans plusieurs autres circonstances.

M. de Cayron, des environs de Caen, âgé de soixante-onze ans, et d'une constitution robuste, mais affaiblie par les douleurs, fut tourmenté pendant dix années par la gravelle, contre laquelle on employa successivement les divers traitements préconisés. Cependant les coliques néphrétiques continuèrent, d'abord à d'assez longs intervalles, puis de plus en plus rapprochées. Elles se terminaient, tantôt par des expulsions de sable et de graviers d'acide urique, tantôt sans émission de corps étrangers. Enfin, la gravelle parut changer de nature. Au lieu d'être rouges ou fauves, les graviers avaient une teinte grise, et la sortie en devenait de plus en plus difficile et douloureuse. Plusieurs de ceux qui furent rendus en dernier lieu, étaient gros comme des noyaux de cerise, mais cribleux, spongieux, légers et très rugueux. Déjà, à cette époque, l'urine était catarrhale et la santé fortement ébranlée. Depuis deux ans, lorsque le malade vint à Paris, en septembre 1829, les émissions de graviers avaient considérablement diminué, et sous ce rapport l'état semblait, au premier coup d'œil, s'améliorer ;

mais les fonctions de la vessie devenaient de plus en plus pénibles, ce qu'on attribuait à un catarrhe vésical et à un engorgement de la prostate. Cependant les douleurs finirent par prendre un caractère tel qu'il ne fut plus permis de mettre en doute la présence d'un corps étranger dans la poche urinaire. Il me fut facile, par le cathétérisme, d'acquérir la certitude que ce réservoir contenait plusieurs calculs, qui furent détruits par les procédés de la lithotritie. Le centre de ces calculs était d'acide urique, comme les premiers graviers, tandis que le phosphate calcaire constituait l'écorce, ainsi que les graviers rendus en dernier lieu. Sous l'influence de l'opération et du traitement médical consécutif, le catarrhe vésical disparut, les coliques néphrétiques cessèrent, et il n'y eut plus d'expulsion de gravelle.

Ces faits, auxquels j'en pourrais ajouter beaucoup d'autres, puisque la pratique en offre assez fréquemment, établissent deux propositions qu'il importe de faire ressortir, afin de renverser quelques graves erreurs.

1° Les différentes diathèses ou prédominances de l'un des principes constituants de l'urine, ne sont ni aussi constantes, ni aussi exclusives qu'on l'a prétendu.

2° Les effets attribués à certaines médications ayant pour but de combattre ces diathèses, ne sont pas aussi concluants qu'on l'a pensé, car les diathèses sont modifiées et même entièrement changées par des causes qui nous échappent, et les changements qu'elles subissent peuvent avoir lieu alors même que le malade n'est soumis à aucun traitement.

Ces remarques s'appliquent spécialement aux gravelles d'acide urique, d'urate d'ammoniaque, de cystine et d'oxalate calcaire, qui se succèdent les unes aux autres au moment où l'on s'y attend le moins. La succession est moins inopinée à l'égard de la gravelle grise, car celle-ci se lie à des états spéciaux qu'aujourd'hui l'on connaît bien.

On comprend toute l'importance des inductions qui découlent de là pour la pratique, soit qu'on ait en vue d'apprécier les médications que tels ou tels ont tenté d'accréditer, et qui sont loin d'avoir la portée qu'on leur a attribuée, soit qu'il s'agisse de diriger le traitement tendant à corriger les vices de la sécrétion rénale, qui, toutes choses égales d'ailleurs, sont d'autant plus difficiles à détruire, qu'ils datent d'une époque plus éloignée et qu'ils présentent moins d'intermittence.

CHAPITRE III.

De la Gravelle chez les calculeux.

On croit généralement que la présence d'une ou de plusieurs pierres dans la vessie exclut celle de la gravelle. Cette opinion repose sur ce qu'en effet les coliques néphrétiques cessent d'ordinaire aussitôt qu'un calcul s'est formé dans la poche urinaire, et sur ce qu'en pareil cas il est rare que l'urine entraîne régulièrement des graviers. Cependant elle est fausse, et elle a été funeste à un trop grand nombre de malades pour que je ne me fasse pas un devoir d'appeler l'attention sur une si importante question. Il est vrai qu'on n'observe pas, chez les calculeux, de coliques néphrétiques bien caractérisées, telles qu'on les rencontre chez tant de personnes exclusivement attaquées de la gravelle ; mais il est avéré aussi que, dans une foule de cas, la gravelle n'est pas accompagnée de coliques néphrétiques ; d'ailleurs, chez les calculeux, les douleurs et les accidents n'ont fait que changer de forme. Les douleurs sont vagues et disséminées dans les régions rénale, lombaire, sacrée, pubienne ; elles sont sourdes, profondes, irrégulières, mais opiniâtres et fatigantes. L'émission des graviers n'offre pas

non plus cette périodicité qui se voit chez les graveleux proprement dits ; elle s'accomplit d'une manière pour ainsi dire
continue ; seulement, au lieu de graviers, c'est le plus communément du sable fin, un dépôt cristallin ou pulvérulent, qui
se précipite au fond du vase, et qu'on découvre sans peine en
décantant l'urine avec soin. Ce dépôt consiste presque toujours en acide urique ou urate d'ammoniaque ; quelquefois il
est fort abondant, et persiste pendant des années entières, sans
qu'on aperçoive, chez le malade, aucune cause propre à déterminer une telle surabondance des matières susceptibles de
se précipiter ou de cristalliser dans l'urine. J'ai vu de ces cas
en foule, et j'ai même cru remarquer que la quantité du dépôt
augmentait lorsque l'irritation du col vésical et les douleurs
spéciales de la pierre s'étaient accrues. Cette particularité
vient d'ailleurs à l'appui de ce que d'autres observations m'a-
vaient permis d'établir, savoir, que toute irritation du col de la
vessie, quelle qu'en soit la nature, influe sur la sécrétion rénale de manière à augmenter fort souvent la proportion des
principes inaptes à demeurer en solution. Mais il reste toujours à savoir pourquoi cet excès d'acide urique, d'urate d'ammoniaque, d'oxalate calcaire ou de cystine, tantôt s'applique à
l'état de mollesse sur la pierre vésicale, de manière à accroître
celle-ci d'une nouvelle couche qui durcit avec le temps, et
tantôt s'agglomère en grains ou cristaux isolés, plus ou moins
fins. On ne sait pas davantage pourquoi, dans ce dernier état,
tantôt les grains s'accolent au calcul déjà existant, et tantôt
demeurent isolés dans la vessie, ou sont entraînés avec l'u-
rine. Il n'a point encore été donné de saisir la véritable cause de
ces diverses particularités. Bornons-nous donc à constater le
fait capital, celui que la pierre et la gravelle peuvent coexister
chez un même sujet, ce qui, de toute évidence, annonce un désordre plus profond dans la fonction des reins. C'est principalement dans de tels cas qu'on voit la gravelle persister après
l'extraction de la pierre vésicale par un procédé chirurgical,

et reproduire un calcul de même espèce au bout d'un laps de temps parfois très court.

Sous le rapport du diagnostic, la coexistence de la pierre et de la gravelle chez une même personne a fait commettre de graves méprises. Sous celui de la thérapeutique, elle n'est pas moins fâcheuse; car, très souvent, même chez les malades soumis, on voit le traitement médical le plus sagement combiné et le plus méthodiquement dirigé demeurer sans effet, ou du moins n'en produire qu'un incomplet, qui ne satisfait ni le praticien ni le malade. En général, ces cas ne sont point assez étudiés : on ne recherche pas avec assez de soin et de persévérance la cause du trouble opiniâtre qu'éprouve la fonction rénale. Et comme cette cause tient fréquemment à la présence d'un calcul, la première chose à faire est d'explorer la vessie; trop souvent alors on acquiert la preuve que la gravelle n'est qu'un surcroît de maladie. On sent toute l'importance de pareils faits pour l'appréciation des méthodes qui ont la prétention de guérir les graveleux par le régime ou les eaux alcalines, et ils fournissent une nouvelle preuve de l'empirisme qui dirige ces traitements, prétendus curatifs, dans lesquels on néglige ce qu'il y a de plus essentiel, la constatation du véritable ennemi qu'il faut combattre, et la distinction des cas divers, dont chacun réclame des moyens particuliers.

Il m'est arrivé plus d'une fois d'être appelé auprès de malades qui croyaient être attaqués de la gravelle, et qui voulaient savoir pourquoi un traitement médical sur lequel ils avaient compté pour se débarrasser de cette affection n'amenait aucun résultat, bien qu'ils s'y fussent soumis avec une résignation exemplaire. Ces malades n'étaient pas peu surpris d'apprendre qu'au lieu de la gravelle ils avaient la pierre, et un calcul si gros que la lithotritie ne leur pouvait être appliquée. Parmi les victimes de cette erreur, je citerai le docteur Guerbois. Elle n'a cependant pas toujours des conséquences aussi funestes que chez notre malheureux confrère; plusieurs des malades qui l'avaient partagée ont su réclamer à temps encore les secours de l'art; j'en ai guéri beaucoup par la lithotritie et quelques-uns par la cystotomie. Aux faits dont j'ai déjà donné les détails dans mes autres publications, j'ajouterai les suivants :

En août 1838, il se présenta, dans le service des calculeux, un malade âgé de cinquante-un ans, garçon boucher, qui, depuis huit années, éprouvait des douleurs dans la région des reins et rendait des graviers d'acide urique, granuleux, de forme très irrégulière, la plupart hérissés d'aspérités. Quatre mois avant d'entrer à l'hôpital il avait expulsé deux de ces graviers, d'une forme allongée et du volume d'un gros haricot, ayant l'un sept et l'autre six lignes de long, sur trois lignes et demie de diamètre. Après la sortie de ces gros corps étrangers, les douleurs persistèrent, et le cathétérisme prouva que la vessie contenait une grosse pierre d'acide urique, qui fut détruite par les procédés de la lithotritie.

Au commencement de l'année 1839, le service des calculeux m'a offert un nouveau cas, dans lequel la vessie d'un octogénaire contenait quatre-vingt dix-neuf graviers, indépendamment de quatre calculs d'une moyenne grosseur. Ceux-ci, de structure lamellée et fort durs, existaient depuis longtemps; les graviers s'étaient formés ensuite : ils ressemblaient à des pois ordinaires, pour le volume. Il y avait aussi chez le sujet un engorgement de la prostate, qui mettait obstacle à l'expulsion de la gravelle. Ainsi se trouvaient réunies la contraction spasmodique du col vésical, déterminée par la présence des pierres, la déviation de l'urètre par l'engorgement prostatique, et l'atonie des parois de la vessie, ce qui n'est pas rare à quatre-vingt-trois ans. Mais le nombre considérable des graviers prouve combien la matière solidifiable de l'urine était abondante, en outre de celle qui s'était accolée aux quatre calculs. Du reste, les graviers avaient dû séjourner quelque temps dans la vessie, car, ainsi que les pierres, ils étaient recouverts d'une couche grise.

Le 22 mai 1839, un calculeux placé dans mon service à l'hôpital Necker, a rendu, sans aucun indice de colique néphrétique, un gravier granulé, sphérique, du volume d'un pois, et d'une couleur jaune cendré. Ce malade, dont la vessie contient une pierre de moyenne grosseur, autant qu'on peut le présumer d'après un simple cathétérisme ordinaire, rend tous les deux ou trois jours des caillots de sang avec l'urine. Il y a d'ailleurs chez lui de la faiblesse, un état fébrile continuel, perte d'appétit, décoloration de la peau et altération des traits : en un mot, ce malade est dans des conditions très défavorables. L'énorme disproportion existant entre les accidents naturels de la pierre et les phénomènes généraux, me fait craindre une lésion profonde dans les reins. S'il n'y avait point de pierre, le gravier rendu n'offrirait rien de remarquable. Je n'ai ajouté ce fait à ceux qui précèdent, que pour mettre en plus complète évidence l'erreur des écrivains qui nient la coexistence de la gravelle et de la pierre, et qui pensent que la première est une preuve de la non-existence d'un calcul. A la vérité, les cas de ce genre sont des exceptions, mais ce sont des exceptions tellement fréquentes, que le praticien doit les avoir toujours présentes à l'esprit.

La surabondance des principes solidifiables de l'urine persiste quelquefois pendant longtemps après que les malades ont été débarrassés de la pierre. J'en ai rapporté plusieurs exemples des plus remarquables dans le Traité de l'affection calculeuse ; en voici encore un :

M. Benezet, de Corbeil, septuagénaire, d'une forte constitution et d'une bonne santé, rendait avec l'urine une quantité considérable de sable fin, d'une couleur rouge et d'un aspect brillant. Pendant quelques années, il s'occupa peu de ce dépôt, ne prit aucune précaution, et continua de mener une vie sédentaire ; il était d'ailleurs fort sobre. Vers la fin de l'année 1836, il commença à éprouver un peu de gêne en urinant, et quelques douleurs vagues au pubis, au périnée et surtout au sacrum. Ces accidents furent attribués au sable qu'il continuait de rendre abondamment. On se contenta de prescrire quelques bains, des boissons adoucissantes et des lavements, qui ramenèrent le calme. Mais les accidents reparurent : ils furent combattus de la même manière et avec le même succès. Ces alternatives se renouvelèrent pendant plusieurs mois. Le malade vint enfin me consulter : je soupçonnai l'existence de petits calculs vésicaux, qui furent, en effet, reconnus et détruits par les procédés de la lithotritie. M. Benezet continua cependant de rendre du sable de même nature et en aussi grande quantité qu'auparavant. Les bicarbonates alcalins, les eaux de Vichy et de Contrexeville, les boissons abondantes, le régime végétal et tous les moyens réputés propres à diminuer l'acide urique dans l'urine, n'amenèrent aucun changement. En explorant la vessie, et en procédant à la destruction de la pierre, je m'étais assuré que la prostate avait beaucoup de volume, et que le col vésical était dans un état permanent de surexcitation, qui provoquait des besoins fréquents d'uriner et un peu de gêne, de difficulté, de douleur même, pour y satisfaire. Or, j'ai déjà dit que ces deux particularités sont la source manifeste, bien qu'inexplicable, de la prédominance de l'acide urique dans l'urine.

Quand on trouve réunies les circonstances que je viens de passer en revue, coïncidence de la pierre et de la gravelle, expulsion abondante de celle-ci, soit avant soit après l'opération, irritation du col vésical, tuméfaction de la prostate et atonie de la vessie, on doit appréhender la récidive de la pierre, alors même qu'on parviendrait à faire cesser l'affection catarrhale des voies urinaires. Dans ce cas, il peut arriver que les sables et les calculs de seconde et de troisième formation ne diffèrent pas de ceux qui existaient en premier lieu. Parmi les exemples que j'en ai observés, je citerai celui de M. Cailletet, déjà opéré en 1829 et 1333, qui a éprouvé une troisième récidive en 1838 : sa vessie ne contenait que de petits calculs,

qui eussent peut-être été expulsés par un autre malade, mais à
l'émission desquels la paresse de la vessie et l'engorgement de
la prostate opposaient ici d'insurmontables difficultés. Durant
l'espace de dix ans ce malade a eu trois fois la pierre, indépendamment des dépôts lithiques que l'urine entraînait fréquemment, sous forme de sable ou de très petits graviers. Cependant il avait subi tous les traitements préconisés, il avait fait
usage des eaux minérales les plus en réputation contre la gravelle. C'est que tous ces moyens échouent lorsqu'il y a état
morbide du col vésical; le succès du traitement de la gravelle
est alors subordonné à celui du traitement dirigé contre cette
lésion organique.

CHAPITRE IV.

Des graviers prostatiques.

Il ne faut pas confondre les cas dont je parlerai plus loin, et
où des graviers proprement dits séjournent dans l'urètre,
atteint ou non lui-même de rétrécissement, avec ceux de calculs prostatiques. Ces derniers ont des traits physiques propres, et d'autres qui dépendent de leur nature et de leur
composition. Les effets produits par eux diffèrent également;
ils sont plus obscurs. Les troubles dans l'excrétion de l'urine
ont des caractères à part, à moins que la présence des graviers
prostatiques ne soit compliquée d'autres états morbides qui
les modifient. On n'observe, en pareille occurrence, ni coliques néphrétiques, avec ou sans émission de graviers, ni cette
série d'accidents graves et alarmants que présentent souvent
les cas dont je viens de passer l'histoire en revue. Les symptômes se bornent à quelques douleurs sourdes, vagues et pro-

fondes, sans caractères tranchés, à des besoins d'uriner, à de la
gêne pour y satisfaire. Quelquefois même aucun signe ne se
prononce, et ce n'est que par des circonstances fortuites qu'on
vient à être averti de la présence d'un corps étranger à la surface urétrale de la prostate : car ceux de ces graviers qui ont
leur siége dans l'épaisseur de la glande ou dans ses conduits,
sont presque toujours méconnus pendant la vie, si ce n'est
dans un très petit nombre de cas exceptionnels, que je ferai
connaître ailleurs en traçant le tableau des maladies de la
prostate. C'est par des explorations de l'urètre, au moyen
d'une sonde, de bougies molles, ou d'une pince trilabe, qu'en
général on parvient à découvrir les graviers prostatiques faisant saillie dans la portion du canal qu'embrasse la glande.
J'en ai cité quelques exemples dans ma troisième Lettre sur la
lithotritie, dans le Parallèle et dans le Traité de l'affection
calculeuse, de sorte que je crois pouvoir me borner à relater
ici un fait auquel se rattachent d'ailleurs quelques circonstances remarquables.

Le comte de W... vint me consulter, il y a deux ans,
pour une affection calculeuse dont il se croyait atteint. En
passant à Londres, il avait pris l'avis des premiers chirurgiens
de l'Angleterre, qui tous constatèrent un état morbide de la
prostate, et attribuèrent une grande partie des accidents à la
présence de l'albumine dans l'urine ; c'était aussi l'opinion d'un
praticien distingué de la Suède, qui accompagnait le malade. Je
m'assurai que la vessie ne contenait pas de pierre ; mais quand
la sonde arrivait au col vésical, où se trouvait une déviation du
canal en haut, produite par l'intumescence de la prostate, ou
éprouvait une sensation de grattement ou de frottement, qui
ne pouvait résulter que de la rencontre d'un corps inorganique,
sur lequel l'instrument passait en traversant le col de la vessie.
La connaissance que j'avais des empreintes spéciales laissées
sur les bougies molles par les calculs de l'urètre et du col
vésical, me fit essayer ces bougies ; j'en pris une très grosse,

et l'enfonçai fort avant dans la vessie. En la retirant avec précaution, après trois minutes de séjour, je trouvai, sur la face
inférieure et à l'endroit correspondant derrière l'orifice interne de l'urètre, à la face supérieure du corps de la pro-
tate, une empreinte à pic, bien nette, et finissant brusquement, excepté du côté de l'extrémité de la bougie, où une
longue traînée se voyait dans la cire. Cette empreinte, que
j'obtins sur toutes les grosses bougies molles successivement
introduites, me fit penser qu'il s'agissait d'un calcul formé
dans le corps de la prostate et envoyant un prolongement
dans le col vésical : c'était ce prolongement qui entamait
la cire lorsque les bougies passaient dessus. Mais il restait à
acquérir une connaissance importante, c'est-à-dire, à savoir
quelles étaient la grosseur, la profondeur et les dispositions
de la portion enchâssée du calcul. L'exploration par l'anus ne
fournissait aucun renseignement, et celle par la vessie n'apprenait rien non plus. Je fus donc détourné de rien entreprendre,
soit pour détacher la pierre, soit pour détruire la partie qui
était en relief. Ce dernier résultat n'était pas impossible à obtenir, ainsi que l'ont prouvé deux cas de calculs vésicaux en-
kystés et faisant saillie dans la vessie, puisque, dans tous deux,
je suis parvenu à user le prolongement. Mais il y avait ici
une question de temps ; le malade ne pouvait rester à Paris
qu'un nombre de jours déterminé ; or, dans des tentatives de ce
genre, on ne saurait rien préciser relativement à la durée
du traitement, ni à la gravité des accidents possibles. Je m'abs-
tins donc de rien essayer, et même de faire les dernières explorations qui devaient me fixer définitivement sur la nature du
mal ; le malade croyait pouvoir revenir à Paris, et je lui promis
qu'au besoin j'irais l'opérer à Stockholm ; mais, quelques mois
après son retour dans cette ville, il ne tarda pas à éprouver
des accidents qui entraînèrent sa mort.

J'ai parlé de la sensation de grattement ou de frottement,
qui ne peut résulter que de la rencontre de deux corps durs ;

car j'en connais très bien une analogue, qui tient aux frottements de la sonde contre les indurations de la prostate, ou même contre les colonnes charnues de la vessie. Cette dernière sensation, qui a été une source de graves méprises, comme je l'ai dit ailleurs, je crois pouvoir la distinguer nettement de celle qui avait lieu chez le malade dont je viens de parler, et qu'on observe aussi dans plusieurs cas de gravelle ou de très petits calculs; mais il s'agit là d'un tact qu'on ne peut ni communiquer à d'autres, ni même définir d'une manière bien exacte, et une longue habitude des explorations apprend seule à établir la distinction entre ces cas, qui ont de grands rapports ensemble, eu égard aux sensations perçues par la main de l'opérateur. M. de W... n'est pas le seul malade chez lequel de grosses bougies molles m'aient mis à portée d'apprécier la sensation de grattement produite par le passage de la sonde sur des graviers prostatiques; chez un autre, qui portait aussi des calculs de cette nature sur les côtés de la crête urétrale, j'ai obtenu également de petites empreintes, mais moins profondes et moins nettes, sans doute parce que les calculs étaient moins volumineux, ou qu'ils faisaient une saillie moins considérable.

Toutes les fois qu'on est parvenu à constater la présence de graviers ou calculs prostatiques, libres ou seulement en saillie dans la portion de l'urètre embrassée par la glande, il faut peu compter sur l'expulsion spontanée, à moins qu'il n'existe en même temps des obstacles dans l'urètre, car alors on peut espérer qu'après la destruction du rétrécissement, les corps étrangers seront chassés au dehors. Toutefois, je n'ai vu que deux ou trois cas de ce genre, et encore dois-je faire observer que j'ai pu prendre pour des graviers prostatiques, des graviers ordinaires qui avaient séjourné longtemps derrière un rétrécissement, ou qui même n'étaient point sortis sans qu'il existât cependant de coarctation; car l'expérience a prouvé que ces corps peuvent demeurer longtemps soit au milieu de la partie

prostatique, soit dans la partie membraneuse de l'urètre; et
l'on ne saurait se rendre raison de la cause qui les a empê-
chés d'être expulsés avec l'urine. Je n'ai pas conservé de ces
faits un souvenir assez exact pour en pouvoir rien dire de pré-
cis. Quoi qu'il en soit, il est rare que les graviers prostatiques
sortent d'eux-mêmes. Lorsqu'ils sont en liberté sur les côtés
de la crête urétrale, où j'en ai trouvé plusieurs fois sur le cadavre, il est facile d'en pratiquer l'extraction par un procédé que
j'ai fait connaître, soit dans le Parallèle, soit dans ma troisième
Lettre, et le succès est d'autant plus certain, qu'en général ces
graviers existent sans maladie grave de la prostate : car c'est
une chose remarquable que la formation et le séjour des
calculs prostatiques dans l'urètre : ils ne sont retenus que par
une sorte de mucus filandreux peu abondant. Je les ai vus,
dans le cadavre, agglomérés sur les côtés de la crête urétrale :
on les déplaçait facilement avec le doigt, et cependant ils
avaient, selon toute apparence, séjourné longtemps en cet
endroit, car ils grossissent fort lentement, et quelques-uns
d'entre eux avaient un volume considérable. Sur le vivant,
notamment chez MM. Janisch et Arthur, dont j'ai rapporté
l'observation, les graviers prostatiques occupaient le même em-
placement ; ils furent extraits avec la plus grande facilité et sans
qu'aucun accident survînt : les malades en étaient incommodés
depuis longtemps, et cependant le flot de l'urine n'avait pu les
entraîner.

D'un autre côté, la formation de ces graviers n'amène pas
toujours un état morbide de la prostate, pas même sa tuméfaction ou son induration : elle se rattache à une altération
encore inconnue du fluide sécrété par cette glande.

Lorsque les calculs prostatiques sont enchâssés dans le tissu
de l'organe, ou logés soit dans des cellules, soit dans les ori-
fices des conduits excréteurs, les difficultés peuvent être fort
grandes, insurmontables même, et le praticien peut se trouver
réduit à ne prescrire que des adoucissants, des calmants, dont

les effets seront fort restreints. Toutefois, il vaut mieux se
borner à l'emploi de ces moyens simples, qu'on varie au besoin, que d'exposer la vie du malade par des tentatives hasardées, d'autant plus qu'on voit souvent les accidents dus à
cette cause demeurer stationnaires ou cesser pendant un espace de temps plus ou moins long.

CHAPITRE V.

De la marche et des symptômes de la gravelle.

Le développement de l'affection graveleuse présente presque
autant de variations qu'il y a d'individus atteints. Mais on
trouve quelques cas dans lesquels ses diverses phases suivent
un ordre parfaitement régulier. Tel est le suivant, pris entre
plusieurs que j'ai observés.

M. de Tascher, septuagénaire, était graveleux depuis longtemps, lorsqu'il vint me consulter pour une affection calculeuse de la vessie. D'abord, et pendant plusieurs années, il
rendit une grande quantité de sable rouge très fin ; mais, ne
souffrant pas, il considéra cette évacuation comme une chose
normale et sans importance, dont il ne s'occupa point. Quelque temps après, il éprouva, de loin en loin, des coliques néphrétiques, qui se terminaient par l'émission, avec l'urine, de
grains sablonneux plus gros, mais dont la sortie causait assez
peu de douleur pour éloigner toute idée de recourir à un
traitement spécial. Le malade se borna à prendre des boissons
diurétiques, fit usage de l'herbe aux perles, et continua de
vivre suivant ses habitudes, sans trop s'inquiéter de la gravelle.
Finalement, il cessa de rendre des graviers, et se crut guéri.
Mais, au bout de quelques mois, il éprouva, du côté de la

vessie, une série de désordres qui firent soupçonner l'existence d'un calcul. Cependant, comme les symptômes se rapportaient autant, et même davantage, au catarrhe vésical qu'à la pierre, on n'eut égard qu'au premier, et ce ne fut qu'après avoir épuisé inutilement tous les moyens vantés contre cette phlegmasie, que M. de Tascher se détermina enfin à rechercher sérieusement la cause de ses souffrances. Il était trop tard : la vessie contenait un gros calcul, elle était le siége d'une phlegmasie intense, la santé était ruinée, et la constitution épuisée. Aucune opération n'offrait assez de chances de succès pour qu'on pût espérer de guérir le malade, qui, en effet, ne tarda pas à succomber.

Mais cette régularité dans le développement de la maladie est loin d'être constante. Chez une multitude de sujets, la gravelle paraît, persiste plus ou moins longtemps, puis cesse, et se reproduit sans cause appréciable à laquelle on puisse rattacher l'événement. Quelquefois il y a plusieurs attaques régulières et périodiques de coliques néphrétiques, mais qui sont inopinément suivies d'une interruption de quelques mois, de quelques années. Dans certains cas même, la maladie ne reparaît plus, et cela sans qu'elle ait été combattue par aucun traitement. On comprend sans peine que la coïncidence de ces interruptions avec l'emploi de tel ou tel agent thérapeutique a dû suffire pour accréditer ce moyen, bien que, de fait, il fût étranger au résultat dont les yeux étaient frappés. De tels événements se sont reproduits plus d'une fois : aussi les praticiens sages et réservés ont-ils exigé, pour accorder leur confiance aux nombreux remèdes vantés contre la gravelle, que le même effet pût être obtenu dans des cas analogues. Or, aucun des plus fameux n'a soutenu cette épreuve, trop souvent négligée dans la thérapeutique.

Il en est des graveleux comme des calculeux. Quelques-uns souffrent peu, trop peu même, au début de la maladie, et cette circonstance leur devient presque toujours fatale. D'autres, au contraire, quoique leur vessie ne contienne qu'un petit nombre de gros graviers ou de petits calculs, éprouvent de formidables accidents. Les moindres douleurs que ces corps étrangers occasionnent au col vésical, ont, sur les autres fonctions de l'économie, un retentissement dont on ne saurait se rendre raison. J'ai rencontré plusieurs de ces cas, soit qu'il n'y eût que de la gravelle, soit qu'il se fût déjà formé une petite pierre, et dans quelques-uns les malades ont succombé avant qu'on pût songer à une opération pour les débarrasser. Tel était l'un des directeurs du séminaire de Toulouse, qui mourut peu de temps après avoir été sondé par un de mes confrères ; tout ce qu'on essaya pour enrayer les accidents, fut inutile. J'ai cité, dans ma cinquième Lettre, l'exemple de M. Rollet, chez lequel cette disposition était aussi fort développée, et que j'ai eu beaucoup de peine à guérir par la lithotritie. M. Bousquet, de Bordeaux, était dans le même cas ; il éprouvait des souffrances légères, mais qui avaient fortement réagi sur la santé générale, quoique la vessie ne contînt qu'un petit calcul ; chez lui aussi l'application de la lithotritie fut plus douloureuse qu'elle ne l'est d'ordinaire en pareil cas, et elle exigea de grandes précautions. J'ai encore vu un malade dont la vessie contenait de gros graviers, que d'autres sujets auraient expulsés spontanément, ou qu'il eût été au moins très facile d'écraser et d'extraire par les procédés de la lithotritie ; dès qu'il se levait et que les graviers venaient s'appliquer sur l'orifice interne de l'urètre, il éprouvait les plus graves accidents ; la simple introduction d'une sonde détermina un ébranlement dont les effets durèrent quinze jours : j'ai fini par opérer ce malade avec succès, au moyen des précautions que j'ai fait connaître ailleurs.

Ce n'est pas seulement pour le col de la vessie qu'on observe cette particularité. Il y a d'autres points de l'appareil urinaire qui irradient de semblables sympathies : tel est spécialement l'urètre. Dans tous les cas, on a de la peine à comprendre la liaison qui existe entre la maladie et les effets produits, car on est peu porté à croire qu'un petit sable très fin, une simple poussière entraînée par l'urine, puisse causer les fièvres violentes et continues, les troubles de la digestion, l'exaltation du système nerveux, le dépérissement, etc., qu'on observe chez quelques malades. Cependant, l'expérience prouve qu'il en est ainsi; en effet, dans la majorité des cas, il suffit de faire cesser le trouble de la fonction rénale, et de procurer l'expulsion du corps étranger, pour que l'équilibre se rétablisse dans tous les autres organes. J'en ai vu de remarquables exemples, entre autres celui de M. Chomette, sexagénaire, d'une forte constitution et d'un grand embonpoint, qui, de temps en temps, rendait avec douleurs quelques petits graviers; il y avait, en outre, chez ce malade, difficulté d'uriner, hématuries fréquentes, mais peu abondantes, fièvre, perte de l'appétit et du sommeil, trouble de toutes les fonctions, affaiblissement progressif, altération des traits; mais le cœur était atteint d'anévrisme, ce qui jetait un peu de confusion dans le diagnostic. L'exploration de la vessie m'ayant prouvé que ce viscère ne contenait pas de corps étranger, je me bornai à prescrire le traitement ordinaire: tous les symptômes se calmèrent successivement, et ils finirent par disparaître quand le malade eut cessé d'expulser des graviers.

Les symptômes ont été si graves chez plusieurs graveleux, qu'ils m'ont fait croire à l'existence, peut-être même antérieure à la gravelle, d'une lésion des voies spermatiques et de la prostate, toutefois sans gonflement considérable. Dans quelques cas, en effet, les facultés génitales étaient depuis longtemps considérablement affaiblies, sinon détruites, quoique les malades fussent encore jeunes, et il ne m'a pas suffi d'enlever les graviers et de faire cesser l'affection graveleuse pour rétablir la puissance reproductive. Je ne possède, au reste, que quatre observations dans lesquelles cette particularité était bien évidente, et peut-être convient-il d'attendre de nouveaux faits.

Le col vésical paraît être spécialement le point de départ des principaux désordres qu'on observe dans ces cas, qui, pour être exceptionnels, ne méritent pas moins de fixer l'attention. C'est surtout par l'application de la lithotritie qu'on a été conduit à bien apprécier l'importance des phénomènes qui les caractérisent, et c'est à l'emploi de cette méthode qu'on doit non seulement les nouvelles ressources dont l'art dispose aujourd'hui, mais encore la connaissance des précautions qu'il convient de prendre. Aux faits que j'ai déjà publiés, en preuve de ce que j'avance, j'ajouterai le suivant :

M. Lebeau, âgé de vingt-deux ans, habitant Toulon, éprouvait depuis quelque temps de la gêne pour uriner et une ardeur pénible au col de la vessie. Certains symptômes paraissaient indiquer des douleurs néphrétiques et l'action d'un gravier sur le col vésical; mais le malade craignait la sonde, et malgré les observations qui lui furent soumises, il retourna chez lui sans vouloir permettre aucune exploration. Cependant il fut obligé de s'arrêter à Dijon et de revenir à Paris : le voyage l'avait horriblement fatigué. Je m'assurai qu'en effet il y avait un gravier engagé dans le col vésical : ce corps fut repoussé dans la vessie, puis saisi, écrasé et extrait par les procédés de la lithotritie. Mais le malade conserva pendant longtemps une irritation considérable au col vésical. Sous ce rapport, l'observation de M. Lebeau se rapproche de plusieurs autres que j'ai citées ; mais elle n'offre qu'un diminutif du fait Daudet, dont j'ai publié les détails.

Parmi les cas dans lesquels on remarque des désordres graves au col de la vessie, produits par la présence d'un gravier, je rapporterai encore l'histoire d'un soldat que j'ai traité, en 1833, à l'hôpital de la rue des Postes. Ce militaire avait un gravier dans la vessie, depuis quelques mois seulement. Néanmoins l'irritabilité de l'urètre et du col vésical était extrême, et il en était résulté un état d'anxiété qui avait sans doute contribué à déranger la santé générale, car on eût dit que le malade souffrait depuis longues années. Je trouvai le gravier engagé dans le col de la vessie, d'où plusieurs fois déjà il avait été déplacé : je le fis rentrer dans le viscère, et de suite je l'écrasai : le malade souffrit peu, mais il fut quelque temps à se rétablir entièrement ; pendant plusieurs jours même il eut un écoulement involontaire d'urine, effet que j'attribuai au séjour du gravier dans le col vésical et aux désordres qu'il y avait déterminés. S'il avait fallu attendre l'expulsion spontanée de ce corps étranger, tous les moyens propres à exciter les contractions vésicales eussent été inutiles, et, fût-on parvenu à les provoquer, les douleurs eussent été excessives, de manière que la santé eût ressenti une forte atteinte, comme on pouvait en juger d'après ce qui s'était déjà passé.

Une question se présente maintenant, celle de savoir à quelle époque de la maladie le sujet doit être considéré comme étant véritablement graveleux. M. Magendie pense que, quand une personne ne rend de la gravelle qu'une ou deux fois par an, elle n'est point encore graveleuse, et il n'admet cette qualification qu'autant que l'expulsion des graviers a lieu une ou deux fois par mois. Une telle distinction est au moins singulière. Dans le langage commun, on appelle graveleux tous ceux dont l'urine entraîne l'une des espèces de concrétions dont j'ai précédemment indiqué les formes principales. Mais la question ne doit pas être envisagée sous un point de vue si restreint. En effet, tous les malades affectés de la gravelle, même à un très haut degré, ne rendent pas de graviers, et l'on ne peut pas non plus regarder comme réellement graveleux tous ceux dans l'urine desquels on découvre des dépôts pulvérulents ou cristallins. Car il y a des personnes fort bien portantes, dont l'urine forme de véritables concrétions par le repos et le refroidissement. Ces personnes n'éprouvent d'ailleurs aucune incommodité, et elles n'ont jamais eu ni la pierre, ni la gravelle, quoique, depuis nombre d'années, leurs servants soient occupés chaque matin à détacher des parois du vase de nuit les dépôts d'acide urique ou d'urate d'ammoniaque qui y adhèrent fortement.

D'un autre côté, j'ai cité un certain nombre de faits qui prouvent que souvent les premiers graviers s'arrêtent dans les reins, les uretères, la vessie, ou même l'urètre, et que, sans rendre ni concrétions proprement dites, ni aucun dépôt pulvérulent, avec l'urine, les malades sont véritablement graveleux. Ces cas sont même beaucoup plus nombreux qu'on ne pense. Il suffit de rappeler que l'affection calculeuse commence presque toujours par la gravelle, et que beaucoup de calculeux n'ont jamais rendu de graviers. Mais il est fort difficile d'établir à cet égard un diagnostic rigoureux. C'est ce que j'ai prouvé dans mon Traité de l'affection calculeuse, où j'ai fait connaître les graves méprises qui se commettent à chaque instant. En restreignant la question à la gravelle, les difficultés sont plus grandes encore, car on a rarement occasion de recourir au seul et unique moyen de s'éclairer, les explorations locales, même dans les cas où elles sont possibles. Presque toujours on est réduit aux sensations du malade, et l'expérience journalière démontre que trop souvent elles induisent en erreur.

Sous le point de vue des sensations, les graveleux doivent être distingués en deux grandes classes ; 1° ceux chez lesquels la formation, le développement et le déplacement des graviers sont accompagnés de désordres généraux, connus sous le nom de coliques néphrétiques ; 2° ceux chez lesquels ces désordres, ces coliques n'existent pas, au moins d'une manière bien tranchée, de sorte qu'ils ne s'aperçoivent de la maladie que par les graviers qu'ils expulsent avec l'urine, ou par les accidents que ces graviers produisent en séjournant dans les voies urinaires et y devenant le noyau d'une pierre. L'histoire des premiers est la mieux connue ; les accidents auxquels ils sont sujets, et qui sautent aux yeux, ayant appelé l'attention des praticiens, on s'est occupé d'eux d'une manière spéciale ; il serait donc inutile d'ajouter rien à ce que j'en ai dit dans mon Traité. Mais, il n'en est pas de même des malades de la seconde classe : à peine y a-t-on eu égard, même dans les ouvrages spéciaux. Cependant, les causes de la gravelle dans ces circonstances, les signes auxquels on peut la reconnaître, et les moyens de la traiter sont des points qui méritent assurément un sérieux examen, d'autant plus qu'il s'agit là de cas insidieux et dont le nombre est considérable.

En effet, ces cas peuvent devenir fort embarrassants pour le praticien. D'un côté, on a, comme je l'ai dit, accolé à la gravelle une longue liste de symptômes, qui ont été déclarés à peu près constants, tandis qu'au lit du malade on peut n'en rencontrer aucun, ou que, s'il en existe, ils sont tellement modifiés, qu'on a la plus grande peine à les reconnaître. D'un autre côté, les symptômes qu'on a présentés comme étant propres à la gravelle, tiennent, et souvent d'une manière directe, à plusieurs autres états morbides, de sorte que le praticien, même exercé, a beaucoup de peine à se garantir d'une erreur dont sa conscience s'effraie, parce que de là dépend souvent la vie du malade. En reproduisant ici, sous forme de résumé propre à préciser les indications thérapeutiques, le tableau que j'ai présenté ailleurs avec détail, je craindrais de ne faire que l'affaiblir : je me contenterai donc de quelques observations spéciales, que j'ai été récemment en position de recueillir.

La première est relative à un cas qui s'est présenté à l'hôpital Necker, au commencement de cette année. Il s'agit des désordres produits par un gravier arrêté à la partie supérieure de l'uretère gauche, dont on n'avait pas même soupçonné l'existence pendant la vie, et d'un autre gravier vésical pour lequel le malade était venu réclamer les secours de l'art. Ce malade avait déjà été opéré par la lithotritie, et c'était depuis quelques mois qu'il souffrait de nouveau, mais n'éprouvant plus d'ailleurs le même genre de douleurs que la première fois. Il avait une paresse de vessie, et était obligé de se sonder pour uriner. Malgré cette ressource, dont il usait chaque fois que le besoin s'en faisait sentir, ses forces diminuèrent, ses fonctions s'accomplirent de plus en plus mal, il devint d'une tristesse effrayante, et rentra à l'hôpital le 8 décembre 1838. Je le trouvai si faible et si impressionable, que je ne crus pas devoir le sonder : il n'y avait point d'ailleurs d'indication pressante, puisque la pierre, qu'on croyait reproduite depuis un mois à peu près, n'occasionnait pas de vives douleurs. Après quelques jours de repos, j'introduisis une sonde dans la vessie, et je trouvai l'urètre très contracté spasmodiquement, à partir de deux pouces du méat urinaire, jusqu'à la partie membraneuse. Dans cette contraction des parois utérales, je ne découvris rien qui pût tenir à un vice organique : c'était seulement un état temporaire et accidentel de raideur, qu'il n'est pas rare de rencontrer, dans certains cas de pierre et d'autres maladies des voies urinaires, chez les sujets doués d'une grande irritabilité. L'introduction de quelques bougies, d'un volume croissant, depuis le n° 9 jusqu'au n° 11, suffit pour faire cesser le spasme; des injections amenèrent l'urine à de meilleurs caractères; mais cet état ne se soutint pas, les mucosités reparurent dans le liquide, et elles prirent même, pendant plusieurs jours, un aspect puriforme. Ce fut alors seulement que l'idée me vint d'expérimenter les réactifs sur l'urine : je la trouvai alcaline. Cependant, les mucosités, agitées dans l'eau, ne se délayaient point, et je ne crus pas qu'elles fussent mêlées de pus. Le docteur Guterbock me proposa, pour reconnaître si réellement elles contenaient du pus, une expérience fort simple, que je ne saurais trop recommander, spécialement dans quelques maladies des voies urinaires et des organes de la respiration. Elle consiste à exposer une petite quantité des produits à l'action d'une bougie ou d'une lampe : s'ils se composent de pus, ils brûlent avec une flamme très distincte, ce qui n'a pas lieu pour les simples mucosités. Mais il y a quelques précautions à prendre pour que cette expérience réussisse :

on se sert d'un fil de fer, ou mieux de platine, en le recourbant par l'extrémité qui doit être exposée à la flamme, et de manière à lui faire représenter un 8 de chiffre. Cette disposition est nécessaire pour qu'une plus grande quantité de matière soit tenue en suspension sur la flamme. Comme les mucosités contiennent toujours un peu d'eau, qui s'opposerait à la combustion, il faut les promener sur la flamme, afin de les dessécher, avant de les faire brûler. Je reviens maintenant à l'urine de mon malade. Peu de jours après, elle devint plus claire et presque normale sous ce rapport. Néanmoins elle continua d'être alcaline, d'où je conclus qu'il y avait une lésion profonde des reins ou des urètères, quoique le malade n'éprouvât, dans les régions correspondantes, rien qui pût la faire soupçonner. Du reste, la faiblesse était progressive, l'appétit et le sommeil se perdaient de plus en plus ; enfin, le malade s'éteignit le 1er janvier 1839. A l'ouverture du corps, on trouva le rein droit sans altérations notables ; seulement les calices et le bassinet étaient un peu plus dilatés qu'ils ne le sont dans l'état ordinaire, et ils contenaient quelques grains de sable d'un gris cendré : le tissu en était d'ailleurs ramolli et d'une teinte un peu foncée. L'urètère de ce côté n'offrait rien de particulier. Le rein gauche avait doublé de volume et contracté de fortes adhérences avec la rate, le pancréas, l'épiploon et les tissus voisins : ces adhérences avaient une dureté presque cartilagineuse. On découvrit plusieurs collections purulentes dans le corps de cette glande, qui était ramolli et converti en une sorte de putrilage ; les calices et le bassinet étaient fort dilatés. A l'orifice supérieur de l'uretère se trouvait un gros gravier, qui l'obstruait à tel point, qu'on ne put le retirer sans diviser les parois du canal. Ce gravier, oblong et légèrement recourbé, avait treize lignes de long, sur quatre de diamètre. Immédiatement au-dessous de lui l'uretère était rétréci par un étranglement sous forme de bride, mais d'un tissu très dur et résistant : plus bas que cette bride et jusqu'à l'insertion dans la vessie, le canal avait le volume d'un petit intestin. La vessie ne présentait rien de remarquable; ses parois étaient à peine hypertrophiées; il y avait, dans le bas fond, deux petites cellules peu profondes; la membrane muqueuse, quoique d'une teinte un peu brune, ne portait pas les traces d'une grande inflammation; le viscère renfermait un gravier sphéroïdal, un peu allongé et aplati, de même nature que celui de l'uretère, et offrant, comme lui, une cristallisation régulière. C'était une agglomération de cristaux blancs, ternes, adhérents par leur base à la masse, et formant, par l'autre extrémité, une petite pointe libre. Ce gravier avait six lignes et demie de long, six de large et cinq d'épaisseur.

La source de tous les désordres étant le gravier engagé dans l'orifice supérieur de l'uretère, la lésion du rein en avait été la première conséquence, et les autres organes n'avaient été pris que consécutivement. Mais il ne s'était développé aucun symptôme propre à faire reconnaître l'existence du corps étranger. Nous verrons d'autres cas dans lesquels on a soupçonné une cause semblable, sans d'ailleurs pouvoir porter secours au malade.

On connaît généralement les effets que la présence des graviers dans les reins et les uretères exerce sur les testicules; mais on n'a pas tenu suffisamment compte de ceux qui portent sur l'urètre. J'avais remarqué qu'un grand nombre de graveleux, surtout au moment de la crise, ont l'urètre tellement irritable et ressentent une sensation si pénible, qu'ils ne peuvent se persuader que ce canal ne soit pas le véritable siége de leur maladie. Dans certains cas de gravelle rénale ou urétérale, sans symptômes propres à la déceler, on découvre cette exaltation de la sensibilité urétrale. A la vérité, il ne s'agit point ici d'un effet exclusif de la présence d'un gravier, et l'on peut observer le même phénomène par suite de toute lésion organique profonde de l'appareil urinaire. Cependant j'ai cru devoir le noter, non seulement comme propre à éclairer le diagnostic, mais encore, et surtout, parce que la connaissance en est fort utile eu égard à la thérapeutique, ainsi que j'aurai occasion de le démontrer. Les faits pratiques établissent que beaucoup de graviers ne sont retenus dans la vessie, où ils deviennent autant de pierres, que parce qu'on n'avait pas songé à combattre cette irritabilité morbide de l'urètre.

Pour ce qui est du mode d'expulsion des graviers, il n'a rien de constant. Ordinairement, chaque colique néphrétique est suivie de l'émission d'un ou de plusieurs de ces corps ; mais, chez beaucoup de malades, ce n'est qu'au bout de plusieurs jours qu'a lieu l'expulsion. Celle-ci s'accompagne aussi de symptômes très variables. Dans beaucoup de cas où il n'a point existé de coliques, et au moment où l'on s'y attend le moins, les graviers sont chassés avec l'urine. Tantôt les malades les sentent à peine passer dans le canal, et ne sont avertis que par le bruit qu'ils entendent au fond du vase. Tantôt, au contraire, ils souffrent plus quand les concrétions traversent l'urètre que quand elles parcouraient l'uretère, remarque déjà faite depuis longtemps, et qu'on trouve consignée, entre autres, dans l'ouvrage de Gooch.

Dans quelques cas, peu fréquents, un très grand nombre de graviers sont expulsés à la fois. Je citerai à ce sujet les deux faits suivants. Il est entré, le 30 janvier 1839, dans le service des calculeux, un malade qui souffrait depuis longtemps de la gravelle, sans avoir de coliques néphrétiques, car on ne peut appeler ainsi les douleurs vagues, profondes et irrégulières, aux lombes, au sacrum, au pubis, auxquelles sont sujets beaucoup de graveleux. Ce malade rendit, en un seul jour, soixante graviers, dont la plupart avaient le volume d'une lentille. Les expulsions précédentes avaient été beaucoup moins copieuses ; souvent même, les graviers ne sortaient qu'un à un, mais d'une manière fort irrégulière. Le malade s'était borné à l'usage de quelques moyens simples ; jamais il n'avait suivi de traitement en règle. Aussi a-t-il fini par avoir la pierre.

Sa vessie m'a paru contenir plusieurs calculs. Il existait en même temps chez lui un catarrhe vésical très avancé. La santé générale ayant beaucoup souffert, on ne pouvait s'occuper de la destruction des calculs vésicaux qu'après un long traitement préparatoire.

Le 20 mai 1839, j'ai été consulté par M. Brid, maître-d'hôtel, homme pourvu d'une bonne constitution, qui, depuis plusieurs années, éprouvait des difficultés d'uriner, mais non assez fortes pour vaincre sa répugnance à se faire traiter. De temps en temps, il rendait un peu de sable très fin, sans que ces émissions offrissent, d'ailleurs, rien de grave. Le même état de choses continua jusqu'à la fin de 1838. Le malade eut alors une rétention d'urine, qui dura plusieurs heures, au bout desquelles, à la suite de grands efforts, il rendit une grande quantité de sable et d'urine. De nouveaux accidents ne tardèrent pas à survenir; un jour, à sept heures du matin, M. Brid se présenta pour uriner, et ne put y parvenir; depuis ce moment, jusqu'à trois heures après midi, ce ne fut qu'à l'aide d'efforts inouïs qu'il réussit à rendre quelques gouttes d'urine brûlante. Les bains prolongés, les boissons abondantes et les applications émollientes ayant été inutiles, je fus appelé. Une bougie n. 2 eut quelque peine à franchir l'orifice extérieur, rencontra un second obstacle à deux pouces du méat urinaire, et fut arrêtée au-dessus de l'arcade pubienne. Son introduction me procurait la sensation d'un petit mouvement saccadé, qui me fit croire qu'elle glissait sur des grains roulant entre elle et les parois de l'urètre. Je parvins à la pousser dans la vessie; mais, en la retirant, j'éprouvai la même sensation: plusieurs grains étaient restés enchâssés dans la cire. Le flot d'urine qui suivit la bougie entraîna un si grand nombre de grains sablonneux que le fond du vase en fut couvert; j'en comptai plus de deux cents avant d'avoir épuisé la moitié de la masse. Un soulagement soudain fut la suite de cette double émission d'urine et de sable, et, dès lors, je n'eus plus qu'à m'occuper que de dilater les rétrécissements par l'emploi de bougies molles et graduées. La guérison marcha avec promptitude et régularité.

Ces expulsions de graviers nombreux n'ont lieu, en général, que pour ceux d'acide urique, surtout lorsqu'ils sont petits. Ceux des autres espèces sortent le plus communément isolés; mais il y a, sous ce rapport, des exceptions. J'ai vu des graviers de phosphate calcaire expulsés en grand nombre, et, pour ainsi dire, coup sur coup, par exemple chez la femme Theille, dont l'histoire sera donnée plus loin.

Chez certains malades, les coliques néphrétiques, suivies ou non d'expulsion de graviers, se régularisent et reviennent périodiquement. En 1832, j'ai vu un malade qui en était attaqué tous les mois, et chaque fois, avec des symptômes nerveux très graves; je lui prescrivis un traitement dont il ne m'a pas fait connaître le résultat.

CHAPITRE VI.

De la nécessité de faire une ou plusieurs explorations de la vessie dans le cas de gravelle.

Si l'on récapitule les différentes séries de cas qui peuvent se présenter, et dont je n'ai mentionné jusqu'ici qu'un petit nombre, les autres devant être successivement examinés, à mesure que l'occasion se présentera, on comprendra sans peine la nécessité d'explorer soigneusement la vessie des graveleux, surtout lorsqu'on a quelques motifs de soupçonner l'une ou l'autre des circonstances sur lesquelles j'insisterai plus loin et qui rendent la sortie spontanée des graviers difficile ou impossible. Tous les praticiens éclairés reconnaissent d'ailleurs qu'il n'y a pas d'autre moyen de s'assurer que tous les corps étrangers ont été expulsés, puisque leur présence dans la vessie peut ne provoquer aucun phénomène morbide, ou faire naître des accidents qui semblent n'avoir point de rapports avec l'affection calculeuse. Mais comment faut-il procéder à ces explorations pour les rendre aussi profitables qu'elles sont susceptibles de le devenir?

J'ai fait connaître ailleurs les différentes manières dont on explore la vessie, non seulement pour constater s'il y existe un corps étranger, et quels en sont les caractères, mais encore pour déterminer les divers états pathologiques dont le viscère peut être le siége, et l'influence que ces états eux-mêmes peuvent exercer sur le résultat des recherches. Lorsqu'il s'agit de la gravelle, les explorations vésicales exigent plus de soin et d'attention, car elles ont pour objet de faire découvrir un corps plus ténu, qui fuit pour ainsi dire devant l'instrument. Ainsi, d'un côté, l'observateur rencontre à peine quelques symptômes propres à le guider, souvent même n'en découvre aucun, et d'un autre côté, les difficultés de l'opération augmentent en raison de l'exiguïté du gravier.

Quant aux moyens généralement usités en pareil cas, je ne saurais trop répéter qu'ils sont insuffisants, et que la nullité ou l'inexactitude des données qu'ils fournissent, entraîne le praticien aux méprises les plus fâcheuses. Comme il ne s'agit de rien moins que du salut des malades, on a de la peine à s'expliquer l'indifférence avec laquelle une si grave question a été traitée dans la plupart des ouvrages. En effet, si le gravier est trop volumineux pour traverser l'urètre, tout traitement médical tendant à prévenir la gravelle ou à en favoriser l'expulsion, non seulement aura l'inconvénient de soumettre le malade, pendant des mois entiers, à une médication fatigante, mais encore deviendra dangereux, parce qu'il laissera le temps au gravier de grossir et de constituer une véritable pierre. C'est parce que l'exploration de la vessie a été négligée ou mal faite, que tant de graveleux deviennent calculeux.

Cependant, tel est l'empire de la routine que, dans un livre récemment publié sur la pierre et la gravelle, l'auteur dit avoir souvent reconnu la présence d'un gravier, dans la vessie, au moyen d'un stylet, ou d'une sonde, même en gomme élastique. C'est une de ces illusions dans lesquelles on tombe aisément lorsqu'on manque de données pratiques. Je ferai voir que M. Ségalas se trompe fréquemment de cette manière.

Que penser, d'après cela, des assertions tranchantes de quelques partisans de la dissolution des calculs, et notamment du panégyriste des eaux de Vichy, qui rejette hardiment les explorations vésicales, même par les moyens ordinaires, dans la catégorie des précautions inutiles, et qui prétend que les sensations du malade suffisent pour décider s'il y a ou non un calcul dans la vessie? M. Petit donne pour raison que la sonde, même entre des mains habiles, n'a pas toujours fourni les renseignements qu'on attendait d'elle, d'où il conclut qu'on doit s'en passer, et soumettre d'emblée les malades à l'usage des eaux de Vichy. Il est vrai que ses opinions ne sont pas invariablement arrêtées sur ce sujet; car il parle quelquefois de la nécessité d'explorer la vessie, il impose des voyages aux malades pour les faire sonder par des praticiens exercés, enfin, nous verrons qu'après avoir déclaré pendant plusieurs années les explorations vésicales un hors-d'œuvre superflu, il leur demande aujourd'hui des données qu'elles ne sauraient fournir.

Lorsqu'il s'agit de constater la présence dans la vessie d'un gravier assez gros pour ne pouvoir pas franchir l'urètre, ou de reconnaître les états morbides propres à en rendre l'expulsion impossible, on doit, laissant de côté les moyens et procédés insuffisants de la pratique ordinaire, recourir à quelqu'un des suivants :

1° Au moyen d'une sonde métallique à petite courbure, on réussit quelquefois, lorsque, par des injections froides et répétées, on parvient à provoquer une forte contraction de la vessie, qui s'applique alors sur l'instrument. Dans ce cas, en effet, la cavité du viscère se trouve réduite à rien, et le gravier, mis en contact avec la sonde, fait éprouver à la main qui tient celle-ci et lui imprime des mouvements de va-et-vient et d'inclinaison en tous sens, une sorte de grattement ou de frottement, résultat de la collision des deux corps durs. La sensation est plus prononcée encore si le gravier, au lieu de correspondre aux côtés de l'instrument, se trouve situé en arrière, de telle sorte que l'extrémité de la sonde le presse et le heurte quand on la pousse en avant. Ce procédé m'a souvent réussi, surtout lorsqu'il n'y avait ni tuméfaction de la prostate, ni disposition morbide des parois vésicales. Dans les circonstances opposées, et toutes les fois qu'on ne parvient pas à provoquer les contractions de la poche urinaire, il faut recourir à d'autres procédés.

2° L'instrument courbe, improprement appelé *Percuteur*, et auquel le nom de *Lithoclaste* me paraît mieux convenir, peut être utilement employé dans ces explorations. Cependant il a besoin pour cela de subir des changements, sans lesquels il ne l'emporte guère sur une sonde ordinaire, comme le prouve, entre autres, l'exemple du docteur Pohl, de Moscou, qui, après avoir exploré avec le plus grand soin, au moyen de cet instrument, la vessie du docteur Bigel, sans y découvrir aucun corps étranger, conclut de là que ce dernier avait laissé tous ses fragments calculeux à Carlsbad. On verra plus loin combien son erreur était grande. J'ai apporté à cet instrument des modifications dont une longue expérience m'a confirmé l'utilité, pour faciliter soit la recherche de la gravelle ou des fragments, soit l'opération de la lithotritie. J'ai fait connaître ailleurs ces dispositions nouvelles et leur portée dans la pratique. Ici, je n'ai à m'occuper du lithoclaste perfectionné que comme moyen d'exploration. La partie droite de cet instrument a neuf pouces de long, sur deux lignes à deux lignes et demie de diamètre. La partie courbe est longue de neuf lignes, sur cinq à sept de large. Les deux mors sont très plats : ils s'appliquent l'un contre l'autre, presque en s'emboîtant, conséquence d'un petit rebord très mince que présente la plaque de la branche femelle, qui, par cette raison, se trouve un peu plus grande que celle de la branche mâle. Celle-ci ne remplit même pas exactement l'espèce de cuvette disposée pour la recevoir. Les deux plaques, en raison de leur peu d'épaisseur, n'ont pas un grand volume, et l'urètre se prête assez bien à leur introduction. Une fois parvenues dans la vessie, elles offrent beaucoup d'avantage pour les recherches. Eu égard à ses autres parties, l'instrument ne diffère pas de celui que j'ai fait représenter dans le Parallèle. Il m'a été utile dans un grand nombre de cas, en ayant soin toutefois de faire l'exploration presque à sec, c'est-à-dire, la vessie ne contenant qu'une très petite quantité de liquide. Le procédé est ici le même que quand il s'agit de rechercher les derniers fragments d'une pierre brisée. On fait une ou plusieurs injections d'eau froide ; quand le liquide de la dernière cesse de couler, on en injecte une cuillerée, on retire la sonde, et on introduit l'instrument ; on ne l'ouvre que de cinq à huit lignes, et on le promène successivement sur tous les points de la surface de la vessie, en le fermant et l'ouvrant tour à tour, afin de s'assurer si le gravier ne s'est pas placé dans la petite cuvette. On explore notamment le bas fond de la poche urinaire, surtout quand il existe un engorgement prostatique ; car c'est en général derrière la tuméfaction de la prostate qu'on rencontre les graviers, et on les y saisit sans difficulté, en dirigeant la courbure de l'instrument vers le bas. Plus d'une fois, par ce procédé, j'ai réussi à découvrir des corps étrangers que je n'avais point reconnus avec la sonde. Cependant il devient quelquefois nécessaire de répéter les explorations, à l'exécution desquelles on apportera toujours beaucoup de précautions et de ménagements, dans la crainte de fatiguer la vessie.

L'instrument articulé de M. Jacobson, qu'on a vanté aussi,

n'offre pas les mêmes ressources que celui dont je viens de parler ; son mécanisme rend parfaitement raison du fait, et il serait oiseux d'insister sur ce point.

3° Il y a plusieurs cas dans lesquels les moyens que je viens d'indiquer ne procurent pas une certitude absolue au praticien. Tel est surtout celui d'atonie de la vessie. Le trilabe est destiné à combler cette lacune ; on l'emploie de la même manière et avec les mêmes précautions que quand il s'agit d'explorer la vessie pour constater la guérison après l'application de la lithotritie. Comme j'ai exposé en détail, dans le Parallèle, tout ce qui est relatif à la manœuvre, je me borne à l'indiquer ici, en faisant remarquer que les explorations par ce procédé ne sont ni plus difficiles ni plus douloureuses que les autres, et que les assertions qu'on a émises à cet égard reposent uniquement sur des suppositions ou sur des expériences mal faites.

Il m'a paru inutile de citer des faits à l'appui de la doctrine que je viens d'exposer, car elle n'est que le corollaire de ce que j'ai fait dans les cas nombreux dont cet ouvrage et més publications précédentes renferment les détails. Tout ici devait se borner au tracé d'une formule.

Quant à la nécessité de répéter les explorations vésicales, c'est un inconvénient beaucoup moins grave qu'on ne pense. Ces explorations, dont la plupart des malades sont effrayés, ou plutôt dont on leur fait tant de peur, ne produisent que des douleurs très supportables ; dès qu'ils se sont résignés à les subir, ils ne font jamais aucune difficulté pour les laisser réitérer une seconde ou même une troisième fois, si la nécessité s'en fait sentir.

CHAPITRE VII.

De l'influence de la crainte et des conseils officieux sur le sort des graveleux.

Qu'on ait administré un traitement médical contre la gravelle, ou que la maladie ait été abandonnée à elle-même, une époque arrive à laquelle ordinairement les accidents cessent. Tantôt alors la sécrétion des reins est revenue à son état normal, et il ne se forme plus de graviers ; tantôt, au contraire, et c'est le plus commun, les graviers, au lieu d'être expulsés avec l'urine, se réunissent, s'agglomèrent dans un point quelconque de l'appareil urinaire, et constituent de véritables calculs. S'il y avait des coliques néphrétiques avant l'émission des graviers, ces coliques cessent, ou du moins les douleurs et les accidents changent de caractère, à tel point qu'il devient parfois très difficile de s'y reconnaître ; les malades se croient guéris de la gravelle, et un grand nombre de médecins partagent la même opinion. On renonce à tout traitement, et bien qu'il se fasse encore sentir de la gêne, du malaise, des inquiétudes, on espère que le temps finira par éteindre ces reliquats. Si parfois les douleurs reparaissent avec quelque violence, si les besoins d'uriner deviennent fréquents, si la marche et l'exercice sont pénibles, s'ils rappellent les souffrances, s'ils apportent du trouble dans les fonctions de la vessie et des changements dans les caractères de l'urine, on accuse la fatigue, un manque de régime, etc. ; on garde le repos, on prend des bains, des lavements et des boissons adoucissantes ; les accidents cessent : ce soulagement, à peu près constant, rassure le malade et ceux qui l'entourent, d'autant plus que le calme dure quelquefois des semaines entières et même des mois. Les accidents reparaissent, on incrimine les mêmes causes, on emploie le même traitement, et l'on obtient le même résultat. Cet état de choses peut se prolonger beaucoup. Ce n'est que quand les accidents se sont reproduits un grand nombre de fois, et qu'ils ont acquis plus d'intensité, que les malades commencent à s'inquiéter, et qu'on se décide à rechercher la vraie cause; mais, pendant ce temps, les pierres s'accroissent, et produisent l'immense cortége d'altérations organiques dont j'ai tracé le tableau dans mon Traité. Tous les jours, en effet, la pratique nous amène de malheureux malades qui croient n'être atteints que d'un reste de gravelle, et qui viennent réclamer de nouveaux secours, parce que, disent-ils, les traitements qu'ils ont employés ne peuvent compléter la guérison : la plupart sont dans la conviction profonde qu'il s'agit uniquement de la gravelle, repoussent toute idée de la pierre, et témoignent de la surprise quand on leur propose une exploration de la vessie. Quelques-uns même refusent de s'y soumettre, et laissent prendre à la maladie un développement qui leur devient funeste. J'ai dit ailleurs que ces cas présentent un terrible écueil pour la lithotritie, à laquelle les instances réitérées des malades et de ceux qui les entourent forcent trop souvent de recourir à une époque où il n'est, pour ainsi dire, plus temps, parce que les désordres sont si graves que l'extraction de la pierre ne suffit plus pour en arrêter le cours. Il y a plus; en calculant les effets de la lithotritie et de la cystotomie sur des constitutions apauvries et délabrées, le chirurgien croit qu'il est de son devoir de tenter la nouvelle méthode préférablement à l'ancienne, parce qu'il y a moins à craindre pour les suites. Voilà ce qui a donné à l'art de broyer la pierre une mortalité que les antagonistes de cette heureuse innovation ont présentée comme inhérente à la méthode elle-même, tandis qu'elle dépend de circonstances étrangères, point à l'égard duquel je me suis suffisamment expliqué dans le Parallèle.

Les symptômes de la gravelle sont très peu développés chez

plusieurs malades, auxquels cette circonstance devient souvent fatale. C'est, en effet, parce qu'ils souffrent peu, qu'ils n'éprouvent pas d'accidents graves, qu'ils n'ont point de rétention d'urine, qu'ils ne ressentent ni douleurs de reins, ni coliques néphrétiques proprement dites, qu'une funeste illusion les berce de son décevant espoir, et que la petite quantité de graviers qu'ils rendent de temps en temps leur paraît une chose insignifiante. J'ai été consulté par plusieurs de ces malades, qui se croyaient affectés, disaient-ils, d'une gravelle fort légère, et chez lesquels je découvrais de très grosses pierres, que les procédés de la lithotritie étaient impuissants pour attaquer. Je citerai, entre autres cas, celui de M. Bardonnet, des environs de Châlons, âgé de trente-six ans, qui éprouvait, depuis quelques années, un dérangement notable dans les fonctions des organes urinaires. Lorsqu'il vint à Paris, il croyait n'avoir qu'un très petit gravier, dont il me pria de le débarrasser par la lithotritie ; il ne fut pas peu surpris d'apprendre que sa vessie était entièrement remplie par un calcul volumineux, qu'il était impossible de briser ; la seule ressource consistait ici dans l'opération de la taille, dont le malade ne voulut pas entendre parler. Au bout de quelques mois, il succomba, par l'effet des désordres que cette masse énorme avait suscités. Combien de malheureux malades ne voit-on pas tous les jours, qui, à l'exemple de M. Bardonnet, n'éprouvant que des douleurs supportables, ne prennent même pas la peine de s'éclairer sur leur position, se bornent à faire usage de calmants, et saisissent avec avidité tout ce qui peut entretenir leur illusion !

Si le peu de douleurs et les sensations mal caractérisées dont s'accompagne quelquefois la gravelle, peuvent induire les malades en erreur au sujet de la nature et des progrès de l'affection, cette erreur est plus à redouter encore lorsqu'il n'existe aucun indice propre à faire soupçonner la formation des graviers. Il n'est pas rare, effectivement, de voir des calculeux qui n'ont jamais eu de coliques néphrétiques, qui n'ont jamais rendu ni sable, ni graviers, qui n'ont jamais ressenti la moindre douleur dans les reins, ni éprouvé aucun trouble dans les fonctions des organes urinaires, et chez lesquels les premiers signes d'état morbide sont produits par la présence d'un corps étranger. Il peut même se faire, si la vessie est peu irritable, si le malade n'exécute pas de grands mouvements, s'il n'est point très attentif à recueillir ses sensations, que le calcul ait acquis déjà un certain volume quand les premières douleurs propres à la pierre se manifestent.

Ces cas sont les plus insidieux qui puissent se présenter ; car, l'attention la plus soutenue de la part du praticien et du malade ne suffit point pour découvrir la maladie à son début, et lorsqu'on est arrivé à la connaître, le traitement médical devient presque toujours inutile ; c'est à des moyens chirurgicaux qu'il faut recourir. A la vérité, ces circonstances ne sont pas les plus défavorables de toutes, puisque les lésions organiques ont généralement fait peu de progrès, et que les opérations réussissent presque toujours. Il n'en est point de même lorsque les malades se sont fait longtemps violence pour résister aux douleurs de la pierre. Or, si l'on voit des calculeux auxquels la seule pensée d'une opération chirurgicale cause tant d'effroi qu'ils refusent obstinément toute exploration propre à les éclairer sur leur position, d'autres vont jusqu'à s'épuiser en efforts pour ne pas laisser paraître les tourments qu'ils endurent, et saisissent avec avidité tout ce qui peut donner le change à l'opinion des personnes qui les entourent, notamment du médecin, de la condescendance duquel ils abusent trop souvent. Quel n'est point leur désespoir au moment où on leur apprend qu'ils sont réellement attaqués de la pierre ! Leur anxiété redouble encore lorsqu'ils savent que cette pierre est si volumineuse et qu'elle a produit des altérations vésicales tellement profondes que la lithotritie devient très difficile, même impossible, et qu'il ne reste d'espoir de salut que dans l'opération de la taille. Il faut avoir été témoin, comme je l'ai été trop souvent et le suis encore tous les jours, de la consternation profonde des malades et de leur famille, lorsqu'on vient à révéler le véritable état des choses, tout en prenant les précautions qu'il est d'usage d'employer en pareil cas. Car, c'est un devoir pour le chirurgien de déclarer au malade qu'il a gardé la pierre trop longtemps, que les organes sont attaqués, que la destruction du calcul sera longue et difficile, si même le volume, la dureté et le nombre des corps étrangers ne la rendent pas absolument impraticable ; il doit ajouter que la santé générale a déjà beaucoup souffert, que, de toute nécessité, le traitement sera long, et que les mêmes motifs le rendront plus douloureux qu'il n'a coutume de l'être. Je dis que c'est là un devoir impérieux, car le malade doit connaître sa position, dont la seule ignorance a fait qu'il s'est placé dans des conditions si défavorables. C'est de plus un devoir dans l'intérêt même de l'art, qui serait compromis si, par une réserve méticuleuse, on dissimulait les circonstances qui en rendent l'application incertaine.

Une fois que l'attention est fixée sur la nature de la maladie, et qu'on interroge les malades ou les personnes qui les entourent, relativement aux divers phénomènes qui ont dû se présenter, on ne tarde pas à découvrir, dans leurs réponses, les véritables caractères de l'affection calculeuse, tels que je les ai exposés en traitant du diagnostic de cette maladie. La marche de cette dernière étant bien constatée, ainsi que ses progrès et les désordres qu'elle a provoqués, le point important est de l'attaquer. Si la lithotritie est encore possible, les malades se résignent aisément ; mais lorsqu'il faut recourir à la taille, l'effroi augmente et les regrets sont amers. J'ai vu au moins deux cents cas de ce genre, dans lesquels la désolation des malades et de leurs familles s'est montrée avec toutes les nuances imaginables, et dans beaucoup il m'a fallu prendre la défense des médecins, qu'on accusait d'avoir trahi leurs devoirs en taisant la vérité. Ce qu'il y a de remarquable, c'est que les malades qui ont témoigné le plus de répugnance pour les moyens d'exploration capables d'éclairer sur la véritable cause de leurs souffrances, sont précisément ceux qui montrent ensuite le plus de disposition à rejeter tout le blâme sur l'homme de l'art auquel ils avaient remis le soin de leur santé ; parce qu'il ne les aura pas contraints à se laisser sonder, ils l'accuseront d'incurie, ou même d'ignorance. Le chirurgien doit éviter avec soin de fournir aucun prétexte à ces récriminations, qui sont presque toujours mal fondées, puisque la faute appartient au malade lui-même, qu'elle a pris source dans sa pusillanimité, dans la frayeur exagérée que la sonde lui inspire. Une longue expérience m'a prouvé qu'il en est ainsi, de sorte que, dans la plupart des cas, j'ai été assez heureux pour empêcher une rupture entre des hommes faits pour s'estimer et qui n'auraient eu qu'à regretter d'avoir interrompu des relations déjà anciennes. D'ailleurs, le mal étant accompli, c'est à le réparer qu'il faut s'attacher ; mais, comme les ressources de l'art sont souvent insuffisantes, comme, en outre, prévenir les maladies est plus facile que de les guérir, il ne sera pas inutile de présenter quelques remarques sur les circonstances qui contribuent le plus à entretenir le malade et son médecin dans une fausse sécurité. Elles sont de trois sortes :

1° Le vague, l'irrégularité et l'incertitude des symptômes de la maladie, auxquels on attache généralement trop d'importance ;

2° Les conseils officieux que les personnes atteintes de la gravelle reçoivent de leurs parents, de leurs amis, ou d'autres graveleux, qui pensent que tous les cas se ressemblent, et qui s'appuient de quelques exemples épars pour faire adopter une médication vicieuse. Je pourrais ajouter les avis que certains médecins de salon hasardent avec une légèreté vraiment coupable ;

3° Les craintes qu'inspirent aux graveleux les explorations de la vessie et tout ce qui porte le nom d'opération.

Sur les circonstances de la première espèce, je n'ai rien à ajouter à ce que je viens de dire, et à ce que j'ai consigné dans mon Traité de l'affection calculeuse, au chapitre du diagnostic. Mais je dois parler plus au long de l'influence que la peur et les mauvais conseils peuvent exercer sur le sort des graveleux.

On trouve des malades qui ont eu la gravelle pendant longues années, et qui en souffrent à peine : seulement, de loin en loin, ils rendent quelques graviers, presque sans s'en apercevoir. Ceux-là finissent par avoir la pierre au moment où ils s'y attendent le moins. Tel était le cas de M. Delacroix, maire de Valence, âgé de quarante-six ans, que j'opérai, en 1832, par les procédés de la lithotritie. Depuis quinze mois seulement ce malade n'avait point rendu de sable. Ce fut à la suite d'une course en voiture que l'apparition soudaine du sang dans l'urine lui fit craindre d'avoir la pierre. Une exploration de la vessie, faite par un chirurgien de Lyon, le laissa dans l'incertitude à cet égard; mais les accidents n'ayant pas tardé à augmenter d'une manière rapide, il vint à Paris, où je m'assurai que la vessie contenait une grosse pierre de même nature que les graviers rendus précédemment, et dont le malade s'était peu occupé, tant l'habitude familiarise les hommes avec les affections même qu'ils redoutent le plus. La gravelle n'étant que le premier degré de la pierre, elle devrait engager à se tenir sur ses gardes, et cependant la plupart de ceux qui ont rendu pendant longtemps des graviers, finissent par considérer cette évacuation comme un phénomène presque normal.

Il n'est pas d'influence plus fâcheuse que celle de la peur chez les personnes attaquées de la gravelle. En général, elles se font, et parfois aussi on leur fait un tableau si effrayant du cathétérisme ou de tout autre moyen d'exploration de la vessie, qu'elles préfèrent de supporter longtemps des douleurs vives et opiniâtres, plutôt que de se soumettre à ces simples opérations. La frayeur qu'elles en ressentent est si prononcée dans certains cas, qu'elles cherchent à se faire illusion sur le caractère de leurs souffrances, et qu'elles ne veulent même point entendre parler de la véritable cause qui les détermine. J'ai cité, soit dans le Parallèle, soit dans le Traité de l'affection calculeuse, plusieurs observations qui mettent le fait hors de doute. La répugnance est même portée souvent jusqu'au point de faire fuir les sociétés dans lesquelles la conversation tombe sur la maladie de la pierre, ou sur l'une des opérations qui lui sont applicables. Cette bizarrerie se voit principalement dans les classes les plus éclairées de la société, chez des hommes doués d'un jugement parfait à l'égard de tout autre sujet que celui de l'affection dont ils souffrent. En voici un nouvel exemple, que j'ai sous les lieux au moment où je rédige ce travail.

M. Guignet, sexagénaire, souffrait depuis longtemps de la gravelle, qu'il rendait cependant en petite quantité. Il employa successivement les antiphlogistiques, les diurétiques, les lithontriptiques, à toutes les doses et sous toutes les formes; les accidents se calmaient, puis revenaient au bout d'un certain temps, et se dissipaient de nouveau, pour reparaître avec une intensité toujours croissante. Le malade cessa enfin de rendre des graviers; les douleurs changèrent de caractère, et leur siége variait aussi de temps en temps. Pour tout autre que lui, les différences n'étaient pas telles qu'on dût écarter l'idée de la pierre; mais il ne voulait point entendre parler de cette affection, et il ne tint même pas compte des avis d'un médecin, M. le docteur Gaide, qui lui avait conseillé de se faire sonder, prétextant que les chirurgiens de la Suisse et ceux de la province française qu'il habitait alternativement, n'étaient pas familiers avec l'emploi de la sonde et pourraient le blesser. Il continua donc de vivre dans cet état d'incertitude, en proie à d'excessives douleurs, que la crainte du cathétérisme lui faisait cependant supporter avec beaucoup de résignation. Ce ne fut que quand les souffrances devinrent continues et intolérables, qu'il prit le parti de venir à Paris. Sa vessie contenait plusieurs calculs, et les altérations organiques étaient si avancées, que j'hésitai longtemps sur le parti à prendre. A la fin, cependant, j'eus le bonheur de sauver le malade par la lithotritie ; mais le traitement fut plus long et douloureux, tandis qu'au début l'opération eût été facile et la guérison prompte.

M. Dareste, de Paris, à peu près septuagénaire, d'une complexion molle et d'un tempérament lymphatique, vivait d'une manière tranquille et réglée : il était très modéré en toutes choses, notamment sur l'article du boire et du manger. Depuis longtemps, il avait remarqué un peu de sable rouge dans l'urine ; mais ce dépôt n'était ni constant, ni copieux. Du reste, le malade n'éprouvait pas d'accidents graves ; de loin en loin seulement, il ressentait quelques douleurs vagues à la région lombaire ; il ne crut pas toutefois devoir s'en occuper, et à peine même en parla-t-il à son médecin. Depuis longtemps aussi, l'émission de l'urine, quoique se faisant sans véritables douleurs, était accompagnée d'une sorte de gêne ; le liquide coulait avec lenteur, et pour ainsi dire en bavant ; pour émettre le premier jet, il fallait faire des efforts, attendre quelques instants, puis pousser. Plus tard, en rapprochant ce trouble fonctionnel des douleurs lombaires et des dépôts lithiques de l'urine, M. le docteur Broussaud, médecin ordinaire, fut conduit à penser que la vessie pouvait contenir un corps étranger ; mais le malade, qui avait négligé les symptômes du côté des reins, rejeta l'exploration de la vessie, qu'il redoutait beaucoup, et ce sentiment de crainte lui fit supporter avec patience les troubles fonctionnels auxquels il était en proie. Il chercha même à les cacher à sa famille. Plus tard, il se déclara un catarrhe vésical, contre lequel on dut se borner à l'emploi des adoucissants, sans pouvoir remonter à la cause. A une époque plus avancée encore survinrent de petites hématuries après l'exercice : le malade en fut effrayé, et consentit alors à l'introduction d'une sonde ; mais la prostate était volumineuse, et on ne reconnut point la pierre. On fit une seconde et une troisième explorations sans rencontrer de corps étranger. Il devait en être ainsi ; car, indépendamment des obstacles qu'opposait la tuméfaction de la prostate, les douleurs ne permettaient pas de prolonger la recherche autant qu'il l'eût fallu. Ce qui contribuait encore à effrayer le malade, c'est que chaque introduction de sonde était suivie d'une émission de sang et d'un trouble général, avec fièvre. Pendant plus d'une année, M. Dareste resta dans cet état d'hésitation, qui laissa prendre un développement considérable à l'affection calculeuse; sa santé s'en ressentit, le sommeil était troublé, la digestion pénible et imparfaite ; il s'ensuivit un amaigrissement rapide, qui alarma beaucoup la famille. Alors seulement le malade prit la résolution de se faire traiter, et d'abord il consentit à ce qu'on explorât réellement sa vessie : il était trop tard. Je reconnus que la pierre avait un grand volume ; la prostate était fortement tuméfiée, et l'urine purulente. Ces circonstances, jointes au délabrement de la santé, ne permettaient pas d'espérer qu'un long et douloureux traitement par les procédés de la lithotritie fût supporté; encore moins convenait-il de songer à la cystotomie. Le malade, condamné à vivre avec son ennemi, chercha encore à se faire illusion ; mais la lutte ne fut pas longue, et, peu de mois après, il succomba dans un état d'anéantissement complet. Je voudrais donner au lecteur une idée des sensations pénibles que m'ont fait éprouver le désespoir de la nombreuse famille de M. Dareste, et les instances réitérées de ses enfants pour que je tentasse au moins de sauver un père objet de leur profonde vénération. Mais, il s'agissait là d'un de ces cas, sur lesquels je reviendrai, où toute opération se trouve écartée par l'épuisement de la constitution, quoique les souffrances locales ne soient point assez vives, ni pour rendre raison de cet épuisement, ni pour autoriser à penser que la marche des symptômes puisse être arrêtée en enlevant la pierre : l'opération ne ferait alors qu'abréger une vie qu'on parvient quelquefois à conserver pendant quelque temps encore, à l'aide de précautions dont je parlerai plus loin.

Dans les deux cas que je viens de citer, les symptômes ont été différents. Chez M. Guignet, coliques néphrétiques, expulsion de graviers, cessation de la gravelle, persistance et accroissement progressif des douleurs propres aux calculeux ; les caractères de la maladie étaient bien tranchés, mais la santé se maintint. Chez M. Dareste, au contraire, accidents locaux vagues, peu prononcés et fort irréguliers ; les principaux désordres se rapportaient à la santé générale, qui dépérit d'une manière rapide et hors de toute proportion avec ce que pouvaient produire les accidents locaux. Dans une foule d'autres circonstances de même nature, la violence des douleurs fait un devoir de recourir à la cystotomie, quoique les suites de cette opération soient alors généralement funestes ; mais on y est contraint par la nécessité de mettre un terme à des angoisses toujours croissantes, et quelque faibles que soient les chances de succès, il faut essayer la taille, comme ressource extrême. Chez M. Dareste, et chez tous les malades qui offrent les mêmes conditions, l'ébranlement produit par l'opération ne saurait être supporté, et celle-ci ne fait qu'abréger les jours.

La plupart des personnes qui souffrent de la gravelle sont peut-être plus que tous les autres genres de malades sous l'influence des conseils prodigués par les personnes qui les entourent. L'existence d'un graveleux ou d'un calculeux dans une famille ou une société quelconque appelle l'attention ; on en parle et l'on s'en occupe sans cesse ; les conversations et les confidences font connaître des faits analogues, qu'on compare et rapproche, et souvent on aperçoit des analogies là où il n'en existe pas ; on se trace des plans de conduite basés sur une série de suppositions qui entraînent les malheureux malades dans des voies tortueuses. Le plus souvent enfin on ne réclame l'assistance du médecin qu'après avoir épuisé toutes les formules des commères. D'abord, sous l'influence de ces moyens, ou plutôt par le seul fait du temps, les caractères de l'affection se modifient ; puis le malade se forme des opinions arrêtées, il commente et arrange à sa façon les avis et les prescriptions de l'homme de l'art, et si celui-ci n'a pas une forte conviction, il cède, laissant faire ce qu'il croit ne pas pouvoir empêcher. Ainsi tout se réunit pour maintenir le malade dans la fausse route qu'il a prise. J'ai vu un très grand nombre de graveleux qui avaient été conduits par là à un tel degré de faiblesse, d'altérations et de désordres, que toutes les ressources de l'art étaient désormais sans puissance.

La conduite du praticien, en pareille occurrence, doit être ferme. Procéder avec pleine et entière connaissance de cause, est pour lui un devoir impérieux, d'où dépend le salut de celui qu'il soigne. J'ai souvent été consulté par des malades qui voulaient m'imposer l'opinion erronée qu'ils s'étaient faite de leur état, et, pour les satisfaire, il m'eût fallu prescrire un traitement basé sur des suppositions gratuites ; mais j'ai trop été en position de voir les suites funestes d'une pareille condescendance, pour qu'il me soit jamais venu dans la pensée de m'en rendre coupable et de m'arrêter aux considérations qu'on faisait valoir. L'un de ces malades, entre autres, était venu de l'Amérique du Sud, tout exprès, disait-il, pour prendre mon avis, mais il avait résolu de ne point laisser explorer sa vessie. Sur mon refus positif de lui prescrire aucun traitement avant d'avoir acquis une connaissance parfaite de la cause des accidents qu'il éprouvait, il me dit avec humeur qu'il ne serait pas venu de si loin s'il avait cru trouver en moi un chirurgien si peu complaisant, et me quitta fort peu satisfait. Quelques jours après, il revint avec des intentions plus accommodantes ; l'idée de la sonde ne l'effrayait plus tant. J'explorai la vessie, qui ne contenait ni pierre, ni graviers ; mais il y avait une névralgie de son col ; j'attribuai à l'influence de cet état la formation du sable que le malade rendait de temps en temps, je prescrivis le traitement auquel je suis dans l'usage d'avoir recours, et, peu de jours après, le malade me quitta, plus content de moi qu'à sa première visite : il était guéri.

Les conseils des amis et les avis hasardés des médecins de salon ne sont pas les seuls écueils que les graveleux aient à redouter. Il en est d'autres, plus dangereux peut-être encore, et qui doivent éveiller la sollicitude des praticiens, car on est trop souvent à portée d'en apprécier les tristes conséquences.

La presse fait à chaque instant connaître quelques nouvelles combinaisons, ayant pour tendance de soulager les maux des graveleux. Journaux, annonces, affiches, écrits spéciaux, tout est avidement saisi par cette classe de malades, qui se livrent en aveugles aux spéculations industrielles, et ne se lassent pas de soumettre leur corps aux médications les plus bizarres. J'en ai vu beaucoup qui avaient été conduits ainsi à un dépérissement irremédiable, soit que leur santé fût totalement détruite, soit que l'affection calculeuse eût atteint son plus haut degré de développement : je n'en citerai qu'un seul cas.

M. Destaing, septuagénaire, souffrait depuis très longtemps de la gravelle, qu'il rendait par intervalles en quantité considérable, et dont l'émission était précédée et accompagnée des plus vives souffrances. C'était un ancien militaire, qui supportait courageusement les douleurs qu'il connaissait, mais qui reculait à l'idée de la sonde. Aussi, avant de faire explorer sa vessie, employa-t-il une multitude de moyens pharmaceutiques. Homme instruit et sans occupations sérieuses, il était à l'affût de tout ce que l'industrie relative à l'art de guérir enfante et prône chaque jour ; par conséquent, les eaux et pastilles de Vichy, et tous les fondants de la pierre et de la gravelle dont les merveilleuses vertus sont placardées dans chaque carrefour, avaient été employés en quantité considérable, pendant plusieurs années. Cependant, aucun changement notable ne survint dans l'état du malade, qui continua de rendre des graviers;

les douleurs semblaient par moments changer de caractère, mais elles ne diminuaient pas ; au contraire, elles devenaient plus pénibles et presque continues ; la santé se détériorait aussi de plus en plus. Ce fut alors seulement que M. Destaing consentit à se laisser sonder. Je trouvai sa vessie pleine de petits calculs ; l'urine était catarrhale, la prostate engorgée, et l'urètre fort irritable ; il y avait fièvre, perte de l'appétit et du sommeil. On dut renoncer à tout traitement, et la mort eut lieu quelques semaines après, au milieu des plus vives angoisses.

Ce malade fut une des nombreuses victimes que font chaque jour les prétendus guérisseurs qui pullulent dans toutes les grandes cités , et dont l'art perfide se perfectionne en raison de l'inutilité des moyens qu'ils débitent. Trop heureux encore si leurs prétendus remèdes n'attaquent pas la constitution. Je reviendrai plus loin sur ce sujet , en m'occupant de la dissolution de la pierre.

Aux circonstances que je viens de rappeler sommairement , et qui sont autant de sources d'erreurs funestes pour les graveleux , viennent s'en joindre d'autres, qui, pour avoir un champ d'action plus limité , ne laissent cependant pas non plus que d'exercer une certaine influence. On a pu croire parfois que la gravelle se rattachait à de mauvais penchants, ou à des écarts que ceux qui se les permettent répugnent à faire connaître. Il y a des dispositions individuelles , effets de mutilations , qu'on cherche à cacher. Le sentiment de la pudeur est tellement prononcé chez certaines personnes , chez les femmes surtout, qu'il fait repousser toute espèce d'investigation. Par ces divers motifs, plusieurs graveleux laissent prendre à leur maladie assez de développement pour qu'elle devienne fort grave , sinon même incurable. Le devoir du chirurgien est d'écarter toutes ces causes d'erreur.

CHAPITRE VIII.

De l'existence simultanée de la gravelle et de la goutte.

On a beaucoup parlé des rapports qui existent entre les affections goutteuse et calculeuse. Je n'ai, quant à l'étiologie, rien à ajouter à ce que j'ai dit dans le Traité, et je dois me borner à quelques remarques purement pratiques.

L'analogie des dépôts produits par l'une et l'autre de ces affections, analogie au moyen de laquelle on a prétendu expliquer les rapports admis entre ces deux dernières, n'est point aussi constante qu'on l'a prétendu. Il n'est pas rare, par exemple, de voir des goutteux rendre des graviers d'acide urique ou de toute autre nature : néanmoins je ferai observer que les premiers de ces graviers se remarquent principalement lorsque la maladie des articulations est peu avancée et à l'état aigu, en particulier lorsqu'elle revêt la forme rhumatismale, tandis que, chez les personnes atteintes depuis longtemps de la goutte et déjà épuisées par les souffrances, la gravelle qui survient ou qui continue, est plus spécialement phosphatique. Cette remarque a beaucoup d'importance pour la direction du traitement. Je citerai quelques faits.

M. Plan de Sieys, septuagénaire, d'une constitution robuste, mais fortement attaquée par des accès fréquents de goutte, de rhumatisme et de gravelle, était d'ailleurs très irritable ; l'urètre surtout possédait une sensibilité telle, que le simple passage d'une bougie ou d'une sonde suffisait pour déterminer des accidents. La vessie contenait plusieurs calculs fort durs, provenant de graviers qui n'avaient pu être expulsés, sans doute à cause de cette susceptibilité de l'urètre, et peut-être aussi à raison d'une atonie dont la vessie paraissait être frappée depuis long-temps lorsque le malade vint à Paris, afin de s'y faire opérer. Malheureusement, la réunion des circonstances que je viens d'énumérer rendait l'emploi de la lithotritie fort difficile, et M. Plan de Sieys ne put pas supporter la longueur du traitement. Le dépérissement de la santé générale fut progressif, et la mort survint avant qu'on eût pu pratiquer l'extraction de tous les calculs.

Dans ce cas, aussi bien que dans plusieurs autres, l'affection goutteuse était fort avancée. Les petites articulations, celles surtout des pieds et des mains, se trouvaient envahies ; les doigts et les orteils étaient déformés. Cependant la gravelle et les calculs contenus dans la vessie étaient d'acide urique. Par conséquent, ces faits contredisent ce qu'on a avancé à cet égard.

La coexistence de la goutte ou du rhumatisme et de la gravelle ou d'un calcul est une complication, parfois grave, qui rend le traitement plus long et plus difficile. La phlegmasie aiguë des articulations peut d'ailleurs réagir sur la sécrétion rénale et favoriser la formation des dépôt de l'urine.

Lorsque la gravelle se développe chez un sujet déjà épuisé par la goutte, ou dont la sensibilité est seulement exaspérée, les symptômes de la gravelle et même de la pierre se trouvent masqués, au point qu'on a d'abord de la peine à reconnaître l'affection graveleuse. Il s'est présenté à moi un grand nombre de cas de ce genre, et, pour citer un exemple, je n'éprouve que l'embarras du choix.

M. Giraud de Cize, âgé de quarante-neuf ans, très sujet au rhumatisme articulaire, vit tout à coup se développer, du côté de l'appareil urinaire, une série de symptômes vagues, mais qui l'effrayèrent beaucoup, attendu qu'il redoutait la pierre par-dessus toutes choses. Quelque temps après, il rendit plusieurs graviers, précédés de coliques néphrétiques. Cependant l'ensemble des signes rationnels ne suffisait point pour asseoir

un jugement ; une exploration de la vessie laissa même dans
le doute, eu égard à l'existence de la pierre , mais elle fit connaître que l'urètre était excessivement irritable et la prostate
légèrement tuméfiée. Je combattis ces états morbides , et je
reconnus ensuite que la vessie contenait plusieurs calculs, qui
furent détruits par les procédés de la lithotritie. Tous les
symptômes cessèrent , et un traitement médical approprié
suffit pour empêcher le retour de la gravelle.

Le vague et l'incertitude des symptômes de l'affection graveleuse, en pareil cas , ont presque toujours été cause qu'on
n'a point traité la gravelle à temps, et que les malades sont
devenus calculeux. Le dernier sujet , ainsi affecté , que j'ai
vu, était un médecin, et cependant il s'était mépris sur son
état, quoique s'observant avec le plus grand soin.

M. le docteur Richard de Coubert, âgé d'environ cinquante
ans et d'une bonne constitution, éprouva plusieurs accès de
goutte dans les articulations des pieds et des mains, mais sans
dépôt de matière tophacée ; plusieurs fois aussi il fut atteint de
rhumatisme. Il eut en même temps des attaques de gravelle,
mais sans coliques néphrétiques caractérisées : la formation
et l'émission de sable et de petits graviers étaient seulement accompagnées de douleurs vagues dans les régions rénale, sacrée
et pubienne. Ces émissions de gravelle survenaient d'une manière soudaine, sans autre cause que de longues courses et des
fatigues résultant de l'exercice de la médecine dans une petite
localité de province. Du reste, les attaques de goutte et de
gravelle avaient lieu tantôt ensemble et tantôt successivement.
Elles se manifestaient parfois sans cause appréciable, car l'une
des plus violentes survint pendant l'hiver que le malade passa à
Paris d'une manière très paisible et sans s'exposer à aucune
des intempéries de la saison. Cet état de choses dura huit années. Vers la fin, tout en continuant de rendre des graviers,
M. Richard éprouva les accidents de la pierre, pour lesquels
il vint réclamer mes soins. Je trouvai la prostate légèrement

tuméfiée ; la vessie, un peu paralysée, contenait un grand nombre de petits calculs d'acide urique fort durs, qui furent détruits par les procédés de la lithotritie. Les divers traitements médicaux auxquels le malade s'était soumis n'avaient exercé aucune influence sensible sur la marche de l'une et de l'autre affection.

Ce fait est remarquable sous plusieurs points de vue, par la coïncidence de la gravelle, de la goutte et du rhumatisme, par l'apparition de la gravelle après de longues courses à cheval, par le développement spontané des symptômes sans cause appréciable, par la continuation de l'émission des graviers, quoiqu'il existât plusieurs calculs dans la vessie ; enfin, ce qui ne manquera pas d'arriver, par la persistance des dépôts pulvérulents ou cristallins dans l'urine après le traitement de la pierre. Deux raisons principales me font émettre cette dernière opinion : d'abord le vice déjà ancien de la sécrétion rénale, qui ne saurait cesser instantanément, à quelque médication que le malade se soumette ; ensuite, l'existence d'une grande sensibilité au col vésical, avec tuméfaction de la prostate et atonie de la vessie, circonstances qui rendront nécessairement l'excrétion de l'urine difficile, incomplète, et contribueront ainsi à faire persister l'état anormal de la fonction des reins. De là la nécessité d'insister sur le traitement médical, et surtout de surveiller l'émission de l'urine. C'est en pareil cas qu'il convient de recourir aux divers traitements indiqués, et aux injections froides dans la vessie, marche qu'on modifie autant que le commandent les dispositions du sujet.

Il y a encore une remarque à faire à l'occasion de l'observation précédente. M. Richard avait le col de la vessie excessivement irritable, et non seulement les effets produits par les calculs ou par le passage de la sonde et du lithoclaste ont été considérables, mais encore ils ont déterminé, dans l'économie en général, une forte perturbation, qui a prolongé la durée du traitement par la lithotritie. En pareille circonstance, il faut être très circonspect sur l'emploi de la sonde, si les parties ne rentrent pas dans les conditions normales par suite de l'extraction des calculs. Donc, si la gravelle se reproduit chez M. Richard, on pourra être privé de l'une des ressources les plus précieuses, les injections dans la vessie.

Du reste, dans les cas de cette espèce, aussi bien qu'à l'égard de toute autre complication de l'affection graveleuse, il faut non seulement tenir compte de l'influence réciproque que les deux maladies exercent l'une sur l'autre, mais encore combiner le traitement de telle sorte que celles-ci soient attaquées simultanément, si la chose est praticable, ou que du moins l'une d'elles ne vienne point à être exaspérée par les moyens qu'on oppose à l'autre.

La simultanéité des maladies calculeuse et goutteuse mérite donc de fixer sérieusement l'attention des praticiens, sous le rapport tant du diagnostic que du traitement. On en aura une nouvelle preuve dans les deux faits que je vais encore rapporter.

M. Anselin, de Honnecourt, près Saint-Quentin, âgé de soixante-six ans, avait eu jadis une forte constitution, mais actuellement il était épuisé par des attaques incessantes de goutte, auxquelles avaient fini par se joindre les douleurs de la gravelle et de la pierre. Son état habituel de souffrance ne lui avait pas permis d'apprécier les premières atteintes de la gravelle, d'autant plus que les symptômes étaient légers, et qu'il ne se formait dans l'urine qu'un dépôt peu abondant. Aussi, les accidents passèrent-ils d'abord pour ainsi dire inaperçus : ce fut seulement après plusieurs réapparitions successives qu'ils attirèrent l'attention du médecin et du malade ; toutefois, on se contenta d'une médication fort simple et subordonnée à l'état goutteux, qui était le plus ancien et le plus développé. On négligea donc beaucoup trop la gravelle, de sorte que, plus tard, au lieu d'elle, ce fut la pierre qu'on eut à combattre, et cela au milieu des circonstances les plus défavorables. Le traitement chirurgical qu'il convenait d'appliquer était une affaire sérieuse, et ce ne fut qu'avec la plus grande peine qu'on parvint à mettre en usage les procédés de la lithotritie. Après la guérison de la pierre vésicale, j'insistai beaucoup sur les moyens propres à prévenir le retour de la gravelle. Malgré un état catarrhal de la vessie, malgré un engorgement prostatique qui gênait l'expulsion de l'urine, enfin, malgré les séjours prolongés que le malade faisait au lit par suite de ses accès de goutte, la gravelle ne se reproduisit pas. J'ai revu M. Anselin quatre ans après, et sa santé ne s'était point démentie sous ce dernier rapport.

M. Daymare, adulte, d'une constitution assez bonne, mais épuisée par les douleurs de la goutte et de la pierre, vint à Paris, en juillet 1833. Les attributs de la goutte étaient si développés chez ce malade, qu'en le voyant je fus loin de soupçonner une affection calculeuse. Les effets des deux maladies s'étaient influencés réciproquement, à tel point qu'on ne pouvait tirer aucune conséquence des symptômes relatés par le malade : ce ne fut qu'après un examen très attentif et un rapprochement minutieux des sensations qu'il accusait, que je parvins à distinguer les signes de la pierre, et à fixer approximativement l'époque à laquelle cette dernière avait commencé : elle remontait à deux ans environ. Plusieurs fois déjà, M. Daymare avait rendu des graviers gris, et quand la pierre fut formée, il expulsait de loin en loin un dépôt pulvérulent de même nature, qui, se mêlant aux mucosités contenues dans l'urine, formait une pâte, à laquelle la dessiccation donnait de la dureté. L'exploration de la vessie fit reconnaître, dans ce viscère, une pierre volumineuse, mais friable ; l'urètre et la vessie étaient d'une irritabilité excessive, la santé dérangée, l'appétit faible, le sommeil troublé et fatigant. Je dus attribuer une partie de ces désordres à un voyage d'une centaine de lieues, que le malade venait de faire ; cependant le repos et un traitement médical approprié ne produisirent qu'une légère amélioration.

Il fallait prendre un parti au sujet de la pierre : le malade réclamait la lithotritie, et c'était, en effet, la méthode qui paraissait convenir le mieux ; car on avait à craindre, par la cystotomie, un ébranlement qu'il n'aurait pas supporté. Je procédai, en conséquence, au traitement préparatoire ; l'opération fut commencée, avec bien plus de succès qu'on n'en pouvait attendre dans un cas si peu favorable. Peu de jours après, une seconde séance réussit de même, mais elle fut suivie d'un accès de goutte; celle-ci envahit successivement les diverses articulations, et passa de l'état aigu au mode chronique. Au bout de cinq mois, M. Daymare, pensant qu'il ne pourrait pas se rétablir à Paris, retourna chez lui, et, au printemps suivant, il recouvra enfin l'usage de ses jambes. La santé générale, que cette longue attaque avait beaucoup altérée, se rétablit pendant le printemps et les premiers jours de l'été : le malade souffrait peu de la pierre ; mais ses douleurs reparurent au mois de juillet. Craignant la fatigue d'un second voyage à Paris, il fit appeler un chirurgien de Bordeaux, qui pratiqua la cystotomie, peu de temps après laquelle la mort eut lieu.

Je n'ai vu personne qui fût affecté à un plus haut degré de la pierre et surtout de la goutte. Les accidents de celle-ci n'avaient rien perdu de leur intensité par le développement de la maladie calculeuse : la plupart des petites articulations étaient envahies, et de la matière tophacée s'était déposée dans plusieurs. Le malade observait un régime sévère, et le développement de la pierre s'était néanmoins accompli avec rapidité.

Dans la grande majorité des cas, cette coïncidence n'apporte point de modification notable au choix des moyens curatifs de la gravelle ; mais elle doit faire pressentir une grande opiniâtreté de l'affection, surtout lorsqu'il s'agit de la gravelle grise, qui annonce une lésion plus profonde, des états morbides avancés. Alors même que cette lésion a son siége dans la

vessie, et qu'on est parvenu à la détruire, on a encore à redouter les réactions que manquent rarement d'exercer les nouveaux accès de goutte, et quand cette dernière se montre incurable, il résulte de là un cercle vicieux pour le praticien
qui traite la gravelle. Lorsqu'au contraire la gravelle est
d'acide urique ou d'oxalate calcaire, la goutte a une influence
beaucoup plus libre, et souvent même il arrive que les deux
maladies suivent une marche indépendante, du moins en
apparence. Tel était le cas des derniers malades que j'ai traités
par la lithotritie, et chez lesquels les accès de goutte et la formation de la gravelle paraissaient n'avoir ensemble aucune relation. On traite alors la gravelle comme si la goutte n'existait
pas.

SECONDE PARTIE.

DES MOYENS PROPRES A GUÉRIR ET A PRÉVENIR LA GRAVELLE.

CHAPITRE PREMIER.

Du traitement général de l'affection calculeuse.

ARTICLE PREMIER.

Du traitement médical des sables rouges et des dépôts pulvérulents.

J'ai dit que beaucoup de personnes rendent avec l'urine un sédiment sablonneux ou pulvérulent, de couleur rougeâtre, fauve, jaune foncé, ou rouge vif, que ce dépôt apparaît quelquefois immédiatement après l'émission du liquide, mais que le plus communément on ne l'aperçoit que quand celui-ci s'est refroidi. Dans le premier cas, le sédiment s'est formé dans les reins ou la vessie, et dans le second il ne se produit que par l'effet du repos et de l'abaissement de température. De là une première distinction fort importante.

Lorsque le sédiment est le résultat du repos et du refroidissement de l'urine, il constate un état morbide peu avancé, ou plutôt une simple tendance à la maladie, dont le développement exigera même un concours de circonstances particu-

lières. Aussi n'est-il pas rare de rencontrer des personnes
dans l'urine desquelles il se forme de ces dépôts depuis nombre d'années, sans que leur santé ait subi le moindre dérangement. Ces cas sont même plus fréquents qu'on ne le pense,
soit que les grains se collent aux parois du vase, soit qu'ils
restent mobiles au fond. Quelquefois le dépôt est purement
accidentel, et reparaît chaque fois que la même cause reproduit son influence. Chez d'autres sujets, il est quotidien, assez
abondant, et néanmoins la santé n'en est pas altérée; il faut
même que l'attention soit attirée de ce côté par une circonstance spéciale pour qu'on s'en aperçoive. Je le répète, il n'est
presque jamais accompagné de sensations pénibles. Comme il
annonce plutôt une prédisposition à la maladie que la maladie
elle-même, le médecin doit se borner à quelques précautions
hygiéniques, et à écarter les causes qu'il peut découvrir. Il n'y
a pas ici indication de recourir à un traitement spécial. On
engage le sujet à boire un peu plus d'eau, à se tenir le ventre
libre, à se baigner de temps en temps. Si le dépôt persistait,
on aurait recours aux moyens plus rigoureux que je vais indiquer.

Quand le dépôt sablonneux ou pulvérulent paraît être tout
formé au moment de l'expulsion de l'urine, la disposition morbide est plus avancée. En effet, le sable s'est produit soit dans
les reins, soit dans le reste de l'appareil urinaire, malgré la
chaleur, le mouvement continuel du liquide, et un concours
de circonstances qui sembleraient devoir s'opposer à ce qu'une
telle solidification s'effectuât. Pour que l'agglomération se soit
accomplie, il a fallu d'abord une plus grande quantité de matière solidifiable. A la vérité, la formation et l'expulsion du
sédiment se font d'ordinaire sans douleur, sans fatigue, sans
même que le malade s'en aperçoive, car il n'en est averti que
par la vue. Mais enfin le dépôt s'est produit; s'il a lieu fréquemment et en quantité considérable, il mérite d'autant plus
d'attention qu'il indique une surabondance permanente de

l'acide urique ou de ses composés dans la sécrétion des reins , et par conséquent un vice constant dans les fonctions de ces organes. C'est évidemment là l'origine d'une espèce d'affection calculeuse, à laquelle il ne manque plus, pour se développer, qu'une réunion de circonstances favorables.

Si la formation et l'expulsion du sable s'accompagnent seulement de malaise, de douleurs vagues dans la région des lombes, et rarement on observe d'autres symptômes, elle ne paraissent pas avoir encore beaucoup de gravité. D'ailleurs nous verrons plus loin que ces douleurs sont fort souvent indépendantes de la cause à laquelle on les attribue généralement. Mais si cet état est sans importance sous le point de vue des sensations, il ne l'est pas eu égard aux conséquences, par rapport auxquelles on ne saurait trop sérieusement s'en occuper.

La prédominance de la matière solidifiable dans l'urine et la formation du sable me paraissent liées essentiellement à un état de surexcitation des reins, que cette surexcitation soit directe et qu'elle ait son point de départ dans l'appareil urinaire, ce qui est le plus commun, ou qu'elle soit indirecte et vienne de toute autre région de l'économie animale. Un grand nombre de faits appuient cette observation, qui est de la plus haute importance dans la pratique. J'aurai souvent occasion d'en faire la remarque, à mesure que les cas se présenteront.

La principale difficulté du traitement consiste alors à déterminer la cause qui provoque cette surexcitation rénale. Je suppose qu'on ne voudra pas se contenter de prescrire quelques-uns des moyens vaguement employés contre les irritations, et sous l'influence desquels les effets peuvent tout au plus cesser pendant quelques instants, car ce ne serait point là un traitement rationnel, mais une pratique empirique, plus souvent nuisible qu'utile.

J'ai dit que cette cause se rattachait ordinairement à un état morbide de l'appareil urinaire. C'est, en effet, ce que démontre l'expérience. Tous les jours je vois des malades, rendant depuis longtemps du sable dans l'urine, et chez lesquels je découvre un rétrécissement de l'urètre, des coarctations spasmodiques, un état névralgique de ce canal ou du col de la vessie, une paresse de ce dernier viscère, etc. Je combats ces états morbides par les moyens que j'ai fait connaître dans mon Traité des maladies génito-urinaires, et au bout de quelques jours le sable disparaît, sans que j'aie mis aucun traitement spécial en usage. Tant d'exemples s'en sont offerts à moi, que je ne puis conserver le moindre doute sur l'exactitude du fait. En m'attachant à bien préciser, puis à détruire l'état morbide primitif, j'obtiens une guérison durable, ce qu'on n'avait jamais pu faire à l'aide des traitements purement empiriques.

Il est néanmoins des cas dans lesquels les reins se sont trouvés si longtemps sous une influence morbide, que le vice de la sécrétion persiste, quoique la cause première ait disparu. Mais ce sont là des exceptions, qui rentrent dans la catégorie des cas où la maladie est plus avancée, et dont je m'occuperai bientôt.

En général, pour ceux dont il s'agit ici, les indications sont fort simples. Si une forte contention d'esprit a été constamment suivie d'une ou plusieurs émissions de sable dans l'urine, il faut insister sur la nécessité de modérer les travaux, ou même de les suspendre. A la vérité, on rencontre souvent quelque opposition de la part des malades. Ainsi, je citerai l'exemple d'un membre du parlement anglais, qui rendait une grande quantité de sable chaque fois qu'il se préparait à monter à la tribune, mais qui m'a souvent répété qu'il aimait mieux être atteint de la gravelle et même de la pierre, que de renoncer à défendre les droits de ses commettants.

Il en est de même pour les exercices du corps trop fatigants, comme l'équitation, les marches forcées, les excès de table ou autres, qui provoquent la surexcitation rénale, par suite de laquelle on voit du sable dans l'urine. Quand ce résultat s'est reproduit un assez grand nombre de fois pour prouver qu'il ne s'agit pas d'une coïncidence fortuite, mais bien d'une action spéciale, c'est à écarter la cause, ou à en modérer l'action, qu'il faut surtout s'attacher. L'indication saute aux yeux; il suffira de noter le fait, et de savoir qu'il est possible. Pour les exercices fatigants du corps, spécialement l'équitation, la chose était connue déjà depuis longtemps, et j'ai eu plus d'une occasion de vérifier l'exactitude des observations qui ont été faites à cet égard.

Quant aux excès de table, je ne saurais partager les opinions émises par M. Magendie, reproduites dans plusieurs ouvrages récents, et sur lesquelles je reviendrai un peu plus loin. Qu'il me suffise ici de faire remarquer que ce n'est pas exclusivement par la quantité d'azote contenue dans les aliments que les excès de table amènent des émissions de sable avec l'urine; ces excès agissent comme les autres causes que je viens d'énumérer, en produisant, dans l'économie, une perturbation qui réagit sur les reins aussi bien que sur les autres organes. Et ce qui le prouve sans réplique, c'est que les excès de nourriture non ou peu azotée ne sont pas moins nuisibles que ceux d'aliments riches d'azote. D'ailleurs, certaines boissons, qui sont loin de contenir un excès d'azote, et qu'on conseille même contre la gravelle, comme par exemple, les eaux de Vichy et de Contréxeville, déterminent quelquefois d'abondantes émissions de sable, à tel point qu'on est obligé d'en discontinuer l'usage.

Il est des cas dans lesquels on ne peut découvrir la cause qui provoque la surexcitation rénale, tout comme il y en a où la soustraction de cette cause ne suffit pas pour faire cesser la formation du sable. On doit alors recourir à des moyens dont l'expérience a constaté l'efficacité, bien qu'ils n'agissent que d'une manière indirecte. Je placerai en première ligne les ventouses ou les sangsues à la région des reins, les applications émollientes, les bains généraux, les boissons abondantes et légèrement diurétiques, l'usage de quelques eaux minérales, telles que celles de Vichy, de Carlsbad, de Contréxeville, de Bussang, de Pougues, de Wildung, enfin, les purgatifs à dose fractionnée, de manière à produire une ou deux selles par jour.

Mais une circonstance importante, qu'il ne faut jamais perdre de vue, c'est la nécessité qui se présente quelquefois d'insister longtemps sur l'emploi des mêmes moyens. On doit procéder avec lenteur et d'une manière progressive. Ce n'est qu'à la longue, en effet, qu'on parvient à rétablir dans son état normal la fonction des reins viciée depuis un laps de temps parfois considérable, ou même à un très haut degré. L'emploi de moyens actifs, ou d'un traitement énergique quelconque, dans le but de hâter la guérison, serait contraire à une pratique rationnelle, et l'expérience s'est d'ailleurs prononcée à cet égard, car elle a prouvé qu'on fatiguait sans utilité le malade.

J'ai déjà fait connaître les cas qui réclament plus particulièrement un traitement long, et ceux auxquels un traitement énergique convient d'une manière plus spéciale. J'aurai maintes occasions de revenir sur cette distinction, qui est de la plus haute importance.

Quelques malades, après qu'ils ont subi l'opération de la taille ou de la lithotritie, pour un calcul vésical, continuent de rendre avec l'urine une quantité assez considérable de poudre rouge extrêmement fine. C'est encore au même traitement simple qu'il convient de recourir chez eux ; mais il faut surtout savoir attendre ; car, ce n'est souvent que plusieurs semaines, ou même plusieurs mois, après l'opération, qu'on voit la fonction rénale rentrer dans les conditions physiologiques. Il y a ici une circonstance qui favorise la formation surabondante de l'acide urique : c'est l'influence que l'irritation de la vessie, par suite de l'opération, exerce sur les reins, et qui est bien démontrée par l'observation de tous les jours. Le devoir du médecin consiste alors à combattre ce qui reste d'irritation dans la poche urinaire. Cette précaution est beaucoup trop négligée, et nous verrons que fort souvent la récidive de l'affection calculeuse ne reconnaît pas d'autre cause.

Je dis que, dans ces divers cas, il faut savoir temporiser. Les effets du traitement se font d'autant plus attendre, que le dépôt de l'urine est plus constant et plus abondant. Or, la quantité en est parfois prodigieuse, et si, au lieu de rester en grains séparés ou en poudre impalpable, tout ce dépôt se réunissait en une seule masse, il formerait bientôt un calcul volumineux. J'ai traité beaucoup de malades qui étaient dans ce cas, que j'ai observé chez l'un et l'autre sexe, spécialement pendant l'âge adulte, mais dans toutes les classes de la société et chez des sujets venant de climats divers.

Chez certains malades, qui étaient plus effrayés que d'autres de la présence du sable dans l'urine, ou chez lesquels la quantité des dépôts était telle qu'il y avait convenance de prescrire un traitement, pendant longtemps, tous les moyens mis en usage sont demeurés sans effet ; au bout de quelque temps, lorsqu'on s'y attendait le moins, le sédiment a cessé, sans nul inconvénient pour la santé.

Il y a d'autres cas, et ce sont les plus graves, dans lesquels tous les traitements échouent. C'est lorsqu'il existe quelque lésion profonde de la vessie ou de la prostate, dont les effets réagissent sur les reins, et déterminent la production de dépôts sablonneux. J'en ai rencontré un assez grand nombre. La lésion organique doit seule appeler l'attention : il ne faut pas tourmenter inutilement les malades par des substances alcalines, qui demeurent d'ordinaire sans résultat.

Que le dépôt pulvérulent de l'urine soit d'un rouge vif ou d'une nuance moins prononcée, que celle-ci tire sur le fauve, le jaune terne ou le noir, ce qui est fort rare, je n'ai pas remarqué qu'il fallût apporter de notables modifications au traitement. Quoique la coloration des sédiments de l'urine n'ait point la portée qui lui a été attribuée, il n'est pas douteux qu'elle constate des différences, soit dans le degré, soit dans le mode du trouble de la fonction rénale. Mais cette différence n'a pas encore été saisie, et nous sommes obligés de nous renfermer strictement dans les données de l'observation. Or, celle-ci établit que, sous l'influence du traitement général dont j'ai posé les bases, on voit disparaître les divers dépôts pulvérulents de l'urine. Ce n'est que dans quelques cas exceptionnels qu'on est forcé de recourir à des traitements plus actifs et à des moyens spéciaux que je vais indiquer en exposant ceux qui sont réclamés par le second degré de la maladie, je veux dire par la gravelle.

Il est très rare de rencontrer dans l'urine un sédiment noir, formé par l'oxalate calcaire. Je n'en ai vu que deux exemples ; encore les malades ont-ils rendu une si petite quantité de cette substance, et durant un si court espace de temps, qu'il m'a été impossible d'expérimenter aucun moyen. Du reste, le traitement me paraît ne pas devoir différer, dans ce cas, de celui qui convient au sable rouge ; c'est un sujet sur lequel je reviendrai en parlant de la gravelle noire.

J'en puis dire autant de quelques autres dépôts, notamment de ceux dont la cystine fait la base.

Quant aux sédiments gris, cendrés et blancs, qu'il est moins rare d'observer, je m'en occuperai dans un chapitre spécial, qui sera consacré à la gravelle grise.

ARTICLE II.

Du traitement médical de la gravelle d'acide urique.

Par *gravelle*, on entend les concrétions plus développées et plus nettement dessinées que le sable et les dépôts pulvérulents ou cristallins dont je viens de parler. La gravelle résulte souvent d'une agglomération de plusieurs grains sablonneux, qui constituent alors des corps plus distincts, généralement de forme arrondie, inégaux, rugueux, et la plupart du temps friables. Quelquefois, au contraire, elle est lisse, unie, irrégulièrement arrondie, ou ovoïde. Cette dernière variété a plus de dureté et de compacité ; elle résulte de couches superposées d'une matière solidifiable, mais qui, au moment du dépôt, conservait encore l'état fluide.

Quelques malades rendent cette gravelle d'une manière spontanée, sans difficulté, sans douleurs, à l'exemple du plus grand nombre de ceux dont l'urine entraîne du sable ou un dépôt pulvérulent. Ils ne s'en aperçoivent que quand ils découvrent les graviers dans l'urine, après avoir entendu du bruit pendant la chute du liquide. Mais, chez d'autres, ces émissions sont précédées ou accompagnées d'un ensemble de symptômes, désignés sous le nom de *coliques néphrétiques,* qui ont souvent assez d'intensité pour exiger un traitement spécial. Dans certaines circonstances enfin, les coliques néphrétiques ont beaucoup de violence, et parcourent leurs diverses périodes sans être suivies d'expulsion de gravelle. Ces divers cas constituent autant de séries qui doivent fixer l'attention du praticien, d'autant plus qu'elles constatent des états ou des degrés différents de la même maladie.

PREMIÈRE SÉRIE. — *Émission de graviers spontanée et sans douleur.*

Il en est de la gravelle comme du sable : lorsque les malades la rendent sans difficulté, sans douleur, sans nul dérangement de la santé, ils s'en occupent peu, la négligent, et finissent par la considérer comme une évacuation naturelle ; ils ne font aucun traitement méthodique, ou, s'ils en commencent un, ils ne le terminent point. C'est par suite de cette funeste sécurité, dans laquelle s'endorment même un trop grand nombre de médecins, que la plupart des pierres se forment et se développent, soit dans les reins et les uretères, où elles constituent une maladie presque toujours incurable, soit dans la vessie et l'urètre, où elles deviennent une maladie grave.

La fréquence de ces émissions de graviers et la quantité de ceux qui sont expulsés dans un temps donné ont ici une grande portée. Il faut tenir compte aussi du volume des grains sablonneux. Toutes ces particularités donnent effectivement un aperçu de la proportion de matière solidifiable contenue dans l'urine, et du concours de circonstances propres à en favoriser la solidification. Lorsque la gravelle est abondante et fréquente, et que les grains sont volumineux, on ne peut se dissimuler que le vice existant dans la fonction rénale est très développé, que la cause qui le détermine a beaucoup de puissance et d'ancienneté.

Dans ces divers cas, la question se complique souvent, et le praticien ne saurait réunir trop d'éléments pour arriver à une solution complète du problème, ou du moins pour se procurer toutes les données qu'une observation attentive permet de recueillir. Car, il ne faut pas se dissimuler que des notions importantes nous manquent encore. Nous ne savons ni pourquoi l'acide urique est parfois en excès dans l'urine, sans qu'il se forme de sable, de dépôt pulvérulent, ou de gravelle, ni pourquoi l'un de ces dépôts se produit plutôt que l'autre. Nous voyons bien qu'un dépôt s'opère, qu'il se réunit, et qu'il constitue des corps solides : c'est un fait que chaque jour nous ramène sous les yeux ; mais la cause de ces diverses formes nous échappe. Si l'on peut, jusqu'à un certain point, ne pas attacher une grande importance aux dépôts pulvérulents lorsque, depuis longtemps, ils affectent toujours la même forme, la prudence commande, au contraire, de surveiller les cas dans lesquels se trouvent réunies les conditions favorables à la formation des grains sablonneux et à l'agglomération de ces grains peu après qu'ils se sont formés. Sous ces divers points de vue, l'attention du praticien doit être éveillée ; tout en ayant soin de ne pas trop inquiéter le malade, il doit l'observer dans son régime, dans ses habitudes, dans l'exercice de ses diverses fonctions, et s'il ne parvient pas à découvrir une cause ou une série de causes propres à le mettre sur la voie d'une médication rationnelle, il ne doit pas hésiter à prescrire des moyens qui, pour être empiriques, n'en produisent pas moins d'heureux effets, constatés par l'expérience.

On comprend, d'après cela, combien de circonstances font varier le traitement. Au début, il faut mettre en usage les moyens rationnels que j'ai indiqués contre le sable et les dépôts pulvérulents, mais les employer plus longtemps et d'une manière plus énergique. Après avoir écarté les causes spéciales qu'on parvient à découvrir, si la maladie persiste, on change le régime, on le rend beaucoup plus doux. Presque toujours alors le point de départ des désordres est dans les voies digestives, et ce qui m'a réussi le mieux, dans ces cas opiniâtres, c'est la prescription des purgatifs à dose faible, mais répétés tous les huit ou dix jours ; c'est aussi l'application réitérée des sangsues et des ventouses sur la région des reins. J'ai remarqué que ces émissions sanguines locales produisent plus d'effet que les sangsues à l'anus, où l'on est dans l'habitude de les poser. Mais il ne faut pas craindre de les multiplier, de les rapprocher beaucoup, de les répéter tous les trois ou quatre jours; mieux vaut tirer moins de sang à plusieurs reprises, que d'en faire couler beaucoup en une seule fois.

On ne perdra jamais de vue, dans le traitement médical de la gravelle, la liaison qui existe entre les fonctions des reins et celles de la peau. Les troubles de la transpiration exercent une grande influence sur la production de la gravelle, qu'il y ait d'ailleurs diminution, suspension ou excès de la perspiration cutanée; ce fait d'observation journalière est directement contraire à l'opinion des médecins qui, s'appuyant sur une erreur, soutenaient que l'affection calculeuse était rare, sinon inconnue, dans les pays chauds, où la sueur est généralement fort abondante. On ne saurait donc, et ceci s'applique également à toutes les espèces de gravelle, apporter trop de soin à régulariser les fonctions de la peau, mais en donnant la préférence aux moyens externes, spécialement aux exercices du corps, aux frictions, aux bains, aux douches sulfureuses, qui ne sont point appréciées comme elles devraient l'être. Les sudorifiques internes ne doivent pas être négligés non plus; mais il se présente souvent des contre-indications dont il faut tenir compte, surtout en raison de l'état des voies digestives.

On insiste beaucoup, depuis quelques années, sur l'emploi de la térébenthine contre plusieurs maladies de la vessie. Ce moyen a été proposé aussi contre la gravelle, et il a paru, dans certains cas, favoriser l'expulsion des graviers. Il paraît n'agir qu'en modifiant les propriétés vitales de la vessie. Mais comme son action est fort incertaine, et que son usage présente d'ailleurs des inconvénients, je ne puis le conseiller au détriment de ceux que j'ai fait connaître ou qui me restent encore à énumérer.

Dès qu'on est parvenu, par un régime suivi, des bains répétés, des lavements, des boissons abondantes, à faire cesser la surexcitation des reins, et lorsqu'on est conduit à penser que le vice de la sécrétion rénale, source de la gravelle, est une conséquence de la mauvaise habitude contractée par l'économie, les dérivatifs, les révulsifs et tous les agents propres à déterminer une perturbation dans la fonction des organes producteurs de l'urine, sont d'un grand secours. Mais un point important est de n'y avoir recours qu'en temps opportun. Leur emploi prématuré les rend au moins inutiles. Il y a une circonstance, je le répète encore, qu'on ne doit jamais perdre de vue : la formation de la gravelle, surtout quand elle est abondante et ancienne, indique un vice profond, un trouble presque continu dans la fonction d'un organe dont la situation ne permet pas qu'on agisse sur lui d'une manière directe. Ce n'est donc que par un traitement prolongé qu'on peut espérer de le ramener aux conditions normales. Des moyens actifs,

énergiques, ébranlent l'économie et fatiguent les malades, sans
guérir la gravelle, au moins d'une manière durable.

Ici se présente une remarque que je ne dois pas omettre de
relater. Il est extrêmement rare que l'émission de la gravelle
soit continue : elle présente des interruptions variables et
quelquefois prolongées. Mais ces suspensions, qui sont naturelles, qui tiennent à l'essence même de la maladie, ont été une
source d'erreurs dans l'appréciation des moyens mis en usage
pour combattre celle-ci ; on leur a attribué des effets qui ne
leur étaient pas dus. Au reste, il en est de ce point de pratique
comme de beaucoup d'autres : si l'on défalquait des résultats
attribués à telle ou telle médication les effets dépendant d'une
autre cause, et qui ne sont en réalité que des coïncidences fortuites, on simplifierait beaucoup la thérapeutique.

Quoi qu'il en soit, il n'est point rare de rencontrer des cas
opiniâtres dans lesquels on éprouve d'affligeants mécomptes.
Plusieurs même résistent d'autant plus que les malades qui ne
souffrent pas pour rendre la gravelle, mettent plus de négligence à réclamer les secours de l'art : aussi n'obtient-on quelquefois la guérison qu'au bout de deux et trois mois, ou même
beaucoup plus. Une précaution importante, dans ces longs
traitements, c'est de varier les moyens, de les remplacer par
d'autres analogues, d'en suspendre l'usage pour les reprendre
ensuite. Ici les eaux de Bussang, de Vichy, de Carlsbad, de
Contrexeville, de Pougues, et beaucoup d'autres, associées,
ou plutôt succédant aux autres moyens curatifs, produisent de
bons effets, surtout quand on les prend sur les lieux. Si l'on
ne se trouvait pas dans la saison favorable, et qu'on n'eût pas
sous la main des eaux naturelles dans un bon état de conservation, on pourrait recourir, au moins temporairement, à des
préparations alcalines, telles que les bicarbonates de soude et
de potasse, la chaux, la magnésie, à des doses graduées, mais
faibles d'abord, ou bien encore aux alcalis purs et suffisamment
étendus. Toutefois les observations recueillies dans ces derniers

temps semblent établir qu'il faut préférer les bicarbonates alcalins, qu'on emploie en dissolution, depuis douze grains jusqu'à une demi-once, et même davantage, en augmentant progressivement; on peut aussi les administrer en lavements et
même en bains, s'ils fatiguent l'estomac, comme ils le font
souvent. Je reviendrai sur ce point important en traitant de la
dissolution de la pierre. J'ajouterai seulement ici que quand on
emploie les bicarbonates alcalins dans l'unique but de combattre la gravelle, la dose en est rarement assez forte et l'usage
assez prolongé pour exercer une influence fâcheuse sur la
santé générale. Mais ce qui frappe surtout à l'égard de ces
préparations, c'est la prééminence dont elles ont toutes été
décorées tour à tour; chaque époque, chaque pays, chaque
écrivain a la sienne de prédilection, et de là est résultée, pour
le praticien, une pénible incertitude.

Ce qui a été fait pour les préparations alcalines, on l'a reproduit à l'égard des eaux minérales préconisées contre la gravelle, et ici je laisse de côté les eaux sulfureuses, si chaudement
défendues par Bordeu, pour ne parler que des eaux gazeuses,
ferrugineuses et surtout alcalines, dont l'éloge occupe aujourd'hui les cent bouches de la renommée. Chaque source a
des apologistes, qui en exaltent les propriétés au point de rendre le choix embarrassant pour les malades. Ils entendent la
voix puissante de Carlsbad qui les appelle, et leur promet de
compenser la distance par une action énergique, qu'atteste une
ancienne réputation, et qui est confirmée par des faits de notre époque, ou celle de Recoaro, dont l'efficacité, s'il faut en
croire M. Brera, marcherait à l'égal de celle des plus renom-
mées. Vichy, Wildung, Spa, Contrexeville, Evian, les attirent
d'autre part, et font valoir chacun des droits à la confiance, car
les propriétés de leurs eaux, établies sur des observations tant
anciennes que modernes, ont été portées à la connaissance du
public avec plus ou moins de soin et surtout avec plus ou moins
d'emphase. Venez chez nous, s'écrient à leur tour Bussang,

Vic, Pougues, Chateldon, etc. ; nous faisons moins de bruit, mais nous ne valons pas moins, car beaucoup de graveleux laissent ici leurs graviers et leurs souffrances ; nous agissons plus lentement, mais plus sûrement, et en outre vous avez moins à redouter de notre part les effets imprévus des eaux plus énergiques. De ces éloges, plus ou moins mérités, mais tous entachés d'exagération, naît une incertitude d'autant plus fâcheuse, qu'à chaque cas particulier se rattachent véritablement des indications spéciales. Tous les jours il nous arrive des malades qui n'ont obtenu des eaux aucun résultat, auxquels même elles ont nui, uniquement parce que le choix en avait été fait plutôt d'après des motifs de convenances ou des instigations routinières, que sur l'avis d'un praticien expérimenté : celui-ci ne se borne pas à prescrire telle ou telle source parce que telle ou telle maladie existe ; mais, après avoir examiné l'affection calculeuse sous tous ses points de vue, il étudie les rapports qu'elle peut avoir avec les autres organes, et cherche à déterminer l'influence que pourra exercer sur chacun d'eux l'action de l'eau médicinale. Il y a une circonstance qui frappe relativement à l'influence qu'on attribue à ces eaux dans le traitement des graveleux ; c'est que celles qui paraissent le moins propres à produire les effets qu'on leur attribue, agissent à peu près de la même manière que celles qui, en raison de leur composition, sont réputées les plus favorables. Ce phénomène, qui devrait au moins inspirer quelque réserve aux panégyristes des sources alcalines, semblerait venir à l'appui de l'opinion qui veut qu'en ce qui concerne l'expulsion des graviers, les eaux minérales agissent moins par une vertu spécifique que par la quantité de liquide introduite dans l'économie. N'est-il pas au moins surprenant, en effet, que tous les partisans, anciens et modernes, des fondants, des lithontriptiques, à la classe desquels ont été ramenées la plupart des eaux minérales réputées efficaces contre la gravelle, n'aient eu aucun égard ni au rôle important que joue la quantité d'eau exigée pour l'administration de la plupart de leurs moyens, ni à l'influence des précautions hygiéniques observées avec plus ou moins de soin pendant le traitement ? On ne saurait cependant s'empêcher de reconnaître que ce sont là des circonstances qui ont une grande portée; souvent même elles suffisent, à elles seules, pour opérer l'effet dont on fait honneur ensuite au médicament qu'on veut préconiser. De quelque manière donc qu'on envisage l'application des eaux minérales au traitement des graveleux, d'importantes études restent encore à faire sous ce rapport, et elles deviendront d'autant plus profitables qu'on publiera avec plus d'exactitude et de scrupule des observations complètes, les seules capables de faire ressortir des nuances inaperçues jusqu'ici. Je me bornerai, pour le moment, à un petit nombre d'indications sommaires, déduites de faits déjà anciens et de quelques autres tout récents.

1° Lorsque la gravelle est d'acide urique ou d'urate d'ammoniaque, et que les malades en rendent depuis longtemps une grande quantité, d'une manière continue ou temporaire, avec ou sans coliques néphrétiques; si le traitement simple que j'ai passé en revue n'a point eu le succès qu'on espérait, s'il y a nécessité de provoquer une forte perturbation, si les circonstances permettent au malade d'entreprendre un voyage aux eaux, si l'estomac fait ses fonctions d'une manière lente, pénible, incomplète, s'il existe une irritation intestinale opiniâtre, si le foie se trouve déjà dans un état permanent de surexcitation, enfin s'il y a de fortes contractions du col vésical, les eaux de Carlsbad ou de Vichy me paraissent mériter la préférence. Prises pendant longtemps, et avec les modifications que commande l'état de chaque malade, ces eaux deviennent souvent un complément salutaire des autres traitements : elles changent avantageusement l'action sécrétoire des reins, en même temps qu'elles contribuent à rétablir les fonctions digestives. Ma pratique m'a déjà fourni plusieurs faits à l'appui de ce que j'avance. Mais je dois dire aussi que quelques personnes ont été fortement incommodées. A Vichy, elles ont éprouvé des troubles de la digestion tels, qu'elles ont dû renoncer à ces eaux, et prendre celles de Bussang, qui ont parfaitement réussi. J'ai vu des effets analogues chez des malades dont la santé avait beaucoup moins souffert, et que les eaux de Vichy impressionnaient cependant au point de ne plus permettre qu'on les continuât. Chez d'autres encore, ces mêmes eaux ont produit, sur les voies urinaires, des effets contraires à ceux qu'on attendait, c'est-à-dire qu'au lieu de calmer l'irritation, de rendre l'émission de l'urine plus facile et de dégager la région rénale, elles ont fait sortir plus de sable rouge qu'auparavant, rendu la sortie de l'urine plus pénible, et accru la gêne et l'embarras dans les lombes. Du reste, ces perturbations plus ou moins prononcées ne se voient pas seulement à Vichy : on les observe assez fréquemment aussi à Carlsbad, par exemple ; M. le docteur Bigel parle d'une fièvre violente qu'alluma dans son sang l'*innocent*, le *doux*, l'*insignifiant* Theresienbrunn, l'une des sources de cette localité célèbre ; le docteur Held, de Prague, fut aussi très fortement affecté, après avoir pris cette même eau pendant une semaine, à la dose de deux gobelets.

2° Lorsqu'on peut soupçonner de gros graviers arrêtés dans les reins ou les uretères, que la prostate n'est point tuméfiée, que l'appareil urinaire et spécialement le col de la vessie sont peu irritables, et qu'il y a constipation plus ou moins opiniâtre, l'eau de Contrexeville, prise avec toutes les précautions convenables, produit des effets avantageux. Les cas nombreux que j'ai été à même d'observer justifient pleinement l'antique réputation de ces eaux. Mais leur énergie doit tenir en éveil et le médecin et le malade ; c'est pour n'y avoir point eu égard, que des graveleux ayant la prostate engorgée, l'urètre et le col vésical fort irritables, ont éprouvé des accidents fâcheux. Il en est de même lorsque, indépendamment de la gravelle, le réservoir urinaire contient une pierre ; pour peu que ce viscère soit hypertrophié et disposé à se contracter avec force, le ténesme vésical devient bientôt insupportable sous l'influence des eaux, et avant d'aller plus loin, le malade éprouve le besoin de se faire débarrasser du calcul vésical. Sous ce rapport, et en ne tenant compte que des faits soumis à mon observation, les eaux de Contrexeville diffèrent notablement de celles de Vichy et de Carlsbad, où l'on voit un assez grand nombre de graveleux, ayant aussi une pierre dans la vessie, ne pas éprouver ces ténesmes, ces contractions, qui se présentent souvent à Contrexeville. Bien plus, à Vichy surtout, un certain nombre de calculeux cessent de souffrir de la pierre vésicale par le fait même de l'usage des eaux, et ce résultat, qui est loin d'être rare, a conduit à penser que ces dernières attaquaient, disgrégeaient, détruisaient la concrétion, question sur laquelle je reviendrai plus loin. Il me suffit ici de signaler cette particularité dans l'action des eaux de Vichy, dont l'effet ordinaire paraît être réellement de diminuer la violence des contractions vésicales, au lieu de les exciter, de sorte que l'explication qu'on a donnée de l'expulsion des graviers sous leur influence, formerait un contraste avec ce qui se passe dans la vessie des calculeux. Cette espèce de contradiction n'existe pas pour les eaux de Contrexeville, qui provoquent des contractions énergiques de l'appareil urinaire, notamment de la vessie. Plusieurs malades qui me sont venus directement de cette source, où je les ai renvoyés après l'opération, m'ont présenté cet effet à un haut degré. Il y a sans doute des exceptions, notamment dans les cas où l'atonie de la vessie est très prononcée. Probablement même l'expérience fera connaître d'autres particularités encore : il me suffit de constater ici le fait, qui me paraît démontré, que les eaux de Contrexeville possèdent la propriété d'exciter fortement la contractilité de l'appareil urinaire, et que cette propriété les rend utiles pour déterminer l'expulsion des gros graviers, en même temps qu'elle conduit à un diagnostic plus certain

de la pierre vésicale, question qui a plus de portée qu'on ne
pense; tandis qu'à Vichy, je le répète, les eaux sont propres
surtout à modifier utilement la secrétion rénale, et qu'elles
exercent sur la contractilité de la vessie un effet sédatif tel
qu'un assez grand nombre de malades cessent momentanément
de souffrir et se croient guéris. Cet effet des eaux de Vichy
présente deux écueils que je dois signaler : 1° de tenir le malade
et le chirurgien dans une sécurité trompeuse, en les détournant
l'un et l'autre de s'éclairer sur la nature de la maladie; 2° de
faire croire à des guérisons qui n'existent pas; à la vérité, pour
un très grand nombre de malades qui s'étaient crus guéris de
la sorte, l'illusion n'est pas de longue durée, et nous verrons, quand il sera question de la dissolution et de la disgrégation de la pierre dans la vessie, que les calculeux en général
ont eu à regretter de s'être livrés avec trop de confiance à
ces fallacieux amendements.

Quoi qu'il en soit, il y a beaucoup de mécomptes dans les
résultats des eaux que je viens de passer en revue, lors même
qu'elles sont prises avec la réserve que conseillent les praticiens expérimentés qui ont été longtemps à portée d'en apprécier les effets. Quelques médecins de nos jours ont cru pouvoir agir avec plus de hardiesse et négliger les précautions
dont le temps paraissait avoir bien établi la convenance. Le
nouveau mode d'opérer fera sans doute ressortir des phénomènes et des accidents que la pratique mettra à même de préciser. C'est tout ce que je puis dire ici, où je n'ai en vue que
le traitement médical de la gravelle.

Quant aux autres eaux, dont l'action est moins puissante, ou
peut-être dont la réputation est moins bien assise, ma pratique
ne m'a pas encore permis de recueillir assez de faits pour que
je puisse fixer un choix. J'ai néanmoins été consulté par plusieurs malades qui venaient de Bussang et de Pougues; les
uns y avaient rendu de gros graviers, avec cessation des troubles fonctionnels qui existaient auparavant, et, après deux ou

trois saisons, ils n'avaient plus ressenti la moindre atteinte de gravelle ; d'autres se plaignaient d'avoir éprouvé des accidents graves, dépendant des eaux. En passant à Vic-sur-Cère, dont les eaux ont peu de célébrité, j'ai pu me convaincre qu'elles sont utiles dans le traitement des graveleux.

Par suite de l'usage des eaux minérales en général, notamment de celles qui possèdent des propriétés très énergiques, il se présente quelques particularités auxquelles on n'a point attaché l'importance qu'elles méritent. Ce que j'ai dit de Vichy en particulier, peut se produire partout ailleurs. Quelques personnes, qui n'avaient jamais rendu de sable avec l'urine, et qui prenaient les eaux par occasion plutôt que par besoin, n'ont pas été peu surprises, au bout de quelques jours, de remarquer des graviers dans le vase de nuit. Les malades et même plusieurs médecins ont considéré ce résultat comme éminemment utile, dans la pensée, pour me servir d'une expression triviale, que les eaux faisaient sortir le loup de la bergerie. S'il s'agissait de gros graviers déjà anciens et chassés par l'action accrue des organes, rien ne serait plus juste que ce raisonnement, et l'on ne saurait trop se féliciter d'avoir eu recours aux eaux. Mais il n'en est point ainsi : le sable en question est très fin ; c'est un dépôt pulvérulent, que l'urine entraîne aussitôt qu'il est formé : les malades le rendent du jour au lendemain, et cela est si vrai, que si l'on interrompt l'usage des eaux pendant un jour ou deux, il ne paraît plus de sable, tandis qu'on en voit se produire aussitôt qu'on recommence à boire. Or, en pareil cas, les eaux sont éminemment nuisibles : elles peuvent à la longue donner la maladie que l'on croyait combattre. Cette particularité n'est point rare : on la trouve mentionnée dans plusieurs observations, où toujours elle est présentée comme un bienfait ; elle engage malheureusement trop de praticiens et de malades à persister, à doubler même la dose, imitant en cela les partisans du remède Leroy, qui répètent les purgatifs aussi longtemps que les malades évacuent des humeurs. Les eaux minérales agissent donc sur certains individus comme cause déterminante de la gravelle, qu'elles provoquent en apportant précisément aux fonctions organiques le même genre de modification que leur font subir d'autres causes hygiéniques, qu'on soupçonne plutôt qu'on ne les connaît.

Il est beaucoup d'autres sources, particulièrement sulfureuses, dont les eaux produisent, chez les graveleux, des effets qui mériteraient d'être étudiés avec plus de soin qu'on ne l'a fait jusqu'à ce jour ; elles modifient utilement la sécrétion rénale , et elles exercent une salutaire influence sur les fonctions de l'appareil urinaire. Sous ce point de vue, la thérapeutique présente de grandes lacunes, que les inspecteurs des eaux minérales doivent s'attacher à combler. Les faits que j'ai été à même d'observer me permettent de penser qu'on pourra obtenir ainsi d'heureux résultats tant pour le traitement de la gravelle, que pour celui de plusieurs autres maladies des voies urinaires.

SECONDE SÉRIE. — *Coliques néphrétiques avec émission de graviers.*

Il y a une autre classe de graveleux, chez lesquels la formation et l'expulsion de la gravelle s'accompagnent de phénomènes morbides dont la réunion constitue ce qu'on appelle les coliques néphrétiques. C'est presque toujours vers le début de l'affection graveleuse qu'on observe ces coliques : c'est alors aussi qu'elles ont les plus graves caractères, tandis que, dans le plus grand nombre des cas, elles diminuent d'intensité et de durée à mesure que la maladie vieillit, et cela sans que l'expulsion de la gravelle varie dans la même proportion , car elle va même quelquefois en augmentant. Ce qui frappe tout d'abord lorsqu'on rapproche ces cas de ceux qui constituent la première série, c'est que la quantité et le volume des graviers rendus ne présentent pas de différences notables, qu'il y ait ou non des coliques néphrétiques : très souvent même le malade qui a eu les coliques les plus fortes est celui qui rend le moins de graviers et les plus petits. La pratique journalière fournit, à cet égard, d'inexplicables particularités. Je citerai le cas suivant :

M. Grosjean, de Paris, âgé de trente-six ans, d'une forte constitution, et menant une vie très active, avait eu plusieurs coliques néphrétiques, dont l'apparition, l'intensité, la durée et les résultats n'offraient rien de régulier. Cet état durait depuis deux années lorsque je fus appelé. Le malade se trouvait alors au milieu d'une crise ; l'urine était rare, rouge et brûlante ; les douleurs, ayant leur point de départ à la région rénale, étaient excessives ; l'émission de l'urine se faisait avec peine ; il y avait des cuissons dans l'urètre, des épreintes au col de la véssie. Mon premier soin fut de combattre les symptômes généraux. Je m'assurai ensuite que la vessie ne contenait pas de corps étranger ; puis je prescrivis le traitement ordinaire. Les graviers rendus étaient d'acide urique, petits, et sans rien de remarquable. Ce qu'il importe le plus de noter dans ce cas, c'est la fréquence et l'opiniâtreté des coliques néphrétiques chez un adulte menant un genre de vie fort actif, c'est la violence des accidents, et principalement la douleur pour rendre l'urine. Tous ces phénomènes étaient hors de proportion avec le volume des graviers expulsés.

La violence et la durée des coliques néphrétiques réclament parfois un traitement énergique, et c'est pour calmer ces sortes d'accidents qu'on a proposé une longue liste de moyens appartenant à la classe des antiphlogistiques et des calmants, tels que les saignées locales et générales, dont la quantité et la répétition doivent être proportionnées à la constitution du sujet et à la force des symptômes, les applications émollientes et anodines sur la région rénale ou le trajet des uretères, les bains prolongés et multipliés, les boissons abondantes et légèrement diurétiques, les préparations opiacées par le haut et par le bas, ou même appliquées localement, etc.

Quelquefois cependant le résultat se fait attendre. Il n'est pas rare d'ailleurs qu'on éprouve des difficultés dans l'emploi de ces divers moyens. Les vomissements, qui accompagnent souvent les coliques néphrétiques, privent de la puissante ressource des boissons. D'un autre côté, la sécrétion rénale est presque toujours considérablement diminuée, sinon même suspendue, au moment où les accidents offrent le plus de gravité. Ces deux circonstances, dont on n'a pas suffisamment tenu compte dans l'indication des traitements conseillés par les auteurs, placent le praticien dans un pénible embarras, surtout lorsqu'il peut supposer un gravier arrêté dans les uretères. On ne saurait guère compter sur une série de moyens secondaires qu'on a vantés successivement, mais qui demeurent presque toujours sans résultat. Dans plusieurs de ces cas graves, j'ai été réduit à tenir les malades plongés pendant plusieurs heures dans un bain émollient ou légèrement alcalin, préparé en mettant six à dix onces de bicarbonate de soude dans une baignoire ordinaire, et qu'on avait soin d'entretenir à la même température : en même temps j'administrais quelques doses d'opium, sous forme de petits lavements ou de suppositoires ; mais il y a des circonstances où cette dernière ressource manque, le malade ayant la diarrhée.

Lorsque les matières ingérées, soit par la bouche, soit par l'anus, ne peuvent être retenues, il ne reste d'autre ressource que les saignées et les bains. De temps en temps on essaie un petit lavement calmant, composé de deux cuillerées à bouche d'un mucilage de graine de lin, d'une cuillerée à café d'huile d'amandes douces, et d'un demi-grain à un grain d'extrait gommeux d'opium. Si le malade rend ce lavement, on lui en donne un second, un troisième, un quatrième, jusqu'à ce qu'il finisse par en absorber une certaine quantité, et aussitôt on voit survenir un soulagement qui permet de recourir aux

autres moyens que je viens d'indiquer. Ici, aussi bien que dans
la plupart des maladies des voies urinaires, les opiacés ne doivent généralement être employés que pour faciliter l'application d'autres remèdes.

Si les petits lavements sont repoussés instantanément, on
essaie les suppositoires préparés avec un demi-gros de beurre
de cacao, un demi-grain d'extrait d'opium et autant d'extrait
de jusquiame. On peut en introduire plusieurs à la suite l'un
de l'autre quand le malade ne les garde pas. Cependant il faut
user avec modération des substances opiacées par l'anus, se
rappeler que l'absorption par le rectum est très active, et ne
pas perdre de vue que, si l'on n'y prend garde, on provoquera
un narcotisme qui, à son tour, aura de graves inconvénients.

Je ne saurais trop le redire, ces cas deviennent souvent
fort embarrassants. Aussitôt que les vomissements cessent,
on prescrit quelques boissons, en donnant la préférence à celles
qui flattent le goût du malade ; dès qu'on le peut, on a recours
à celles qui sont réputées les plus propres à favoriser la sécrétion rénale, telles que l'eau alcaline gazeuse et la plupart des
eaux minérales précédemment indiquées. Une fois que, par
l'emploi de ces divers moyens, on est parvenu à calmer les douleurs locales et à faire tomber l'éréthisme général, le traitement
devient de plus en plus facile, et l'on ne tarde pas à voir le
gravier entraîné par l'urine, à moins qu'il ne s'arrête dans la
vessie, par l'une des causes que je passerai en revue et qui ont
plus de portée qu'on ne pense : le silence des auteurs à leur
égard prouve que cette importante question n'a point encore
été étudiée.

J'ai rencontré, il y a peu de temps, deux cas fort opiniâtres.
Dans l'un, j'ai fait boire plusieurs bouteilles d'eau de Contrexeville, tandis que le sujet était plongé dans un bain
alcalin, où il resta cinq heures. Dans l'autre, le gravier a
été expulsé à la suite d'une purgation énergique, et pendant
les efforts que le malade faisait pour aller à la selle.

Il y a des cas où tout l'appareil urinaire se trouve pris. Cet appareil est alors dans un tel état d'éréthisme, qu'on ne sait par où débuter. Les bains, les lavements, les opiacés et tous les moyens ordinaires ont échoué, quoiqu'on ait beaucoup insisté sur leur emploi, même jusqu'à provoquer une débilitation qui ne permet plus d'y revenir. On ne découvre point d'indications spéciales, ou n'aperçoit aucun symptôme propre à mettre sur la voie pour trouver la source des désordres : il y a plutôt souffrance générale que douleur locale fixe, le malaise se portant tantôt sur un point et tantôt sur un autre ; mais il y a fièvre, perte d'appétit et de sommeil, amaigrissement : l'urine est rare, foncée en couleur, et souvent fétide ; elle forme un dépôt, l'excrétion en est fréquente et accompagnée de sensations pénibles. Ces états sont d'autant plus embarrassants pour le praticien, qu'ils se prolongent quelquefois beaucoup. Ce qui m'a le mieux réussi, c'est le traitement que j'emploie contre les névralgies de l'urètre et du col vésical, mais conduit avec une lenteur extrême. Les premières bougies, quoiqu'on se borne à les passer dans l'urètre, sans les y laisser séjourner, produisent un peu d'exaspération ; mais, à mesure que la sensibilité du canal diminue, l'état général s'améliore, les injections dans la vessie, d'eau tiède d'abord, puis froide, par lesquelles on termine ce traitement, amènent de bons effets. Si, dans l'introduction des bougies ou des sondes, on brusque, on violente, si l'on veut aller trop vite, il y a réaction, et les désordres qu'on cherchait à combattre, contre lesquels on avait déjà obtenu quelques avantages, reprennent avec violence ; il faut recommencer, et le malade se décourage, à tel point quelquefois qu'il renonce au traitement, ou plutôt qu'il se borne aux moyens simples dont j'ai parlé, et qui restent sans effet, au moins pendant longtemps. Ces recrudescences, provoquées par les sondes ou les bougies, ne doivent cependant pas être des phénomènes perdus pour l'observateur ; elles confirment ce que je viens de dire sur le siége du mal et le point

7

de départ des désordres. Si l'urètre et le col vésical ne jouaient pas un rôle si important, les exaspérations n'auraient point lieu sous l'influence d'une cause qui n'a évidemment agi que sur eux. Je reviendrai, dans un chapitre spécial, sur l'influence que les névralgies de l'urètre et du col de la vessie exercent chez les graveleux.

TROISIÈME SÉRIE. — Coliques néphrétiques sans expulsion de graviers.

Un grand nombre de coliques néphrétiques ne sont pas suivies de l'expulsion du sable ou des graviers à la présence desquels on attribuait les accidents. Cette circonstance est d'autant plus propre à inspirer de l'inquiétude, qu'on peut raisonnablement supposer que les graviers se sont arrêtés dans les reins ou les uretères, événements à l'égard desquels l'art ne fournit aucun moyen d'acquérir des connaissances précises, ni quant au diagnostic, ni quant au traitement. Divers cas peuvent se présenter, et comme plusieurs ont beaucoup d'importance, on ne manque pas de faire des suppositions dont l'expérience est loin de vérifier toujours l'exactitude.

Il n'est pas absolument rare que le malade souffre pendant longtemps des reins, des lombes, à l'instar de ceux qui sont affectés de la gravelle, sans que jamais aucun gravier paraisse dans l'urine. Bien plus, on a eu l'occasion de faire alors quelques ouvertures de corps, et l'inspection cadavérique a prouvé que les organes urinaires étaient parfaitement sains, qu'ils ne contenaient pas de concrétions. Dans d'autres circonstances, beaucoup plus fréquentes, les malades ont cessé de souffrir des reins, et ont ensuite vécu longues années sans éprouver la moindre incommodité. Ceux qui prétendent tout expliquer disent que les graviers, cause des accidents, sont sortis sans qu'on s'en soit aperçu. Je me contenterai de faire observer qu'on prend souvent pour des coliques néphrétiques, ou pour des indices de gravelle, des phénomènes qui tiennent à une tout autre cause.

La conduite du praticien, dans ces cas, est d'abord fort simple, et ce n'est que plus tard qu'elle peut offrir de l'incertitude, lorsque les phénomènes morbides apparaissent et se comportent comme s'il s'agissait d'une véritable colique néphrétique, puisque les symptômes sont les mêmes, et qu'il n'y a aucun moyen de distinguer ces cas de ceux d'une autre espèce. D'ailleurs, il est bien évidemment question de désordres appartenant à ce qu'on nomme travail inflammatoire. C'est donc aux antiphlogistiques proprement dits qu'il faut recourir, tels que les saignées générales et locales, les bains prolongés et répétés, les boissons diurétiques prises en grande quantité, les vomitifs, les purgatifs, etc. Dès que les premiers symptômes ont cessé, on emploie successivement ou simultanément les divers moyens que j'ai indiqués pour favoriser l'expulsion de la gravelle, mais qui demeurent ici sans effet. Alors commence l'embarras. A-t-on sous les yeux une fausse colique néphrétique ? ou bien le gravier s'est-il arrêté soit dans les reins, soit dans l'uretère? Nous n'avons aucun moyen d'arriver directement à la vérité. Les faits analogues n'élucident même pas la question, puisqu'on voit de véritables coliques néphrétiques n'être suivies de l'expulsion de graviers qu'après plusieurs années ; l'inquiétude causée par la non-émission de ces corps étrangers avait diminué à mesure que les attaques s'étaient renouvelées, car chacune d'elles s'étant terminée par le rétablissement complet de la santé, les malades avaient fini par ne voir là que des attaques de lumbago, opinion que beaucoup de praticiens partagent. L'expérience prouve que cette sécurité n'a pas toujours de fondement; mais, encore une fois, nous ne possédons pas de ressources plus efficaces que celles dont j'ai fait l'énumération.

La pratique présente de loin en loin des cas plus extraordinaires. Plusieurs coliques néphrétiques très violentes se succèdent à des époques variables, et sans qu'il y ait la moindre expulsion de sable ; vient enfin le moment où la crise se termine par la sortie d'un ou plusieurs petits graviers, et les accidents du côté des reins ne reparaissent plus, ou, du moins, les symptômes sont considérablement mitigés. J'ai été consulté par un magistrat des environs de Nevers, qui n'avait commencé à rendre des graviers qu'après trois années, pendant chacune desquelles il avait eu deux ou trois coliques très fortes; les graviers expulsés la quatrième année s'étaient-ils formés lors des premières attaques, et les coliques subséquentes ont-elles été le résultat de la présence ou du déplacement des corps étrangers? On ne saurait donner aucune réponse. Les graviers ne différaient, ni quant au volume, ni quant à la dureté, de ceux que rendent d'autres malades à la suite de chaque colique néphrétique. Quoi qu'il en soit, ces observations, dont le nombre augmente chaque jour, doivent engager le praticien à se tenir sur ses gardes, tant pour le diagnostic que pour le pronostic. Quant au traitement, il ne diffère pas de celui que j'ai tracé dans le paragraphe précédent. Ce sont toujours, et avec les modifications propres à chaque malade, les antiphlogistiques les plus énergiques contre les accidents de la colique néphrétique, et l'usage longtemps continué des moyens aptes à corriger le vice de la sécrétion rénale. J'ai vu quelques malades, et le magistrat dont je viens de parler était du nombre, qui n'ont été guéris de la gravelle qu'après dix-huit mois ou deux ans de traitement.

J'ai cité un grand nombre de faits qui attestent que les graviers peuvent faire un long séjour dans les uretères, sans y acquérir un grand volume. On sait aussi, et plusieurs cas que j'ai relatés le confirment, que de gros graviers peuvent, après un séjour prolongé, être expulsés de ces conduits. J'ajouterai l'exemple suivant :

En juillet 1833, j'ai été consulté par un graveleux adulte,

d'une forte constitution, qui éprouvait depuis quelques années de violentes coliques néphrétiques, la plupart terminées par l'expulsion de graviers lisses, arrondis, bruns, et cependant formés d'acide urique. A la suite d'une de ces coliques, qui fut accompagnée de graves accidents, et qui ne cessa qu'au bout de douze jours, le malade rendit deux gros graviers sphériques, oblongs, aplatis, ayant cinq lignes de long sur quatre de large et trois d'épaisseur. L'un d'eux présentait, sur une de ses faces aplaties, une véritable rigole, le long de laquelle il paraît que l'urine avait coulé pendant que les corps séjournaient dans l'uretère. La sortie de ces deux grosses concrétions termina la maladie, car depuis lors le sujet n'eut plus de coliques néphrétiques et ne rendit plus de sable : sa vessie ne contenait pas non plus de corps étranger. Il n'avait suivi aucun traitement spécial. Je me bornai à lui prescrire d'abondantes boissons, son régime n'offrant d'ailleurs rien à reprendre. Je n'ai plus entendu parler de lui, ce qui me fait penser que les accidents ne se sont pas reproduits.

On ne peut rien préciser quant au développement et à la marche des phénomènes morbides propres à faire soupçonner l'existence et l'arrêt d'un gravier dans l'uretère ou le rein. Ces phénomènes varient considérablement, non seulement dans les divers cas, mais encore chez un même individu. Les accès sont tantôt rapprochés et tantôt fort éloignés. J'ai cité ailleurs le cas de M. Gibert, dans la famille duquel l'affection calculeuse est très commune, sinon héréditaire. Lorsque ce malade vint réclamer mes soins en 1832, il avait eu, plus de trente ans auparavant, une forte colique néphrétique suivie de l'émission d'une petite quantité de sable rouge très fin. Plus tard, et de loin en loin, il remarqua aussi du sable dans l'urine, mais sans accidents préalables. Dix ans après, éclata une nouvelle colique, tellement violente que l'on craignit une terminaison funeste : cette fois encore il n'y eut d'expulsé qu'un petit sable, toujours peu abondant, et qui se reproduisit ensuite, mais sans coliques. Ce ne fut que quinze ans après cette dernière colique néphrétique que les symptômes de la pierre se déclarèrent, mais d'une manière tellement vague et irrégulière que la maladie ne fut point reconnue : on pensa à un ulcère dans la vessie. Finalement le malade vint à Paris ; la pierre fut constatée, et détruite par les procédés de la lithotritie. Depuis cette époque, il n'y eut plus de coliques : de loin en loin seulement, le malade remarqua une petite quantité de sable dans le vase de nuit, mais on ne sut pas si ce sable s'était produit par le repos et le refroidissement, ou s'il avait été rendu tout formé.

ARTICLE III.

Du traitement médical de la gravelle de cystine et d'oxalate calcaire.

Que la gravelle soit d'acide urique, d'oxalate calcaire ou de cystine, le traitement ne diffère pas d'une manière notable, quoi qu'en aient dit certains auteurs modernes, qui se sont appuyés sur des théories hasardées, ou sur des expériences sans portée, pour accréditer des moyens spéciaux de leur invention. En effet, ces trois espèces de gravelle paraissent se former dans les reins à la suite d'un simple trouble fonctionnel survenu dans ces organes par des causes temporaires, souvent insaisissables et presque toujours problématiques. Vouloir assigner, comme l'ont fait quelques modernes, les circonstances qui font prédominer tel ou tel principe dans l'urine, c'est soutenir une thèse à l'appui de laquelle on n'apporte que des spéculations, et que combattent en foule les faits les plus patents.

D'abord, les accidents qui constituent la colique néphrétique sont absolument les mêmes dans ces divers cas, ou, s'ils présentent quelques différences, celles-ci ne sont point appréciables, et jamais l'observateur le plus pénétrant, en tenant minutieusement compte de tout ce qui se présente, ne pourrait dire d'avance quelle sera la nature du gravier que rendra le malade.

En second lieu, ces graviers eux-mêmes, par ceux de leurs caractères physiques propres à modifier les sensations du malade, n'offrent rien de constant, rien de spécial, qui puisse mettre sur la voie des différences notées par quelques auteurs. Ceux-ci semblent avoir basé leur théorie plutôt sur des déductions *à posteriori*, tirées de l'examen des graviers rendus, que sur l'observation directe des phénomènes. Je citerai en preuve les faits relatifs aux calculs de cystine, mais sur lesquels je ne m'arrêterai point ici, parce que j'en ai fait le sujet d'un Mémoire spécial.

Quant aux graviers d'oxalate calcaire, j'ai longuement exposé, dans mon Traité, les formes diverses et souvent bizarres qu'ils prennent. Ces formes ne paraissent pas exercer d'influence appréciable sur la production des accidents, et elles n'exigent pas davantage qu'on apporte de modifications à l'emploi des moyens curatifs. J'ai vu plusieurs malades rendre, tantôt à la suite de coliques néphrétiques, tantôt spontanément, des graviers de cette nature, presque toujours granuleux, d'un volume moyen et d'une couleur qui variait depuis le brun clair jusqu'au noir foncé. Quelques-uns étaient inégaux, bosselés et semés d'aspérités. On sait aujourd'hui qu'ils sont beaucoup plus communs qu'on ne le croyait jadis, quand on ne regardait comme tels que ceux d'une teinte absolument noire. Toutes les fois que j'en ai rencontré, j'ai combattu les symptômes généraux de la même manière que pour les graviers d'acide urique. Il est rare que cette gravelle se reproduise deux fois chez le même sujet ; jamais je n'ai eu occasion de recourir aux divers traitements spéciaux qui ont été proposés, et sur lesquels je reviendrai, tant dans mes Observations critiques, qu'en parlant de la dissolution de la pierre.

ARTICLE IV.

Du traitement médical de la gravelle blanche ou phosphatique.

Cette espèce de gravelle n'est pas aussi rare que pourrait le faire croire le petit nombre d'observations consignées dans les auteurs. Souvent, en effet, on trouve, dans les vases destinés à recevoir l'urine, des dépôts solides, cristallins ou amorphes, ayant une couleur blanche, grise ou cendrée, avec de nombreuses nuances. Ces dépôts, ainsi que je l'ai dit dans le Traité de l'affection calculeuse, présentent des différences considérables, sous le rapport de la densité, de la forme et de l'arrangement des molécules. Mais , que ce soit une masse molle, diffluente, ou granuleuse, une poudre plus ou moins fine, des grains réguliers ou irréguliers, arrondis ou de toute autre configuration, on ne saurait se méprendre. Que le malade rende les dépôts tout formés et plus ou moins consistants, que le repos et le refroidissement de l'urine soient nécessaires pour que la masse se solidifie, c'est la même maladie, à des degrés différents et avec des dispositions spéciales, que nos moyens d'investigation ne nous ont point encore permis de saisir. Le plus ordinairement on trouve les graviers réunis au fond du vase ; quelquefois, et surtout quand ils ont été expulsés sous forme diffluente, ils adhèrent aux parois de ce vase, où ils sont, pour ainsi dire, mêlés et confondus avec les mucosités contenues dans l'urine. Si celle-ci tombe sur du linge, le dépôt s'y forme et se solidifie en se détachant.

Toutes les particularités que je viens d'indiquer peuvent se présenter chez le même individu , aux différentes phases de la maladie. J'en ai cité des exemples fort curieux puisés dans les auteurs , et j'ai donné les détails de plusieurs autres non moins remarquables que la pratique m'avait fournis. Je ne reviendrai pas sur ce que j'ai dit, dans le Traité de l'affection calculeuse, au sujet de ce qu'on nomme la gravelle pileuse, qui n'est qu'une variété de la grise.

C'est ici principalement que se montrent en toute évidence les méprises dans lesquelles sont tombés ceux qui ont attribué au régime alimentaire toutes les causes de la gravelle en général et même de ses différentes espèces, car M. Magendie dit positivement que la quantité et la nature des aliments n'influent pas seulement sur la production de l'acide urique, mais encore sur celle des autres substances salines en dissolution dans l'urine. La gravelle jaune ou rouge dont j'ai parlé plus haut, se forme spécialement dans les reins, et seulement à la suite de troubles fonctionnels, d'un dérangement dans la sécrétion de l'urine. Celle que je vais examiner prend plus particulièrement naissance dans la vessie, quoiqu'on en rencontre aussi dans les reins et les uretères ; elle est la conséquence d'un état morbide plus avancé, ayant souvent les caractères d'une phlegmasie profonde et continue. Les graviers de cette espèce qu'on trouve hors de la vessie sont le résultat d'influences analogues. Ainsi, partout où l'on en rencontre de blancs, de gris, ou de cendrés, on est porté à croire qu'il y a une phlegmasie continue et plus ou moins intense, avec ou sans lésions organiques. Quand on examine les sujets atteints de cette sorte de gravelle, on a de la peine à comprendre que certains médecins aient songé à lui assigner pour cause une nourriture trop succulente. Parmi les nombreux malades qui me l'ont offerte, j'en ai trouvé fort peu qui présentassent les attributs d'une nutrition vigoureuse ; presque tous, au contraire, étaient affaiblis soit par d'autres maladies, soit par le catarrhe vésical, ou quelques altérations organiques de l'appareil urinaire : ils étaient pâles et maigres ; bien qu'il y eût constipation, ce qui n'est pas rare dans les maladies de vessie, les facultés digestives étaient débilitées, et depuis longtemps l'estomac ne supportait plus qu'une nourriture fort peu substantielle, il répugnait même la plupart du temps aux aliments tirés du règne animal.

Les symptômes que développe cette sorte de gravelle diffèrent totalement de ceux des autres espèces. Ici on voit rarement des coliques néphrétiques, avec leur cortége d'effrayants symptômes. Si l'on observe quelque chose du côté des reins, c'est une série de phénomènes annonçant une maladie chronique. Le plus souvent même on ne découvre aucun indice de lésion dans ces organes, ce qui ne prouve pas d'ailleurs qu'il n'en existe point, tandis que la vessie est le siége des désordres apparents, et les symptômes sont ordinairement ceux du catarrhe vésical avancé, ou des altérations organiques du réservoir de l'urine et de ses annexes. S'il y a des symptômes propres à la gravelle, ils résultent presque toujours du passage des graviers par l'urètre, ou de leur présence soit à la surface interne, soit au col de la vessie. A la vérité, les accidents qu'on observe dans ces cas sont parfois très graves, surtout lorsque les graviers sont en grand nombre, et, chose digne de remarque, les plus gros de ces corps ne font pas plus souffrir que les autres ; mais on est surtout étonné de la quantité que certains malades en rendent dans un court espace de temps : une femme, dont je rapporterai l'observation, et qui était à l'hôpital Necker en 1838, en rendit deux pleines boîtes en quelques semaines. Chez d'autres malades, l'urine est tellement chargée de matière improprement appelée crétacée, que, par le refroidissement et une légère évaporation, elle se prend en une masse granuleuse qu'on trouve au fond du vase, ou que, si elle tombe sur des linges, ceux-ci se couvrent d'une couche épaisse, qu'on peut détacher par le frottement. Ces cas, que j'ai longuement exposés dans mon Traité, n'avaient pas assez fixé l'attention des praticiens, et les ouvrages sur les maladies des voies urinaires présentaient, sous ce rapport, une lacune que je me suis attaché à faire disparaître.

Telle est aussi l'incontestable signification d'un autre fait que j'ai tout récemment observé à l'hôpital Necker. Un homme mourut d'une lésion profonde des reins et d'un cancer de la vessie. Au milieu de la masse cancéreuse on découvrit plusieurs graviers rugueux et bosselés, du volume de la tête d'une grosse épingle ou de petits pois : leur couleur était cendrée, et leur consistance peu considérable. Mais on ne remarqua aucune adhérence entre eux et la surface ulcérée de la vessie. En cela ce cas diffère de ceux que je vais citer, mais ce qui l'en rapproche, c'est que les graviers étaient phosphatiques, comme le sont tous ceux qui se produisent sous l'influence d'une lésion organique de la vessie.

On a eu occasion de faire quelques ouvertures de cadavres dans des cas de ce genre, et des graviers gris ont été rencontrés sur tous les points de l'appareil urinaire, mais spécialement dans la vessie. Je mentionnerai ici deux faits que j'ai observés depuis la publication de mon Traité. Le premier concerne une femme qui vint à Necker dans un tel état de délabrement, qu'elle succomba peu de temps après ; à l'autopsie, on découvrit, entre autres lésions, plusieurs fongosités vésicales, et un grand nombre de graviers gris, pour la plupart accolés aux tumeurs fongueuses, avec lesquelles ils avaient contracté une sorte d'adhérence. L'autre est relatif à un vieillard, qui fut reçu dans le service de chirurgie au même hôpital, épuisé par une affection pulmonaire et par des désordres considérables dans les organes urinaires ; le dépérissement était si avancé qu'on se borna à lui prescrire quelques adoucissants ; il souffrait beaucoup pour uriner, ce qui détermina mon confrère à faire dans la vessie quelques injections, qui, d'ordinaire, produisent de si bons résultats en pareil cas ; mais les douleurs occasionnées par l'introduction de la sonde firent renoncer à ce moyen. Le malade succomba avant qu'on eût recueilli des renseignements complets sur la marche de l'affection. La vessie était hypertrophiée et racornie, sa membrane muqueuse détruite en grande partie, sa surface interne inégàle, bosselée, comme criblée, et recouverte, dans presque toute son étendue, d'une couche de matière terreuse d'un gris cendré, qui parut être du phosphate calcaire. Dans quelques points, notamment vers le bas-fond et le col, cette couche avait plusieurs lignes d'épaisseur, et l'on pouvait en détacher de grandes plaques; mais la séparation s'opérait dans l'épaisseur même de la couche, qui adhérait tellement à la surface interne de la vessie, qu'en cherchant à la détacher entièrement, on enlevait en même temps la membrane muqueuse; à la vérité, celle-ci se trouvait réduite à l'état de bouillie, et cédait au moindre effort. Il en était de même dans les endroits où la couche calcaire avait moins d'épaisseur; on distinguait les grains au toucher, mais ils semblaient faire corps avec le tissu de la vessie. L'incrustation se continuait dans l'urètre jusqu'à la courbure sous-pubienne. L'autopsie ne fut pas complète, car je ne pus examiner les reins et les uretères, qui avaient été enlevés au moment où je fus averti; il eût été curieux de savoir si la surface interne de ces organes offrait les mêmes dispositions.

Quoique fort incomplets, ces faits sont d'une haute importance, par rapport à l'adhérence de la matière calculeuse aux parois de la vessie, et eu égard aux dispositions sous l'influence desquelles la gravelle grise se forme et se développe. Quant au premier point de vue, ils viennent à l'appui des déductions que j'ai tirées, dans mon Traité, d'autres faits analogues, mais moins probants; et en ce qui concerne le second, ils ajoutent une nouvelle preuve à ce que je viens de dire, relativement à la formation de la gravelle grise et aux circonstances dans lesquelles on l'observe.

Ainsi, c'est spécialement sous l'influence d'une lésion profonde de l'appareil urinaire, ou des tissus voisins, que se produisent les divers dépôts, composés de phosphates, qui affectent la forme tantôt d'une poudre grise ou cendrée, tantôt de plaques très friables et de même couleur, tantôt enfin d'agglomérations molles, poreuses, spongieuses, se divisant au moindre choc, à la plus légère secousse, de telle sorte que certains malades en rendent des éclats, comme j'ai eu plus d'une fois l'occasion de l'observer. Lorsqu'on néglige ces agglomérations, et qu'elles séjournent longtemps dans la vessie, elles y prennent de la consistance, grossissent par l'addition de nouveaux grains, et constituent ainsi ces pierres friables dont j'ai donné une ample description.

Dans quelques circonstances, la disposition à la gravelle grise et à la pierre persiste pendant longtemps, ou se reproduit à des intervalles plus ou moins éloignés. Je citerai, entre autres faits, le cas suivant :

M. Hardy, ancien pharmacien des armées, subit la taille à l'âge de cinq ans ; on lui retira une grosse pierre de phosphate calcaire, qui se brisa. Après quelques accidents, assez ordinaires à la suite de l'opération, il guérit et jouit d'une bonne santé jusqu'à l'âge de soixante-deux ans. A cette époque, il éprouva des douleurs vagues dans les voies urinaires, et rendit en différentes fois trois graviers de phosphate calcaire, qu'il examina avec beaucoup d'attention, et d'après l'analyse desquels, comparée à celle de l'urine, il se soumit à un traitement médical basé sur les données qu'il avait acquises. Les remèdes mis en usage eurent pour effet de calmer les douleurs et de faire qu'il ne sortît plus de graviers. M. Hardy se crut guéri ; dès que de nouvelles douleurs se manifestaient, il avait recours aux mêmes moyens, savoir les diurétiques, les alcalins, unis aux opiacés, et deux ou trois jours suffisaient pour faire disparaître les accidents. Cependant la sécurité du malade ne tarda pas à être troublée ; le traitement dont il croyait avoir retiré de si grands avantages devint inutile, et les souffrances s'accrurent avec une rapidité qui mit dans l'obligation de réclamer les secours de l'art. Mais il n'était plus temps ; la pierre avait acquis un volume tel que la lithotritie se trouva inapplicable ; il fallut recourir à la cystotomie, dont les suites furent fatales. Je n'ai vu aucun malade regretter plus vivement de s'être tant abusé sur le compte d'un traitement médical qui n'avait abouti qu'à le conduire au tombeau, en lui faisant perdre un temps précieux, pendant lequel l'affection calculeuse avait pris un si grand développement.

Ce fait est remarquable en raison de l'identité des dépôts formés par l'urine à l'âge de cinq ans et à celui de soixante-deux. Le malade ne se souvenait pas d'avoir rendu des graviers pendant son enfance : on sait qu'à cette époque de la vie, la gravelle est difficilement expulsée, soit que la vessie ne se contracte pas avec assez de force, soit que l'urètre n'ait point assez d'ampleur. Mais ce qui m'a surtout déterminé à rapporter ce cas, c'est l'inutilité, l'inconvénient même, du traitement médical, tel qu'on le conseille généralement, car il n'a eu pour résultat que de masquer les souffrances et d'induire le malade en erreur. Si, au lieu de se borner à l'usage des calmants, des diurétiques et des alcalins, on avait exploré la vessie au moment où les graviers cessèrent de sortir, on aurait reconnu que ce viscère avait perdu une partie de sa force expulsive, et qu'il se vidait incomplétement de son contenu ; on aurait combattu cet état morbide, on aurait reconnu l'existence des graviers, on aurait pu les extraire, et le malade eût été sauvé.

Il se présente ici une remarque pratique que je ne dois pas laisser échapper ; soit que le malade continue de rendre des plaques, des grains sablonneux, ou quelques-uns de ces éclats ou de ces agglomérations dont je viens de parler, soit que l'urine ait cessé depuis plusieurs semaines ou mois d'entraîner la gravelle grise, et que celle-ci donne lieu, dans la vessie, à des pierres poreuses, les sensations, les douleurs diffèrent peu. On le comprendra sans peine, si l'on se rappelle que, dans presque tous ces cas, la vessie se vide incomplétement de l'urine, et qu'elle ne vient jamais s'appliquer sur le corps étranger, quand elle ne fait pas corps avec lui. Quoi qu'il en soit, il y a là une époque de transition entre la gravelle et la pierre, qui échappe à beaucoup d'observateurs, et les suites de cette erreur sont graves pour le malade. Il est d'autant plus difficile d'éviter la méprise en pareille circonstance, que l'exploration de la vessie laisse dans le doute les praticiens les plus exercés. Je citerai le cas suivant.

M. Testulat, adulte, d'une faible constitution, souffrait depuis longtemps dans les organes urinaires ; mais, à l'exception de quelques grains de gravelle grise et rougeâtre, contenus dans une urine épaisse, bourbeuse et fétide, il n'y avait pas de symptômes propres à faire soupçonner une lésion plutôt qu'une autre. Les besoins d'uriner étaient fréquents, le malade éprouvait de la gêne et de la douleur pour y satisfaire, il voyait sa santé s'affaiblir, ses forces diminuer, sa constitution s'appauvrir. Mais quelle était la cause de ces désordres, c'est ce qui ne fut pas déterminé. Plusieurs consultations et plusieurs explorations de la vessie demeurèrent sans résultat, quoique le malade se fût adressé à d'habiles praticiens. Les uns lui firent porter des sondes à demeure, et lui appliquèrent le caustique dans l'urètre. D'autres l'envoyèrent à Contrexeville. Par le fait, ce dernier conseil fut le plus salutaire : sous l'influence des eaux, les symptômes de la véritable maladie se dessinèrent plus nettement. Le médecin inspecteur m'adressa le malade, et je découvris la pierre ; mais c'était un calcul mou, excessivement friable, poreux, et ne rendant point de son par le choc du cathéter. Rien n'était plus facile que de le détruire par les procédés de la lithotritie ; la guérison fut plus prompte et plus complète qu'on ne pouvait s'y attendre, et dans l'espace de quelques semaines les forces et l'embonpoint se trouvèrent rétablis. Cependant, au bout de quelques mois, il survint des douleurs vagues dans les lombes. Par intervalles, l'urine devenait trouble et chargée de mucosités ; le malade rendit plusieurs petits graviers blancs. Le repos, la diète, des boissons abondantes et légèrement diurétiques, des bains, des lavements, firent disparaître ces accidents ; mais ils reparurent deux mois après, avec des caractères plus graves. A la suite d'une indigestion il y eut plusieurs accès de fièvre, accompagnés de vomissements ; les douleurs lombaires étaient plus aiguës. Le malade rendit spontanément un gros gravier, toujours de même nature. Néanmoins, les accidents, au lieu de se calmer, augmentèrent ; les vomissements continuèrent, le hoquet survint, et le malade expira par suite d'un anéantissement progressif. A l'ouverture, qui fut faite par MM. Ollivier et Costello, on reconnut que le rein droit présentait des traces d'inflammation, que le gauche était très volumineux, qu'il était le siége de plusieurs abcès, et qu'il y avait dans le bassinet trois graviers semblables à ceux qui avaient été expulsés pendant la vie. Au-dessus de ce rein existait un vaste abcès, accolé à l'estomac, à la rate, au foie et au diaphragme. L'uretère du même côté était fort dilaté. Il n'y avait dans la vessie ni graviers, ni traces d'inflammation. La partie de la plèvre contiguë à l'abcès sus-rénal était enflammée. On ne poussa pas plus loin l'examen du cadavre.

Indépendamment des déductions pratiques qui découlent de ce fait, sous le point de vue des difficultés d'établir le diagnostic, de l'effet des eaux de Contrexeville, de l'étiologie de la gravelle grise, et de sa coïncidence avec des lésions organiques profondes, il confirme ce que d'autres déjà ont établi, savoir, que la gravelle grise peut, aussi bien que toute autre espèce, se former dans les reins, contrairement à ce qu'ont avancé quelques auteurs modernes. C'est une preuve à joindre à celles que j'ai présentées dans mon Traité. Quant aux symptômes de la gravelle, ils ont été, dans ce cas, comme ils le sont presque toujours, très vagues et fort incertains. A la vérité, il existait ici une série de lésions profondes : c'étaient là les points de départ des phénomènes morbides. Mais, lorsqu'il ne s'agit que de la gravelle proprement dite dans les reins et les uretères, il y a presque toujours absence totale de symptômes propres à la faire soupçonner.

Les troubles fonctionnels qu'on a observés chez M. Testulat, et qui font, pour ainsi dire, exception parmi les signes rationnels de la gravelle grise, dépendaient moins de cette dernière elle-même que des lésions organiques des reins. L'autopsie a fourni, sous ce rapport, tous les éclaircissements qu'on pouvait désirer.

En égard aux douleurs atroces que la pierre vésicale faisait éprouver au malade, elles s'observent souvent par l'effet de la présence de ces sortes de calculs, même lorsque la vessie se contracte si faiblement que les malades sont obligés de recourir à la sonde pour uriner. J'ai vu plusieurs cas semblables, entre autres celui d'un homme qui s'est présenté l'année dernière dans le service des calculeux ; cependant sa pierre était petite, et dès qu'elle eut été détruite par les procédés de la lithotritie, tous les accidents cessèrent.

Le traitement à mettre en usage contre la gravelle grise ne diffère pas moins que les causes et les symptômes. Les moyens que j'ai indiqués précédemment, aussi bien que la plupart de ceux dont on a conseillé l'emploi, ne sauraient convenir ici. S'agit-il d'une urine bourbeuse, crétacée, entraînant de petits amas de matière graveleuse durcie, c'est contre l'affection catarrhale de la vessie qu'il faut agir, sans pour ainsi dire s'occuper de la gravelle. Le traitement consiste à faire des injections, qui ont pour effet de débarrasser la vessie des dépôts qu'elle peut contenir, d'en changer le mode de vitalité, et d'en ranimer la contractilité, presque toujours affaiblie. Le résultat est d'autant plus prompt et assuré, que l'atonie vésicale, à peu près constante en pareil cas, est moins considérable et la phlegmasie moins ancienne, moins intense. A mesure que l'état du viscère s'améliore, on multiplie les injections, on les rend plus actives. Les premiers jours, l'urètre est parfois si irritable que les malades ont de la peine à supporter le passage de la sonde ; il faut procéder avec de grands ménagements et beaucoup de lenteur. Quelquefois même il convient de commencer par introduire des bougies molles, qui font moins souffrir, principalement celles d'un petit calibre. On en prend de plus fortes à mesure que l'irritation diminue, et lorsqu'elles passent aisément, on y substitue une sonde moyenne, pour les injections. Il convient cependant, chez certains malades, de ne répéter celles-ci que tous les deux ou trois jours, afin de ne pas produire une perturbation trop considérable. On se sert d'abord d'eau tiède, dont on ne pousse qu'une petite quantité à la fois, en s'arrêtant aussitôt que le besoin d'uriner se manifeste. Il ne faut pas oublier que les premières introductions de la sonde irritant l'urètre et le col de la vessie, le malade confond ces douleurs avec celles que peut produire le contact de l'eau sur les parois vésicales. La sensation spéciale que ce contact détermine est moins forte qu'on ne le pense : c'est la seule distension de la vessie qui entraîne de la douleur et parfois une réaction, manifestée ensuite par des besoins d'uriner plus fréquents et plus pénibles. Mais, je le répète, on prévient les accidents de cette nature en n'injectant que fort peu de liquide. Au bout de quelques jours l'urètre s'accoutume au passage de la sonde, et la vessie supporte mieux la présence du liquide. C'est alors qu'on peut faire plusieurs injections coup sur coup, toujours en ayant soin de pousser lentement, sans secousses, et de s'arrêter aussitôt que le besoin d'uriner se fait sentir. La surdistension de la vessie produisant toujours de mauvais effets, il faut bien se garder de la provoquer. Dans certains cas, il est d'autant plus urgent d'insister sur toutes les précautions, que la réaction de la poche urinaire, provoquée par cette surdistension, peut entraîner des symptômes graves, et même être suivie de la mort. Mais alors même qu'elle n'occasionnerait que quelques accès de fièvre, il faudrait encore s'en occuper, et je viens de faire connaître les moyens de la prévenir à coup sûr.

Bientôt arrive le moment où la sonde ne produit plus de douleur ; on peut introduire alors une plus grande quantité d'eau, et répéter les injections, en ayant soin de laisser s'écouler la première pendant qu'on charge la seringue, et ainsi de suite jusqu'à ce que le malade se sente fatigué, ce qui arrive surtout quand il y a hypertrophie de la vessie et tendance du viscère à se contracter. Dans le cas contraire, celui d'atonie et d'atrophie vésicales, les injections d'eau tiède ne produisent pas d'effet : il faut les remplacer par celles d'eau froide, à la température de quinze degrés d'abord, qu'on peut abaisser progressivement jusqu'à zéro. Le froid, dans cette circonstance, m'a paru être le stimulant le plus approprié, et celui qui expose le moins à une réaction inflammatoire, tandis que les toniques et excitants de toute autre nature, qu'on a proposés, et auxquels j'ai eu recours, ne m'ont point réussi ; quelques malades en ont éprouvé des accidents assez graves pour m'y faire renoncer.

Quoique les injections constituent la partie principale du traitement, il convient de recourir à divers moyens accessoires, propres à faciliter et assurer le succès. Ainsi, les boissons abondantes, quelques bains peu chauds, les lavements purgatifs, les lotions et applications émollientes, des bains locaux, un régime très doux, le repos, etc., sont successivement ou simultanément employés avec de grands avantages.

Ici, aussi bien que dans tout autre cas, on peut rencontrer une maladie rebelle à tout traitement, et les heureux effets que d'ordinaire on retire des moyens prescrits, demeurent fort imparfaits, si même ils ne manquent entièrement. Ainsi, malgré le passage répété des bougies ou des sondes, l'urètre conserve sa sensibilité morbide, la vessie reste paresseuse, et, si elle se contracte, c'est avec douleur ; l'urine, qui s'était éclaircie d'abord, redevient, par intervalles du moins, bourbeuse et fétide ; la santé générale, loin de s'améliorer, se détériore de plus en plus, les fonctions restent perverties et troublées ; en un mot, le traitement est presque sans résultat. Dans la plupart des cas de ce genre qui se sont offerts à moi, on a fini par découvrir des lésions organiques qui rendaient la guérison impossible. J'ai cité plusieurs de ces cas dans le Traité des maladies des voies urinaires; j'aurai plus loin occasion d'en faire connaître d'autres. Malheureusement alors l'autopsie permet de contrôler le diagnostic.

Lorsqu'on peut soupçonner que les reins sont le siége principal de la phlegmasie et le lieu de la formation des graviers, c'est sur eux qu'il faut surtout diriger le traitement. Il est facile de comprendre qu'ici les injections vésicales n'auraient qu'un effet très secondaire. Mais, comme on ne peut attaquer le mal que d'une manière indirecte et médiate, il ne serait pas rationnel de compter sur un résultat aussi certain et aussi prompt. C'est dans ces cas, d'ailleurs, que la santé générale et la constitution du malade ont reçu la plus rude atteinte. Par conséquent, le traitement doit être basé sur des combinaisons plus étendues : il devient plus complexe et plus embarrassant pour le praticien. Ici se présentent les circonstances que j'ai indiquées en décrivant le traitement préparatoire de l'opération chez les calculeux. Les ventouses scarifiées sur la région rénale, quand rien ne s'oppose à leur emploi, favorisent la réussite du traitement. Viennent ensuite les applications émollientes répétées sur le même lieu, et les bains généraux. Des purgatifs fréquents, mais à dose faible, produisent aussi de bons effets. Mais c'est sur les boissons diurétiques, prises en grande quantité, qu'il faut le plus compter : celles qui m'ont réussi le mieux, et dans le plus grand nombre de cas, sont les eaux acidulées gazeuses, simples ou sulfureuses. Celles de nature alcaline ne conviennent généralement pas.

L'expérience prouve tous les jours que les malades qui font usage des eaux minérales sur les lieux, peuvent boire impunément beaucoup plus que quand ils prennent d'autres boissons. C'est un motif pour y envoyer ceux dont les accidents persistent avec le plus d'opiniâtreté. Les sources légèrement sulfureuses m'ont paru être celles qui ont le plus d'efficacité en pareil cas.

J'ai eu souvent occasion d'appliquer le traitement dont je viens de formuler les indications principales, et j'en ai obtenu d'heureux résultats, à l'exception de quelques cas, où il a été démontré plus tard qu'il existait, soit dans les reins, soit dans la vessie ou la prostate, des lésions profondes, absolument au-dessus des ressources de l'art. Ce qu'il y a de plus embarrassant, dans plusieurs de ces cas opiniâtres, c'est la difficulté, l'impossibilité même de constater les lésions organiques pendant la vie. Mais, une fois qu'on est parvenu à les déterminer, il est inutile de tourmenter le malade par des médications actives ou des déplacements presque toujours pénibles. On se borne alors à tenir l'urine abondante par des boissons appropriées, à favoriser l'émission de ce liquide par l'usage de la sonde, et à modérer la marche de la phlegmasie vésicale par des injections simples, répétées aussi souvent que les circonstances l'exigent ; c'est-à-dire que, toutes les fois qu'on voit l'urine épaisse, trouble, bourbeuse, fétide, on rapproche ces injections davantage, tandis qu'on les éloigne dès que les caractères morbides du liquide diminuent.

Dans plusieurs cas, qui m'avaient paru d'abord très graves, j'ai obtenu de ce traitement un résultat sur lequel je n'aurais osé compter. C'est alors aussi que j'ai retiré les plus heureux effets des eaux minérales sulfureuses en boissons, en bains et en douches, avec l'attention de procéder d'abord d'une manière très ménagée. Je ne saurais trop recommander cette médication.

Aux divers cas de gravelle grise que j'ai déjà cités, j'ajouterai les suivants :

M. Lefebvre, de Paris, d'une faible constitution, âgé de cinquante ans, mais paraissant plus vieux, souffrait depuis longtemps d'un catarrhe vésical dont il me fut impossible de déterminer la cause. Au moment où je le vis, il avait de fréquents besoins d'uriner, de la difficulté et des douleurs pour y satisfaire ; l'urine était glaireuse, épaisse, et contenait des plaques de matière calcaire, qui se durcissaient par la dessiccation, et qu'on réduisait ensuite en poudre : c'était de la gravelle grise, dont le malade avait recueilli plusieurs boîtes. Du reste, la vessie ne pouvait contenir qu'une très petite quantité d'urine, mais il n'y avait pas de pierre. L'urètre et le col vésical étaient excessivement irritables, la santé générale épuisée, et un grand désordre régnait dans toutes les fonctions, outre que le moral était totalement bouleversé. Je combattis l'irritabilité de l'urètre par l'emploi des bougies; j'appris au malade à se faire des injections dans la vessie, je l'engageai à se nourrir autant que l'estomac pourrait le supporter et à faire un peu d'exercice. Sous l'influence de ces moyens, les accidents se calmèrent, la quantité des mucosités urinaires diminua, et il ne se forma plus de dépôts calcaires; mais la santé resta mauvaise et la constitution très débile. Quelque temps après, je perdis ce malade de vue.

M. Salomon, de Marseille, adulte, d'une constitution faible et très irritable, d'une santé épuisée, souffrait depuis longtemps des voies urinaires; les besoins d'uriner étaient fréquents, et le malade avait de la peine à y satisfaire; l'urine était trouble, fétide, et souvent purulente. Les désordres n'étaient pas moins avancés du côté des voies digestives. Ce malade ne pouvait prendre qu'une fort petite quantité d'aliments, sous forme liquide, et c'est à cette absence de nourriture qu'il attribuait son état complet d'émaciation. Les troubles de la digestion étaient les plus anciens, mais ceux des fonctions urinaires étaient les plus développés, et il convenait de leur attribuer surtout le délabrement de la santé générale. Quoi qu'il en soit, M. Salomon rendait depuis longtemps avec l'urine des dépôts de matière crétacée, d'un blanc sale, le plus ordinairement par plaques ou par grains, qu'on divisait avec une grande facilité; le résultat de cette division, et principalement de la dessiccation, était une poudre d'un gris blanchâtre ou roussâtre. Une exploration de la vessie me fit connaître que le viscère contenait un amas de ces plaques, de ces dépôts à base de phosphate calcaire, dont le malade rendit une assez grande quantité à la suite de l'opération ; les injections en entraînèrent d'autres parcelles. Tout faisait espérer qu'on parviendrait à nettoyer la poche urinaire ; mais le malade dut quitter Paris avant la fin du traitement ; je lui conseillai de le continuer à Marseille ; j'ignore quel a été le résultat.

Les graviers de M. Salomon se formaient quelquefois avec une promptitude étonnante. Dans l'espace de peu de jours, il en sortit une pleine boîte. Heureusement, ces émissions laissaient entre elles de longs intervalles. Nous voyons la même particularité se reproduire dans un grand nombre de cas analogues, soit qu'il existe une cause appréciable, telle qu'une lésion profonde de la prostate, de la vessie ou des reins, capable d'entraîner la mort, soit que la lésion organique permette de conserver la vie. J'en citerai plusieurs exemples en traitant des cas spéciaux ; qu'il me suffise ici de noter un cas dans lequel le traitement a été mal suivi et l'affection calculeuse s'est reproduite.

M. Poullard, cultivateur des environs de Chartres, âgé de cinquante-neuf ans et d'une forte constitution, éprouvait depuis longtemps quelques désordres dans les fonctions des organes urinaires, et rendait des parcelles de gravelle cendrée. On eut recours à des boissons diurétiques et à de prétendus fondants, qui n'eurent aucun effet sur la marche de la maladie. Celle-ci s'aggrava de plus en plus, et le malade vint à Paris. Je reconnus que la vessie contenait une masse molle et presque diffluente, contre laquelle le choc de la sonde ne produisait qu'une sensation analogue à celle qui serait résultée du contact avec un tissu organisé. J'appréciai sans peine la nature de cette masse, dont j'avais déjà plusieurs fois rencontré les analogues. Elle fut divisée avec facilité par les procédés de la lithotritie, et le malade rendit une grande quantité de débris, sous forme d'éclats, de grains ou de poudre d'un gris blanchâtre. Le catarrhe vésical était peu intense et la santé assez bien conservée, de sorte qu'on comprenait difficilement une si grande abondance de dépôt phosphatique. Toutefois, la vessie faisant mal ses fonctions, j'engageai le malade à y injecter journellement de l'eau froide. Il négligea ce conseil, et quinze mois après revint à Paris. De nouveaux graviers s'étaient formés et agglomérés dans la vessie, et les souffrances avaient reparu. Je retirai encore ces dépôts, assurant au malade qu'il s'en reproduirait d'autres, s'il ne suivait pas le conseil que je lui avais donné. Ma prédiction se réalisa. Au bout d'un an, il y avait de nouveaux dépôts, toujours de même nature, qui semblaient se former spécialement sous l'influence d'une paresse de vessie ; ce qui le prouve, c'est qu'ils n'avaient lieu qu'après l'omission prolongée des moyens propres à stimuler la poche urinaire et à prévenir la phlegmasie catarrhale. Pendant plusieurs mois, à la suite de chacun des trois traitements que le malade fit à Paris, il se trouva fort bien ; mais, à mesure qu'il s'éloignait de cette époque, il perdait les effets de cette stimulation : la phlegmasie reparaissait, et avec elle les dépôts calcaires. Cependant il ne pouvait se résoudre à suivre le traitement indiqué, ce qui prouve que les manœuvres nécessaires pour opérer l'extraction des dépôts ne lui étaient pas fort douloureuses.

Pour la gravelle blanche, grise ou cendrée, dont la cause se lie à des altérations organiques plus ou moins profondes, comme pour les autres espèces qui dépendent plus particulièrement d'une surexcitation temporaire, il y a des suspensions inexplicables, mais à peu près constantes. La marche et la durée de la maladie ne sauraient être déterminées ; elles varient suivant les individus et en raison de causes qui ne nous sont point connues.

J'ai vu plusieurs malades qui avaient rendu des graviers blancs, gris ou cendrés, avec l'urine, et qui ont été rapidement atteints de la pierre, pour ne pas avoir eu promptement recours à un traitement médical approprié. On en trouve quelques exemples, soit dans le Parallèle, soit dans le Traité de l'affection calculeuse, et il me serait facile d'en ajouter beaucoup d'autres, tous confirmatifs de ce que les premiers avaient formellement établi. C'est dans ces circonstances aussi que les récidives ont fréquemment lieu, et lorsqu'on ne parvient pas à rétablir la contractilité vésicale, les malades sont forcés de réclamer souvent l'emploi de la lithotritie. Il en est un, entre autres, que j'ai opéré un grand nombre de fois depuis quelques années ; rarement plus de six à huit mois s'écoulent sans que la pierre se reproduise chez lui.

Il arrive parfois qu'une très petite quantité de gravelle grise, séjournant dans la vessie, donne lieu à de formidables accidents. Je me souviens d'un vieillard auprès duquel je fus appelé et qui souffrait beaucoup depuis plusieurs mois. En explorant sa vessie, un très petit gravier cendré s'engagea dans les yeux de la sonde : du reste, je ne découvris aucun corps étranger ; à partir de ce moment, tous les symptômes cessèrent.

Quant à la gravelle dite pileuse, elle n'est qu'une modification de la grise, et n'exige pas d'autre traitement qu'elle. Cependant je dois faire observer qu'elle coïncide presque toujours avec une atonie considérable de la vessie et un catarrhe vésical fort avancé. Les moyens les plus efficaces qu'on puisse prescrire sont les injections d'eau froide faites avec un redoublement de précautions, et, en ayant soin, lorsque le cas l'exige, de préparer l'urètre au passage de la sonde. Presque toujours ce procédé suffit, et pour débarrasser le malade de ce que sa vessie peut contenir, et pour prévenir la formation de nouveaux graviers. Comme la gravelle pileuse n'est qu'une espèce purement nominale, il n'y a pas lieu de discuter les assertions de M. Magendie, qui, d'ailleurs, ne lui oppose pas d'autre traitement qu'aux autres espèces, c'est-à-dire, la combat uniquement par le régime non azoté.

CHAPITRE II.

Du traitement médical de l'affection calculeuse modifié par des circonstances particulières.

Tel est le traitement qu'on emploie contre les dépôts que contient l'urine, soit qu'ils se montrent sous forme de poudre ou de sable, soit qu'ils constituent la gravelle proprement dite. Sous l'influence des moyens dont j'ai fait l'énumération, l'expulsion de ces substances étrangères s'opère quelquefois avec facilité, et l'on parvient aussi à en arrêter la formation, à en prévenir la reproduction.

Mais il est des cas nombreux dans lesquels on échoue ; les dépôts de l'urine continuent, les troubles fonctionnels persistent et même augmentent. Ces cas deviennent graves pour les malades et embarrassants pour le praticien. Communément alors, il existe des états morbides qui paralysent les efforts de la nature et de l'art. C'est à découvrir et écarter ces états qu'il faut d'abord s'attacher.

De même, une foule de particularités exercent une influence incontestable sur la production de la gravelle, son développement, sa gravité, son mode d'expulsion et son traitement.

Je vais entrer dans quelques détails, et sur les états morbides dont je viens de parler, en faisant connaître la conduite que le médecin doit tenir dans chaque cas, et sur les particularités que j'ai également signalées, en m'attachant surtout à faire ressortir les inductions pratiques qui en découlent.

ARTICLE PREMIER.

Du traitement médical dans le cas où les graviers ne peuvent sortir.

Je suppose ici que le traitement général dont les bases viennent d'être posées, bien qu'employé avec toutes les précautions et modifications commandées par l'état du sujet et les caractères de la maladie, n'a point eu de succès, voyons ce qui peut s'opposer à la sortie des graviers, source des accidents; voyons aussi quel est le point de départ de la viciation de la sécrétion rénale, origine de la gravelle, et pour cela passons successivement en revue les principaux cas qui peuvent se présenter.

§ 1.

Graviers retenus dans les reins et les uretères.

Il n'est pas rare que des graviers s'arrêtent dans les reins et les uretères. Si nous manquons de signes diagnostiques pour reconnaître l'événement pendant la vie, les autopsies cadavériques en établissent la réalité d'une manière incontestable, et les exemples nombreux que j'ai cités dans le Traité de l'affection calculeuse ne permettent pas d'élever le moindre doute à cet égard. Il serait inutile de reproduire ici ces faits, ni de revenir sur l'effrayante série des désordres auxquels les concrétions urinaires donnent lieu quand elles demeurent dans les glandes chargées de sécréter l'urine, ou dans leurs conduits excréteurs. Il s'agit là de vérités acquises à la science. C'est au praticien à tout faire pour prévenir les désordres, de la connaissance desquels il tire un grand parti, principalement en ce qui concerne les déterminations à prendre sous le point de vue chirurgical.

Ce qui étonne le plus, quand on songe à la disposition normale des reins et des urétères, c'est que les graviers ne s'y arrêtent pas plus souvent. Il ne faut pas moins que la connaissance du pouvoir avec lequel l'organisme chasse les corps étrangers dont la présence l'importune, pour se rendre raison d'une foule de phénomènes extraordinaires qui ont lieu en pareil cas, et qui font qu'il est heureusement peu commun que les concrétions urinaires se développent dans ces organes au point de constituer une maladie à peu près incurable. Rappelons-nous d'ailleurs qu'en général les reins ne fonctionnent mal et ne deviennent le siége de lésions plus ou moins graves, que parce qu'il existe dans la vessie ou l'urètre un état morbide qui gêne l'émission de l'urine. La preuve qu'il en est ainsi, c'est que, dans la plupart des cas, il suffit d'attaquer la maladie de la vessie ou de l'urètre, à laquelle on n'avait point eu d'égard jusqu'alors, pour faire cesser les symptômes du côté des reins.

Quant au traitement médical à prescrire en pareil cas, il ne diffère de celui que j'indiquerai pour les calculeux chez lesquels toute opération chirurgicale se trouve écartée, qu'en ce que l'état du malade est ici beaucoup moins grave, et la santé générale presque toujours bonne encore, ou du moins ébranlée seulement d'une manière temporaire. Mais on ne perdra jamais de vue que ce traitement ne présente qu'incertitude et difficultés ; tout est problématique, jusqu'à la maladie même qu'on cherche à combattre : on est réduit à insister longtemps sur les moyens généraux, à en accroître la dose, à en changer la forme, à les diversifier de toutes les manières imaginables, pour prévenir les effets de l'habitude.

§ 2.

Graviers arrêtés dans la vessie.

Bien que les dispositions organiques primitives soient infiniment plus favorables à la sortie des graviers dans la vessie

que dans les organes urinaires qui la précèdent, ces corps s'y
arrêtent néanmoins beaucoup plus communément. La puissance expulsive dont cette poche est douée, et les conditions
de l'urètre, naturellement plus large, moins long et moins
sinueux que l'uretère, ne suffisent pas pour diminuer la fréquence de l'accident. Il y a donc là, entre la disposition des
organes et les effets produits, un contraste qui aurait dû fixer
l'attention des observateurs, mais auquel ils ne se sont point
arrêtés. Ce contraste s'explique aisément par la multipli-
cité des circonstances qui sont susceptibles de gêner le cours
de l'urine et d'entraver la sortie de tous les corps qu'elle peut
charrier. Examinons donc ce qu'il convient de faire dans
chaque cas où une cause spéciale empêche la vessie de se débarrasser des graviers qui y sont descendus.

PREMIÈRE SÉRIE. — *Graviers retenus dans la vessie par un état
spasmodique de l'urètre ou du col vésical.*

Les livres supposent très souvent connu ce que la pratique
ignore. Dans le cas présent, il est plus difficile qu'on ne pense
de déterminer si le malade qui consulte souffre réellement de
la présence d'un gravier dans la vessie, et si ce corps y est retenu par des contractions spasmodiques du col. Les symptômes n'offrent rien de décisif. La plupart du temps on ne parvient à la connaissance de la véritable cause des accidents que
par des explorations, des tâtonnements, et l'application successive de plusieurs moyens curatifs. Ainsi, quelques malades
auprès desquels j'ai été appelé avaient des besoins fréquents
d'uriner, des difficultés et de la douleur pour y satisfaire,
des douleurs vagues aux régions pubienne, périnéale et sacro-
lombaire, du malaise, de l'anxiété, du trouble dans diverses
fonctions ; on avait usé des calmants et des antiphlogistiques
sous toutes les formes, sans obtenir de soulagement durable.

J'eus recours au traitement dirigé contre les spasmes de l'urètre et du col vésical, et au bout de quelques jours les malades rendirent des graviers dont il avait été impossible de constater l'existence. Ces faits, qui sont déjà nombreux, rapprochés de ceux que j'ai exposés ailleurs, établissent de la manière la plus formelle l'utilité des préceptes dont je conseille l'observation aux praticiens.

Quelques auteurs modernes ont douté de la réalité des contractions spasmodiques de l'urètre et du col vésical. Non seulement ces états morbides existent, mais ils sont fréquents, ils exercent une grande influence sur plusieurs maladies de l'appareil urinaire, et en ce qui touche à l'expulsion des graviers, cette influence est d'autant plus grande qu'il y a presque toujours en même temps atonie de la vessie. Or, le concours de ces deux circonstances rend impossible l'expulsion de graviers qui, en leur absence, seraient sortis, même avec facilité. Je ferai voir, en traitant des lésions de la vessie, qu'un grand nombre des maladies de ce viscère ne reconnaissent pas d'autre cause que la simultanéité des spasmes de son col et de l'atonie de son corps.

Rien n'est plus facile que de constater ces deux états ou l'un d'eux. Il suffit d'introduire une sonde immédiatement après que le malade a uriné ; si le passage de cet instrument produit, à la courbure de l'urètre et au col de la vessie, plus de douleur qu'on ne l'observe en général, s'il y a, dans ces deux endroits, une raideur, une contraction extraordinaire, sans lésions organiques d'où elle puisse dépendre, si en même temps il s'écoule par la sonde une certaine quantité d'urine qui n'était pas sortie spontanément, nul doute que le sujet ne soit atteint à la fois d'un accroissement de la contractilité de l'urètre et du col vésical et d'une diminution de la force expulsive du corps de la vessie. Un praticien exercé distingue sans peine le concours de ces deux états des effets qui pourraient naître d'une tumeur au col vésical, d'un engorgement ou toute autre lésion de la prostate, ou d'un rétrécissement organique de l'urètre.

L'état que j'indique n'est pas rare chez les graveleux, et l'on comprendra très bien que, si l'urine elle-même a de la peine à traverser l'urètre, si la vessie ne peut s'en débarrasser complétement par ses propres contractions, le phénomène aura lieu, à plus forte raison encore, lorsqu'il s'agira de l'expulsion d'un gravier. Or, cet état, dont les praticiens ne se sont pas occupés autant qu'ils auraient dû le faire, est extrêmement commun à toutes les époques de la vie, dans l'enfance comme chez l'adulte et le vieillard ; mais, chez ceux-ci, il offre souvent une complication fâcheuse, l'induration de la prostate, sur laquelle je reviendrai. Les moyens que j'ai indiqués contre le spasme et la névralgie, et ceux que je ferai connaître en parlant de la paralysie de la vessie, doivent être combinés ici : il faut de plus en continuer l'usage jusqu'à ce que le col vésical ait recouvré sa souplesse et la vessie sa contractilité. C'est à la suite d'un pareil traitement qu'on voit sortir avec l'urine des graviers dont on ne soupçonnait pas la présence, et qui n'auraient jamais été expulsés si l'on s'était contenté de prescrire des boissons alcalines aux malades. Ajoutons que, par ce traitement, on rétablit le cours normal de l'urine, ce qui a pour résultat aussi de faire disparaître une série de phénomènes morbides autres que ceux auxquels la gravelle donne lieu. Il est inutile sans doute d'insister pour faire sentir qu'aux traitements spéciaux dirigés contre les spasmes et contre l'atonie de la vessie, on doit associer les moyens propres à augmenter la sécrétion rénale, tels que boissons abondantes et diurétiques, bains, lavements, purgatifs, etc. ; car je n'ai pour le moment en vue que de noter les simples modifications qu'on est obligé par des états spéciaux d'apporter au traitement général. Je me borne aussi à relater ces états et les moyens qu'ils réclament, afin seulement qu'on apprécie l'influence exercée par eux sur le séjour des graviers dans la vessie, puisque je me réserve de les étudier ailleurs, considérés sous des points de vue plus généraux.

Parmi les faits tirés de ma pratique, je rapporterai les suivants, comme complément de ceux que j'ai déjà publiés.

M. Bénoit, de Paris, adulte fortement constitué et bien portant d'ailleurs, avait eu plusieurs coliques néphrétiques, suivies de l'expulsion d'un sable rouge et de quelques graviers. Ces accidents furent traités d'une manière convenable ; néanmoins ils persistèrent, et prirent même assez de gravité pour faire croire au malade qu'il avait la pierre. Je fus consulté : une exploration de la vessie me prouva qu'il n'existait pas de calcul, mais je reconnus que l'urètre et surtout le col de la vessie étaient excessivement irritables. Un traitement dirigé contre cet état névralgique fit disparaître les accidents ; des graviers furent expulsés, et le malade n'éprouva plus ensuite les symptômes de la gravelle.

Je ne saurais trop insister sur la gravité et la variété des désordres que produit, dans l'appareil urinaire, un trouble même léger de l'excrétion de l'urine, déterminé par l'agacement, l'irritation, la contraction trop puissante du col vésical. Chez M. Benoit, comme chez la plupart des malades de cette catégorie, il a suffi de rétablir l'équilibre dans les puissances expulsives de l'urine pour mettre fin aux accidents et aussi pour prévenir la formation de nouveaux graviers. Ces états névralgiques du col de la vessie sont susceptibles de se reproduire, et, avec eux, on voit reparaître les symptômes de la gravelle : je ne connais aucun moyen de prévenir à tout jamais la surexcitation d'un appareil nerveux ; lorsque la névralgie reparaît, on la combat de la même manière. Le traitement est toujours simple et peu fatigant.

Si ces états de l'urètre et du col vésical sont négligés, les graveleux ne tardent pas à devenir calculeux, à quelques moyens qu'on ait recours d'ailleurs.

M. Lambert, négociant de Paris, d'une forte constitution,

et menant une vie très active, avait eu plusieurs coliques néphrétiques violentes, accompagnées de graves désordres généraux. C'est pendant l'une de ces coliques que je fus appelé. Un
gravier déjà engagé dans l'urètre occasionnait une rétention
d'urine, aux angoisses de laquelle le malade était en proie depuis quelques heures. Les bains prolongés, les boissons abondantes, les lavements calmants, tout avait été sans résultat : il
était urgent d'évacuer l'urine. La sonde rencontra le gravier
dans la partie membraneuse de l'urètre ; je ne cherchai point à
le repousser, et je me disposais à le retirer au moyen d'une
pince à deux branches, lorsque de nouveaux efforts pour uriner
se manifestèrent, et le gravier sortit avec le flot du liquide.
Tous les accidents cessèrent. Le malade fut soumis ensuite à
un traitement approprié. Cependant il survint plus tard d'autres attaques, qui exigèrent l'emploi des mêmes moyens.

La sonde agit de deux manières dans ces cas; en faisant cesser
l'état de spasme de la partie de l'urètre située au devant du
gravier, et en déplaçant celui-ci. Dans plusieurs circonstances,
j'ai obtenu les mêmes résultats de l'emploi d'une simple bougie,
par laquelle il est généralement préférable de débuter. On sait
d'ailleurs que, dans certaines rétentions complètes d'urine, il
suffit de présenter une petite bougie dans l'urètre pour qu'à
l'instant le malade commence à uriner. C'est là un fait de pratique qu'on est chaque jour à portée d'observer ; quelques
vieux malades le savent si bien qu'avant de commencer d'u-
riner, ils introduisent une bougie jusqu'au milieu du canal, et
le liquide part aussitôt, tandis que, sans cette précaution, ils
sont obligés de faire des efforts considérables.

M. Leclerc, de Paris, sexagénaire, d'un tempérament très
irritable, avait souffert de la gravelle pendant longtemps : il
s'était borné à suivre un régime très sévère, à boire beaucoup, et à éviter toute espèce d'excès; les accidents se calmèrent, il cessa même bientôt de rendre des graviers, et se
crut guéri. Mais les douleurs de la pierre ne tardèrent pas à se

faire ressentir, et une exploration de la vessie prouva qu'en
effet ce viscère contenait plusieurs calculs, qui furent détruits
par les procédés de la lithotritie. Avant de pratiquer cette
opération, et pour l'y préparer, je soumis le malade au traitement que j'ai coutume de suivre contre les névralgies de
l'urètre, état morbide qui existait ici à un haut degré. Dès que
la vessie fut débarrassée des calculs, M. Leclere reprit ses
habitudes et ses travaux. Pendant quatorze ans qu'il a vécu
depuis, il n'a plus été tourmenté de la gravelle, et les fonctions
de sa vessie se sont accomplies avec une régularité parfaite.

Ce fait, auquel j'en pourrais joindre beaucoup d'autres analogues, prouve les bons effets des moyens que j'ai indiqués
contre les névralgies urétrales, non seulement pour procurer
l'évacuation de l'urine et l'expulsion des graviers, mais encore
pour prévenir le retour de la gravelle.

Dans un grand nombre de cas, la présence d'un simple gravier au col de la vessie entraîne des accidents graves, qui persistent même après l'expulsion ou l'extraction des corps étrangers. J'en ai vu beaucoup d'exemples, dont les principaux sont
relatés dans cet ouvrage ou dans mes publications précédentes.
Je n'en citerai ici qu'un seul :

M. Dereste, attaché au ministère de la marine, souffrait
depuis quelque temps de la gravelle. Les douleurs, quoique
vagues et sans caractère spécial, finirent par acquérir assez de
gravité, et résistèrent aux divers calmants qui furent prescrits.
Cette opiniâtreté des phénomènes morbides fit penser qu'il
pouvait y avoir des graviers dans la vessie; c'est, en effet,
ce qui fut constaté par le cathétérisme. Un très petit calcul,
se présentant à l'orifice interne de l'urètre, provoquait tous les
désordres. Nul doute que l'obstacle à l'expulsion d'un gravier
ne fût le résultat d'une contractilité excessive du col vésical,
et que le corps étranger ainsi retenu n'eût grossi au point de
constituer un calcul. Cette irritabilité du col vésical persista
même après le traitement préparatoire destiné à la combattre;

aussi, les débris du calcul eurent-ils beaucoup de peine à sortir,
et de plus, pendant quelques semaines, M. Dereste conserva
du malaise et un agacement pénible : les besoins d'uriner
étaient fréquents, il avait de la peine à les satisfaire. A la vérité,
la prostate offrait, chez lui, un premier degré d'engorgement.
C'était là un de ces cas dans lesquels le calcul, quoique petit
et peu ancien, donne lieu à une série d'accidents graves. Un
tel ensemble de circonstances rendait la guérison beaucoup
plus difficile qu'elle ne l'est ordinairement. Sous l'influence
d'un régime doux, de quelques bains, de lavements calmants,
de boissons abondantes et de la cessation des travaux du cabinet, les accidents finirent par céder. Le malade alla ensuite
à Contrexeville, où il prit les eaux avec avantage. A son retour, il continua l'usage de ces eaux, et finalement tous les
symptômes s'effacèrent.

Dans la plupart des cas simples que j'ai observés, l'état nerveux de l'urètre et du col vésical a cessé, quelquefois avec une
promptitude qui surprend agréablement le praticien et le malade. Mais, dans les cas compliqués et plus avancés, analogues
à celui de M. Dereste, les symptômes persistent souvent avec
une opiniâtreté qui décourage. Ce n'est plus de la gravelle
alors qu'il faut s'occuper, car elle ne constitue qu'une affection
secondaire : c'est contre l'irritabilité excessive du col vésical
qu'on doit surtout diriger ses efforts. J'ai indiqué, en traitant
des maladies de l'urètre, les principaux moyens qu'on met en
usage, j'en ai donné un court aperçu dans ce travail, et j'entrerai dans de plus longs détails quand je m'occuperai des affections de la vessie et de la prostate.

SECONDE SÉRIE. — *Graviers retenus dans la vessie ou dans la partie
profonde de l'urètre, par un ou plusieurs rétrécissements du canal.*

La pratique présente tous les jours des cas dans lesquels un
ou plusieurs rétrécissements organiques de l'urètre s'opposent

à la sortie des graviers, quels que soient d'ailleurs et la force expulsive de la vessie et le traitement médical mis en usage pour favoriser l'émission des corps étrangers. Les cas de ce genre, dont j'ai cité plusieurs dans mes précédents écrits, sont bien plus nombreux, et quelques-uns d'entre eux ont beaucoup plus de gravité qu'on ne serait tenté de le croire, d'après le silence presque absolu des auteurs à leur égard et d'après la manière vraiment extraordinaire dont la question se trouve examinée dans quelques publications récentes sur les traitements de la gravelle. Si l'on avait besoin d'une nouvelle preuve de l'empirisme dont sont entachés la plupart de ces traitements, il suffirait de noter qu'en prescrivant les moyens propres à favoriser l'expulsion des graviers, on n'a tenu aucun compte de l'état du canal que ceux-ci devaient parcourir. J'ai démontré que, pour cette raison, un très grand nombre de graviers avaient séjourné dans la vessie et y étaient devenus des calculs: quant à ceux qui se trouvent engagés dans l'urètre derrière une coarctation organique de ce canal, on peut dire qu'ils constituent l'un des cas les plus embarrassants de la pratique du médecin et du chirurgien. La science du diagnostic elle-même demeure souvent en défaut, ainsi que je l'ai démontré dans le Traité de l'affection calculeuse, et, sous le point de vue thérapeutique, on conçoit aisément combien est pénible la situation du praticien vis-à-vis d'un malade en proie aux angoisses d'une rétention d'urine causée par un gravier logé derrière une coarctation. Ce sont là deux causes qui agissent simultanément, et qui se comportent de telle sorte que l'une d'elles empêche d'attaquer l'autre et met la vie du malade en danger. Aux faits consignés dans mon ouvrage sur les maladies des organes génito-urinaires j'en ajouterai quelques nouveaux, qui me fourniront l'occasion de rappeler la conduite qu'il convient de tenir.

M. Delargne, de Vendôme, ancien militaire, âgé de cinquante-cinq ans, était graveleux depuis plusieurs années, mais n'éprouvait pas d'accidents très graves. Il prenait des bains, des lavements, quelques bouteilles d'eaux minérales, ou des boissons diurétiques, et rendait sa gravelle sans trop s'inquiéter des conséquences, étant déjà familiarisé, pour ainsi dire, avec la maladie. Cependant de nouveaux symptômes finirent par troubler cet état de quiétude. Depuis un an le malade n'expulsait plus de graviers, mais les symptômes de la pierre prenaient chaque jour de l'intensité. M. Dehargne vint à Paris. Je trouvai l'urètre légèrement rétréci, le col vésical très irritable, et la vessie contenant plusieurs petits calculs, qui furent détruits par la lithotritie.

Ce fait simple prouve combien il importe de ne pas se familiariser avec une gravelle que n'accompagnent point des symptômes graves. Si le malade s'était occupé sérieusement de son état, le rétrécissement de l'urètre et la névralgie du col vésical auraient été combattus à temps, la vessie aurait conservé sa puissance expulsive, et les graviers auraient été chassés. Sous l'influence du rétablissement de l'excrétion urinaire dans son état normal, et aussi par l'emploi de moyens intérieurs appropriés, on aurait sans doute prévenu la formation de nouveaux graviers, et l'on n'aurait point eu à combattre une affection calculeuse.

Toutes les fois qu'il existe un rétrécissement de l'urètre assez avancé pour rendre l'excrétion de l'urine difficile, les graviers peuvent s'arrêter, s'accumuler en grand nombre derrière la coarctation, sans même qu'on s'en doute. J'ai cité ailleurs quelques cas remarquables de ce genre : en voici encore un, intéressant surtout en ce que les accidents avaient assez d'intensité pour mettre les jours du malade en péril. M. Pélican, de Paris, avait depuis longtemps des rétrécissements de l'urètre qui, entre autres accidents, avaient déterminé un catarrhe vésical assez avancé; le malade se trouvait d'ailleurs dans les conditions les plus défavorables, il avait une frayeur horrible de toute opération, et il ne prit le parti de réclamer les secours de l'art que quand sa constitution eut été entièrement ruinée par des souffrances vives et prolongées. Cependant je parvins à rétablir la liberté de l'urètre, à rendre l'émission de l'urine facile, et à faire cesser le catarrhe vésical. La santé se rétablit ; mais, ce à quoi on n'avait pas songé, il se trouvait, dans la partie membraneuse de l'urètre et dans la vessie, une quantité considérable de graviers, qui sortirent à mesure que la dilatation du rétrécissement fit des progrès. L'affection graveleuse dont M. Pélican fut ainsi débarrassé, ne s'était manifestée par aucun symptôme spécial. Nul doute que si l'on avait différé encore quelque temps de traiter les coarctations urétrales, au lieu de graviers, il y aurait eu de nombreux calculs.

Ce malade n'est pas le seul que j'aie traité pour des rétrécissements urétraux, et qui se soit trouvé guéri en même temps de la gravelle, dont il ne se croyait même pas atteint. En ramenant l'urètre à son état normal, on agit de deux manières sur la gravelle ; l'expulsion des graviers, auparavant impossible, devient alors facile, pourvu toutefois que la vessie conserve sa contractilité ordinaire, et leur production cesse, n'étant plus alimentée par l'irritation du col vésical, dont on connaît fort bien aujourd'hui la puissante influence sur la sécrétion rénale.

Chez quelques-uns des malades de cette catégorie, le gravier retenu dans la vessie par le fait du rétrécissement urétral, avait grossi, comme chez M. Debargue, et formé ainsi un calcul; mais la présence de celui-ci n'avait même point été soupçonnée, et elle ne fut reconnue qu'après la guérison du rétrécissement. La même chose peut arriver pour l'urètre.

Le général Bl..., d'une forte constitution, avait éprouvé quelques symptômes de gravelle, lorsqu'à la fin de mars 1838, il vit surgir, du côté de la vessie et de l'urètre, des accidents qui lui causèrent la plus vive inquiétude. Il éprouva d'abord des difficultés d'uriner, qu'on essaya de combattre par un traitement médical, qui n'eut point d'effet durable ni complet, bien qu'il fût dirigé par un praticien habile de province. Peu de temps après, au lieu de diminuer, les accidents de la rétention d'urine devinrent tellement graves, que le malade prit la poste et se rendit à Paris. Au moment où je le vis, il venait de faire trente lieues sans pouvoir uriner autrement que par gouttes et avec d'atroces douleurs. Ainsi se trouvaient réunies des angoisses excessives et les fatigues de la route. Il y avait un gravier engagé dans la partie spongieuse de l'urètre, qui était fortement contractée sur ce corps étranger. Du reste, les sensations du malade n'avaient subi aucun changement ; l'excrétion de l'urine elle-même, quoique plus difficile qu'au début de la maladie, ne présentait pas d'assez notables différences pour faire croire que le gravier eût cheminé. Tout me portait à penser, au contraire, que ce corps était là depuis plusieurs jours. J'introduisis successivement, et coup sur coup, plusieurs bougies molles, de plus en plus grosses, et je les enfonçai assez pour dilater le point rétréci et refouler le gravier. Immédiatement après, le malade prit un bain tiède prolongé ; il but abondamment, et le gravier fut expulsé avec un flot d'urine. Je ne puis rendre la joie du général, lorsqu'il vint m'annoncer ce résultat, quelques heures seulement après avoir retiré la grosse bougie. A dater de ce moment, tous les accidents cessèrent ; mais il me parut convenable de détruire l'état spasmodique de l'urètre et le petit rétrécissement qui existait déjà dans le canal, afin de prévenir la formation d'une coarctation plus considérable à l'endroit où le gravier avait séjourné, ce qui n'aurait pas manqué d'arriver. Des bougies de cire molle, d'un volume croissant, depuis deux lignes jusqu'à trois lignes et demie de diamètre, furent introduites; le malade les gardait de cinq à dix minutes par jour. Quelques bains, des lavements, des boissons abondantes, un régime doux, l'usage d'un suspensoir, furent les accessoires de ce traitement, qui dura quinze jours, au bout desquels le général put retourner à son poste. Je l'ai revu plusieurs fois depuis ; il n'a pas cessé un seul instant de se bien porter, il n'a plus eu de gravelle, et il ne conserve de ses anciennes souffrances que le souvenir.

Si l'on tient compte de la position qu'occupait le gravier, et qu'on pouvait aisément reconnaître, soit en introduisant une sonde, soit en appliquant les doigts sur le trajet de l'urètre, et si l'on a égard à la position éminente du praticien auquel le général s'était adressé, on aura de la peine à comprendre que la cause des accidents ait été méconnue. Cependant, la marche qui fut suivie ne permet pas de douter qu'elle ne l'ait été réellement.

Ce fait, à côté duquel j'en pourrais placer un grand nombre d'autres, prouve incontestablement qu'il est plus difficile qu'on ne pense de reconnaître les graviers dans l'urètre. Une telle difficulté, que la théorie n'explique point, est chaque jour mise en évidence par la pratique. Bien plus, elle se rencontre alors même qu'il n'existe pas de rétrécissement et qu'on peut introduire une sonde jusque dans la vessie. J'ai cité, spécialement dans ma quatrième Lettre, plusieurs faits qui attestent que des chirurgiens fort expérimentés ont commis de graves méprises à cet égard. Comme l'urètre offre une série de dilatations et de resserrements, un petit gravier peut exister dans les points les plus larges, tels que la partie bulbaire et la partie membraneuse, sans que la sonde les rencontre et fasse éprouver la sensation particulière qui résulte du frottement de deux corps durs l'un contre l'autre. Le plus sûr moyen de lever tous les doutes, est d'introduire une grosse bougie de cire molle, sur laquelle on retrouve constamment l'empreinte du gravier, soit qu'il ait produit une traînée sur toute la partie de la bougie avec laquelle il a été mis en contact, soit qu'il n'ait laissé qu'une trace plus circonscrite. Mais ces empreintes produites par des graviers ont des caractères tels qu'on ne peut jamais les confondre avec celles qui résultent d'un rétrécissement. L'expérience réussit constamment; elle n'a néanmoins toute son efficacité que quand l'urètre est libre. S'il y a un rétrécissement, les très petites bougies, les seules qui pénètrent, peuvent passer à côté d'un gravier sans rapporter d'empreinte, notamment aux parties bulbaire et membraneuse. Lorsque la coarctation est considérable, elle ne laisse souvent passer qu'une très petite portion de l'extrémité de la bougie molle ; cependant la portion de celle-ci qui parvient à franchir l'obstacle, peut butter contre le gravier placé derrière, et alors il n'est pas rare que l'instrument rapporte deux empreintes à la fois ; la plus voisine de l'extrémité est rugueuse, inégale, frangée, ou coupée à pic, et dépend du contact avec le gravier ; celle qu'on aperçoit plus loin est plus régulière, à bords lisses et arrondis ; tantôt elle embrasse circulairement une certaine partie de la bougie, tantôt elle est bornée à un seul côté de l'instrument ; parfois même la couche extérieure de la cire est refoulée en forme de bourrelet, comme si l'on avait poussé la bougie à travers une filière trop étroite ; c'est ici l'empreinte du rétrécissement. Ces deux espèces d'empreintes sont faciles à distinguer l'une de l'autre. De petites sondes métalliques ou de simples stylets boutonnés peuvent aussi servir à constater la présence des graviers derrière un rétrécissement, pourvu que celui-ci donne accès aux moyens d'exploration. Dans le cas contraire, on serait réduit aux données que fournissent le toucher par le rectum, le palper à la région périnéale, et les signes rationnels, qui, d'ailleurs, induisent si souvent en erreur. Heureusement qu'on réussit presque toujours à faire traverser le rétrécissement par un petit explorateur, et quand on est parvenu à reconnaître l'existence simultanée d'un gravier et d'une coarctation, il faut d'abord attaquer cette dernière. On procède pour cela comme je l'ai dit dans mon Traité des affections des organes génito-urinaires, en adoptant pour chaque cas les modifications que j'ai indiquées aussi, et sur lesquelles il est inutile de revenir. Une fois le rétrécissement détruit, tantôt les graviers sont expulsés spontanément, comme dans les cas dont je viens de rapporter les détails, tantôt on est forcé de procéder à leur extraction, en suivant les procédés que j'ai décrits dans les ouvrages déjà cités.

Il se présente ici deux circonstances que le praticien ne saurait trop prendre en considération; ce sont, d'une part, la nécessité d'un traitement prompt, mais rationnel et méthodique, basé sur un diagnostic sévèrement établi; d'un autre côté, les difficultés, les embarras et les ennuis que ce traitement pourra entraîner.

J'ai dit qu'il faut se hâter de faire cesser la cause des accidents de la rétention d'urine, qui marchent souvent avec une rapidité effrayante, mais qu'il importe d'éviter toute secousse et de ne point user de violence ,celle-ci étant presque constamment suivie de réactions énergiques, qui trop souvent compromettent la vie, en exaspérant la maladie avant que le sujet ait pu profiter des bienfaits du traitement. Or, il s'agit là d'un fait important, sur lequel j'appelle l'attention des observateurs. Les premières applications qu'on fait d'un moyen curatif dans l'urètre déterminent fréquemment une réaction, qui peut devenir d'autant plus fâcheuse que la maladie conserve toute sa force : il peut résulter de là, et il en résulte effectivement dans beaucoup de cas, que l'action des premiers médicaments devient une cause morbifique ajoutée à celles qui déjà existent.

Dans la plupart des circonstances auxquelles je fais allusion, on insiste généralement trop sur le traitement médical proprement dit. Il ne faut pas perdre de vue que, dans la majorité des cas, ce traitement est à peu près inutile, et qu'il peut devenir nuisible en faisant perdre un temps précieux. On ne doit y avoir recours que dans la vue d'aider l'action des moyens chirurgicaux, au lieu que, par la pratique ordinaire, outre les douleurs atroces et prolongées auxquelles le malade se trouve condamné par la difficulté d'uriner, on l'expose encore à des accidents dont il n'est guère possible de calculer les conséquences, aux éraillements de l'urètre derrière le gravier, à la

phlegmasie et aux abcès qui s'ensuivent, aux désordres de la
prostate et de ses conduits excréteurs, à ceux des canaux dé-
férents et des vésicules séminales, aux crevasses de l'urètre,
aux épanchements d'urine, et plus souvent encore à la rétention
complète du liquide dans son réservoir. Les détails de ces cas
forment une bien triste page des annales de la chirurgie ; on
ne saurait donc les étudier avec trop de soin, afin de diminuer,
s'il se peut, les conséquences fâcheuses qu'entraînent les rétrécissements de l'urètre chez les graveleux. La Gazette des Hôpitaux de 1837 contient l'observation d'un homme de trente-deux
ans, chez lequel une coarctation urétrale fut suivie de la rupture de la partie membraneuse du canal, avec fistules urinaires
et formation, tant dans ces trajets que dans le périnée et le
scrotum, de calculs dont on fut obligé d'extraire trente-et-un.
Malheureusement, je le répète, dans ces cas compliqués, on
a rarement soupçonné d'abord l'existence du gravier, et quand
on y a songé, lorsqu'on l'a reconnue, il n'était plus temps. C'est
là une nouvelle preuve de l'insuffisance des moyens ordinaires
d'exploration et des vices de la marche adoptée par la plupart
de ceux qui se sont occupés des maladies de l'appareil urinaire ;
on se décide sur des à peu près, sur des approximations, et on
glisse sur les difficultés. En lisant les préceptes que les livres re-
tracent, quelquefois avec un art infini, le praticien se persuade
que rien ne doit l'arrêter, et cependant les écueils fourmillent
sous ses pas. C'est ce qui frappe surtout en parcourant l'ouvrage
que M. Ségalas vient de publier sur la pierre et la gravelle, et
aussi en jetant les yeux sur la Médecine opératoire de M. Velpeau. Dans le premier de ces ouvrages, la question des graviers arrêtés derrière une coarctation urétrale est traitée, si
j'ose parler ainsi, pardessous la jambe ; dans le second, elle
est presque passée sous silence. Il est vrai que l'ouvrage de
M. Ségalas, à en juger d'après sa contexture, paraît avoir été
spécialement composé pour les gens du monde, et que l'auteur
a pu craindre d'effrayer cette classe de lecteurs par un tableau

véridique des difficultés qui surgissent en pareil cas et des désordres qu'entraînent trop souvent les manœuvres auxquelles on se livre. Mais, là aussi les dehors de la science ; il pourra tomber entre les mains de praticiens manquant d'expérience, et les induire en erreur d'une manière très grave, s'ils se hasardent à suivre les préceptes qui sont tracés, quant au diagnostic et au traitement. Les cas dont il s'agit ici, je ne saurais trop le répéter, peuvent devenir extrêmement sérieux, et j'en connais peu d'aussi embarrassants. En effet, les rétrécissements de l'urètre ont, chez les graveleux, une influence triplement fâcheuse : ils sont une des causes les plus puissantes de la gravelle, ils s'opposent à la sortie spontanée des graviers, et souvent ils rendent fort difficile d'en pratiquer l'extraction. Mes précédentes publications contiennent le récit de plusieurs cas dans lesquels cette triple influence s'était fait ressentir. Il serait oiseux d'en ajouter d'autres eu égard à la première, c'est-à-dire à l'action que ces obstacles au cours de l'urine exercent sur la sécrétion rénale et par suite sur la formation de la gravelle. Cette influence a déjà été mise en toute évidence. Mais je crois convenable de me livrer à quelques réflexions ayant pour but de faire apprécier les difficultés que les rétrécissements urétraux opposent à la sortie des graviers.

L'application des procédés chirurgicaux est la seule ressource efficace contre les graviers arrêtés dans l'urètre, lorsqu'il existe une coarctation, et surtout quand ces corps ont séjourné quelque temps dans le canal. Mais il est nécessaire d'établir des distinctions, parce que les mêmes procédés ne conviennent point à tous les cas. Il faut varier, non seulement d'après le volume des graviers, les accidents qu'ils provoquent, les dispositions du sujet et les complications qui peuvent exister, mais encore, et principalement, d'après le lieu où les concrétions se sont arrêtées.

L'orifice externe de l'urètre étant naturellement un peu plus étroit, et la partie située derrière étant plus large et possédant

un faible pouvoir d'expulsion, il n'est pas rare de trouver des
graviers arrêtés dans la fosse naviculaire. Au moyen d'une
curette, de la branche d'un trilabe, ou de tout autre instrument analogue, qu'on passe derrière le corps étranger, on
parvient à l'extraire sans difficulté, ni douleur, à moins que son
diamètre n'excède celui de l'orifice du canal, auquel cas on
débride ce dernier avec l'urétrotome, comme je l'ai dit dans le
Parallèle. Toute cette manœuvre est simple, facile, peu douloureuse, et d'un effet aussi prompt que certain. Il ne faut ni
dilater la bride, comme le conseille M. Ségalas, ni la détruire
par la cautérisation, ainsi que le veulent d'autres écrivains :
ces moyens, la dilatation surtout, sont plus lents et plus douloureux ; persister dans leur emploi, c'est condamner le malade à d'inutiles souffrances. J'aurai plus loin occasion de
signaler une manœuvre employée par M. Petit, qui consiste à déchirer l'orifice de l'urètre par une forte pression
exercée sur le gravier d'arrière en avant ; outre les vives
douleurs qu'elle occasionne, elle peut déterminer des accidents
graves. La dilatation et la cautérisation ont encore l'inconvénient d'entraîner à leur suite un état d'induration ou de raideur
du gland, qui persiste quelquefois pendant longtemps, et qu'on
a beaucoup de peine à guérir. Il est d'autant plus difficile de
concevoir qu'on persiste à préconiser ces mauvais procédés,
que l'expérience journalière confirme de plus en plus l'efficacité du moyen proposé par moi, qui n'entraîne ni douleur, ni
danger, et qui procure une guérison instantanée : on peut l'appliquer également, qu'il y ait ou non un rétrécissement accidentel de l'urètre ; seulement alors, quand la coarctation est
considérable, il faut se servir d'un urétrotome plus petit, ceux
qu'on emploie ordinairement ayant de la peine à glisser, dans
le point rétréci, entre le calcul et les parois du canal.

Dans les autres régions de l'urètre, le traitement médico-
chirurgical réclamé pour la sortie des graviers est quelquefois
aussi simple que facile ; mais, chez certains sujets, il offre tant

de difficultés qu'on a de la peine à se reconnaître. Toutefois on
ne perdra jamais de vue que ces difficultés tiennent moins à la
gravelle proprement dite qu'à l'état des organes, qui ne lui
permet point de sortir. Ici la présence des graviers n'est qu'un
accident, qui peut, à la vérité, devenir la maladie principale
et entraîner de graves désordres; mais le traitement de la gravelle se lie à celui des maladies de l'appareil urinaire en général. Il est modifié à l'infini par ces maladies, et l'on ne conçoit
pas que la pensée ait pu venir à personne de l'isoler, de le
considérer d'une manière abstraite. Cela seul démontre que
certains moyens conseillés pour favoriser l'expulsion de la gravelle, sont le résultat de spéculations systématiques dans lesquelles la pratique n'est entrée pour rien.

Ce serait dépasser les bornes de ce travail que de reproduire
les développements dans lesquels je suis entré ailleurs, et un
simple extrait ne saurait suffire au praticien. Je passe donc
sous silence tout ce qui est relatif aux procédés chirurgicaux
à l'aide desquels on retire de l'urètre les graviers qui s'y sont
arrêtés, et qui, par leur volume ou par quelques dispositions
du canal, ne peuvent sortir d'eux-mêmes. Quant aux douleurs
et aux accidents que produisent ces extractions artificielles, je
les mettrai plus loin en regard des suites qu'entraînent les gros
graviers lorsqu'on en abandonne l'expulsion aux efforts de la
nature. Dans le chapitre qui sera consacré à ce parallèle, je
citerai quelques faits nouveaux venant à l'appui de ce que je
viens d'établir, de sorte qu'il me suffira ici d'ajouter de très
courtes remarques sur les moyens adoptés par plusieurs de
mes confrères.

Quelques chirurgiens accordent encore une sorte de préférence à la pince de Hales et aux pinces à pansement. J'ai prouvé,
dans un autre ouvrage, que la pince de Hales, telle qu'on la
connaît dans le commerce, est un instrument défectueux, que
l'emploi en est incertain et parfois suivi d'accidents graves, inconvénients qu'on est parvenu, de nos jours, à faire dispa-

raître par des modifications que j'ai indiquées, et dont l'expérience a confirmé l'utilité. Cependant on persiste à conseiller la pince de Hales, dite de Hunter, tant est grande l'influence de la routine, car je ne saurais supposer à mes confrères la pensée que l'art rétrograde. Quant aux pinces à pansement, il est très probable qu'on s'est fait illusion sur leur compte ; car, dans les parties profondes de l'urètre, il y a impossibilité absolue de les ouvrir assez pour saisir un gros gravier. On ne comprend pas davantage un autre moyen proposé par M. Ségalas, et qui consiste à faire une injection dans la vessie, afin qu'en sortant le liquide entraîne avec lui le corps étranger. Ce n'est ni sans difficultés ni sans douleurs qu'on parvient à pousser de l'eau dans la poche urinaire avant d'avoir commencé par y introduire une sonde ; or, la coarctation et le gravier placé derrière elle rendent le placement de la sonde impossible, outre qu'ils accroissent encore les douleurs et les difficultés que l'injection présente déjà dans l'état de liberté du canal. C'est sans doute d'après des combinaisons théoriques que ce moyen a été proposé, car la pratique le repousse.

Lorsque le gravier occupe la partie membraneuse de l'urètre, si M. Ségalas prévoit des difficultés pour l'extraire, il le repousse dans la vessie au moyen d'une sonde ordinaire. On réussit quelquefois, en effet ; mais il n'y a certainement pas de moyen plus mauvais, plus dangereux même, et surtout plus douloureux. La sonde passe entre le gravier et les parois urétrales ; il faut se livrer à de longs et pénibles tâtonnements durant lesquels celles-ci peuvent être blessées, et fort souvent on échoue. Mais l'expérience a appris qu'à l'aide d'une très grosse bougie molle on réussit mieux, plus promptement, avec moins de douleur, et sans courir le risque de blesser l'urètre. Elle a fait connaître aussi qu'en introduisant une grosse sonde flexible jusqu'au gravier situé dans la partie membraneuse ou prostatique de l'urètre, et poussant avec force et précipitation une injection d'eau tiède, le malade, étant placé comme pour l'opération de la lithotritie, le gravier est entraîné dans la vessie par la colonne liquide; c'est un résultat que j'ai obtenu fort souvent, et avec très peu de douleur. Toutes les fois que la vessie n'est point pleine d'urine, et qu'elle peut recevoir sans peine une certaine quantité d'injections, il faut commencer par ce procédé, qui est le plus facile et le moins douloureux.

La présence d'un gravier arrêté derrière un rétrécissement considérable de l'urètre, quel que soit d'ailleurs le siège de cette coarctation, est toujours, comme je l'ai dit plus haut, une circonstance grave, et qui a souvent mis dans l'embarras les praticiens les plus expérimentés. Si l'on en croyait quelques modernes, les difficultés se réduiraient à rien : *On dilate brusquement la coarctation par l'emploi des bougies, et le gravier sort ensuite de lui-même, ou l'on va le chercher.* La confiance avec laquelle on conseille une pratique si singulière ferait penser qu'on n'a jamais eu à traiter aucun de ces cas, qui, je le répète, sont les plus embarrassants que le chirurgien puisse rencontrer. Il est très probable qu'au lieu des résultats de leur pratique, mes confrères nous ont transmis les effets présumés de leurs conceptions théoriques, et qu'en écrivant ils se sont trouvés sous l'influence de ces inspirations qui ne permettent pas de s'apercevoir qu'on s'abuse. Il peut se faire aussi que l'écrivain ait voulu rehausser le talent du praticien, en lui créant des positions favorables, afin de mettre le succès plus en relief. Quoi qu'il en soit de ces suppositions, on ne doit jamais faire de roman en chirurgie, et si l'ouvrage de M. Ségalas tombe entre les mains d'un praticien peu exercé, hors d'état de distinguer le vrai du faux, il l'entraînera aux plus funestes méprises.

On conseille, pour extraire les graviers de la vessie, l'instrument de Jacobson et ce qu'on appelle l'instrument à pression et à percussion. Est-ce qu'avant de donner ce conseil les auteurs n'avaient pas eu l'occasion d'employer les instruments qu'ils proposent, qu'ils veulent même qu'on préfère à tout autre ? Par leur emploi, en effet, la manœuvre est si difficile et si incertaine, qu'on se voit contraint d'y renoncer, car ou fait souffrir le malade, et beaucoup, sans parvenir au but. Et ce que je dis sautera aux yeux de quiconque prendra la peine de réfléchir un peu sur le mécanisme de ces instruments. Le hasard seul a pu faire réussir quelquefois, mais il ne saurait entrer dans l'esprit de M. Ségalas et de ceux qui partagent ses vues, de vouloir réduire une opération chirurgicale aux seules chances du hasard. J'ai la certitude, au contraire, qu'avec très peu d'examen, on se pénétrera des avantages qu'offrent, sous ce rapport, le trilabe et le lithoclaste à mors plats et larges, et qu'on sentira la nécessité de soustraire les malades à des tâtonnements d'autant plus fatigants qu'on est fort souvent obligé de les prolonger beaucoup.

Plusieurs des graviers extraits de l'urètre présentent des caractères spéciaux qui ont donné lieu à de fausses interprétations. Quelques-uns, de couleur foncée, tirant sur le noir, sont lisses et recouverts d'une sorte de vernis, qui les rend pour ainsi dire transparents, et les fait ressembler aux calculs prostatiques. C'est ce que j'ai observé, il y a quelque temps, chez un malade de Paris, M. Jacquet, âgé de cinquante ans, et d'une forte constitution, qui souffrait de la gravelle depuis longues années. Plusieurs de ces graviers luisants, existaient derrière un rétrécissement du méat urinaire. Après le débridement, quelques-uns sont sortis d'eux-mêmes ; les autres ont été retirés au moyen d'une curette. Il n'y avait pas d'autre maladie, et l'extraction des graviers a été suivie d'une guérison complète.

Dans certains cas, où un point de l'urètre renferme plusieurs graviers accolés les uns aux autres, ces concrétions offrent des surfaces planes, de couleur jaune, marbrées, et ayant un éclat remarquable. Il y a longtemps que j'ai signalé cette particularité, à l'occasion d'un fait rapporté dans ma troisième Lettre. Je l'ai observée plusieurs fois depuis, notamment chez M. Leo, de Manchester, dont l'histoire se trouve le dans Traité des maladies de l'appareil urinaire.

Chacun sait que la tuméfaction et l'induration de la prostate ne sont point rares chez les vieillards, et qu'on en voit même quelques cas chez les adultes. L'effet le plus saillant de ces lésions est de déformer et de dévier la partie de l'urètre embrassée par la glande, et d'apporter des difficultés à l'expulsion de l'urine, d'où résulte un état permanent d'irritation qui devient une source de désordres dans les fonctions de l'appareil urinaire. J'ai déjà dit que cette irritation n'était pas sans influence sur la production de la gravelle ; aussi rencontre-t-on assez fréquemment cet état de la prostate chez les graveleux. Si la déviation et la déformation de l'urètre qu'il entraîne gênent l'émission de l'urine, à plus forte raison doivent-elles s'opposer à la sortie des graviers, qui, étant alors retenus dans la poche urinaire, y prennent de l'accroissement, et deviennent des pierres proprement dites, surtout lorsque, comme on le voit dans beaucoup de cas, l'atonie de la vessie coïncide avec l'intumescence de la prostate. Je suis persuadé que c'est là une des plus puissantes causes du calcul vésical chez les vieillards. Dans les cas de ce genre et dans plusieurs autres que j'ai fait connaître, la vessie renferme un grand nombre de petits calculs plutôt qu'une grosse pierre unique. On doit regretter que les auteurs qui ont traité de la gravelle n'aient pas tenu compte de cette particularité, qui exerce beaucoup d'influence dans la pratique, car elle seule suffit pour rendre inutiles les divers traitements sur lesquels on avait fondé de si hautes espérances. Il saute aux yeux, en effet, que quand on laisse subsister au col vésical l'obstacle qui vient d'être indiqué, sans même songer à accroître la force expulsive de la vessie, la sortie d'un gros gravier devient une chose tout à fait éventuelle ; en d'autres termes, lorsqu'on procède comme on l'a fait jusqu'ici, le résultat se trouve livré entièrement aux chances du hasard.

Toutefois, la conduite à tenir n'est pas aussi nettement tracée que dans les cas précédents, et souvent même les ressources manquent au chirurgien pour atteindre au but qu'il se propose. Si l'on se borne, comme c'est généralement l'usage, au traitement médical que j'ai indiqué, il est à peu près certain qu'on n'obtiendra pas l'expulsion de la gravelle, puisque ce traitement laisse subsister l'obstacle qui existe au col de la vessie. Il faudrait, pour écarter cet obstacle, obtenir la résolution de la tumeur prostatique, ou augmenter de beaucoup la force expulsive de la vessie : or, très souvent, chez les vieillards surtout, cette faculté est plutôt atténuée qu'accrue. Mais il y a des moyens propres à faire disparaître ces sortes d'obstacles, ou du moins à les diminuer. On sait que la plupart des lésions organiques de l'appareil urinaire augmentent la contractilité du canal, dont les coarctations dites spasmodiques sont fréquentes et presque continues en pareil cas. J'ai exposé, en traitant des maladies de l'urètre, et je viens de rappeler les moyens propres à faire cesser ces contractions spasmodiques. Il faut y recourir ici pour favoriser l'expulsion de la gravelle, aussi bien que pour faciliter l'émission de l'urine. Chez une multitude de malades, dont il serait inutile de retracer l'histoire, je suis parvenu ainsi à provoquer, même assez promptement, la sortie de graviers qui séjournaient dans la vessie depuis plusieurs mois, malgré les diurétiques et les fondants qu'on avait employés à haute dose. Je n'ai pas besoin, je pense, de faire observer qu'on doit combiner les divers moyens curatifs de telle sorte que la quantité de l'urine et la force expulsive de la vessie augmentent à mesure qu'on parvient à diminuer la contractilité du col de cet organe. Ainsi, lorsque les plus grosses bougies passent sans difficulté ni douleurs, on prescrit des bains prolongés, des boissons diurétiques et alcalines fort abondantes, on administre des lavements froids, on fait des injections à grande eau et à une basse température, etc.

Cependant, il ne faut pas se dissimuler que les cas auxquels je fais allusion en ce moment, présentent souvent de grandes difficultés. Le traitement que j'ai exposé, et qui réussit généralement lorsqu'il n'existe qu'un état spasmodique de l'urètre et du col vésical, lors même qu'il y a simultanément paresse, paralysie incomplète de la vessie, n'offre pas les mêmes ressources quand la prostate est tuméfiée et indurée. Ces dernières maladies, parvenues à un certain degré, sont presque toujours incurables, et tout ce qu'on peut espérer des moyens indiqués, c'est de diminuer l'action vitale qui tend à faire contracter le col vésical d'une manière anormale.

La persistance des états morbides de la prostate force donc souvent de provoquer l'expulsion du gravier par des moyens chirurgicaux. On le retire entier, s'il est petit, et après l'avoir brisé, s'il a déjà trop de volume. Mais alors l'emploi de ces procédés devient quelquefois difficile, douloureux, et le résultat n'est même pas certain; car on ne réussit pas toujours, et il faut fréquemment recourir à des expédients que j'ai fait connaître dans le Parallèle. Si l'on réfléchit aux différentes formes que les effets morbides de la prostate sont susceptibles de prendre, on concevra sans peine les divers genres de difficultés qui peuvent se présenter, tant pour introduire les instruments dans la vessie, que pour y découvrir et y saisir le corps étranger. Quant aux moyens d'écarter ces difficultés, je ne puis que renvoyer à ce que j'ai dit dans le traitement chirurgical de l'affection calculeuse, et recommander d'une manière plus expresse encore de procéder avec les plus

grandes précautions, avec une excessive prudence. C'est pour
s'être écarté de cette marche circonspecte, que des praticiens,
habiles d'ailleurs, ont échoué dans leurs tentatives, que quelques-uns même ont eu à déplorer de s'être laissé entraîner à des
violences qui sont devenues funestes. Lorsqu'il s'agit de reconnaître la présence d'un gravier dans la vessie, derrière une
prostate tuméfiée, on doit s'attendre à des difficultés, principalement s'il devient impossible d'user du trilabe. La recherche
de ce gravier au moyen d'un instrument courbe, même quand
la cuillère est aussi plate et aussi large que possible, présente
de l'incertitude : il faut recommencer souvent, plutôt que
de prolonger des manœuvres qui sont très fatigantes. Dès
qu'on est parvenu à saisir le corps étranger, soit avec un instrument à trois branches, si le volume de la prostate permet
d'y avoir recours, soit avec un instrument courbe, tout devient
facile. La grosseur du gravier ne s'oppose-t-elle pas à ce qu'il
traverse l'urètre, on le retire entier : dans le cas contraire, on
l'écrase, ce qui est toujours aussi prompt que facile. J'ai traité
de la sorte un très grand nombre de graveleux, et, chez presque tous, j'ai eu le bonheur de trouver et de saisir les graviers
avec assez de rapidité, surtout par l'emploi du trilabe, qui a
une supériorité incontestable. Un instrument du diamètre de
deux lignes et demie a assez de force pour écraser le gravier,
quelque dur qu'il soit, et quand on peut extraire celui-ci
entier, ce petit instrument est préférable, en ce que l'épaisseur
de ses branches ajoute peu au volume de la concrétion.

Il est utile, pour ces sortes de recherches, de n'introduire
dans la vessie qu'une très petite quantité de liquide, deux ou
trois onces au plus, afin d'écarter peu les parois du viscère et
de rendre le champ de l'exploration plus circonscrit. Parfois
aussi il convient de faire plusieurs injections coup sur coup,
pour activer la contractilité de la poche urinaire. La manœuvre exige beaucoup de légèreté dans la main. Il y a surtout deux circonstances qu'on ne doit pas perdre de vue ; la

première, c'est que les graviers, offrant peu de prise, peuvent échapper par la moindre secousse lorsqu'on ferme l'instrument ; la seconde, c'est que la déviation anormale de l'urètre et du col vésical, due à la tuméfaction de la prostate, donne souvent au corps étranger une position insolite, ou du moins très défavorable pour l'opérateur. Du reste, la manœuvre est subordonnée surtout aux divers degrés de développement de l'état morbide du col vésical et à la déviation qu'a éprouvée l'urètre.

Plusieurs états morbides de la vessie, spécialement l'atonie, la faiblesse de ce viscère, compliquent souvent les lésions de la prostate, et rendent les explorations plus difficiles. C'est principalement dans les cas d'atonie qu'il faut commencer par faire des injections d'eau froide coup sur coup, afin de ranimer la contractilité ; car s'il importe au succès de la recherche que le viscère contienne peu d'eau, il n'est pas moins essentiel qu'au moment de l'exploration ses parois soient tendues et contractées. Quand elles sont relâchées et dans un état de collapsus, les difficultés de l'exploration augmentent, et l'on est obligé de recommencer. C'est ce qui arrive surtout lorsqu'il y a paralysie plus ou moins complète et que les injections coup sur coup et les irrigations froides, avec les autres moyens indiqués, sont demeurées sans effet.

Il n'est pas rare que la tuméfaction de la prostate, chez les graveleux, contribue à produire une phlegmasie de la membrane muqueuse vésicale, temporaire au moins. Lorsque cette complication a lieu, la manœuvre doit être conduite avec plus de ménagement encore, précaution sans laquelle on pourrait faire passer la phlegmasie chronique à l'état aigu, ce qui serait susceptible d'amener des accidents graves. Quand, par suite de cette phlegmasie, la vessie contient des mucosités épaisses et abondantes, il importe aussi au succès de la recherche qu'on fasse plusieurs injections avec de l'eau tiède et à grande eau, afin d'entraîner le mucus, qui pourrait mettre obstacle à l'appréhension du gravier. Il en est de même lorsque la vessie saigne avec une grande facilité et au moindre frottement; il faut suspendre la recherche, faire plusieurs injections d'eau froide, et introduire de nouveau l'instrument. On comprend que les caillots de sang, aussi bien que les flocons muqueux, empêchent même de sentir le gravier.

Quand la tuméfaction de la prostate, chez les graveleux, coïncide avec l'hypertrophie de la vessie, et que ce dernier viscère possède en même temps un grand pouvoir expulsif, il est rarement nécessaire de recourir à l'extraction des graviers. La diminution de la contractilité du col vésical par l'emploi des sondes ou des bougies, et l'action stimulante des injections froides suffisent ordinairement pour en faciliter l'expulsion, surtout lorsque, par des boissons appropriées, on est parvenu à rendre l'urine aussi abondante que possible, et qu'on a d'ailleurs employé le traitement que j'ai tracé. Ce point mérite de fixer l'attention du praticien; car, sans traitement spécial, il est rare que les graviers soient expulsés. Je citerai à cet égard le fait suivant.

M. Baudu, de Saint-Germain, âgé de soixante-dix-neuf ans, d'une bonne constitution, avait éprouvé depuis quelque temps les accidents de la gravelle, et, entre autres graviers d'acide urique, il en avait rendu un oblong, pyriforme, légèrement recourbé sur lui-même, ayant sept lignes de long et quatre de diamètre dans les autres sens. Parmi les concrétions moins volumineuses, il s'en trouvait d'oblongues, d'aplaties, de sphériques, etc., les unes lisses, les autres bosselées, inégales, et presque toutes granuleuses; mais les granulations étaient aplaties, et les intervalles presque remplis; de sorte qu'au premier abord on aurait cru avoir sous les yeux des graviers lamelleux. Il existait, chez le malade, un engorgement de la prostate, qui rendait l'expulsion des corps étrangers difficile, quoique la vessie se contractât avec assez de force, plus même qu'elle ne le fait d'ordinaire chez les vieillards. Cet engorgement arrêta, dans la vessie, plusieurs graviers, qui devinrent autant de calculs, dont la destruction fut opérée par les procédés de la lithotritie.

L'expulsion du gros gravier dont j'ai donné les dimensions, à travers un canal dévié par l'engorgement de la prostate, et chez un homme fort âgé, prouve qu'on peut obtenir beaucoup des contractions vésicales pour l'expulsion des corps étrangers. C'est une particularité sur laquelle je ne saurais trop appeler l'attention des praticiens. Du reste, la vessie de M. Baudu était fortement hypertrophiée, mais il n'y avait point encore de catarrhe, aussi les contractions vésicales étaient-elles plus franches, plus énergiques, les calculs et les graviers étaient-ils absolument de même nature, et ne différaient-ils que par le volume. Toutefois, si l'on néglige l'emploi des moyens que je viens d'indiquer, il peut se faire même dans ces cas favorables, qu'un ou plusieurs graviers ne soient pas expulsés. J'ai traité un grand nombre de malades qui, à l'exemple de celui-là, n'avaient pu rendre tous les graviers descendus des reins, quoique la plupart d'entre eux eussent été soumis à des traitements spéciaux, sagement administrés et suivis avec une scrupuleuse exactitude; mais ces traitements, au lieu des bons effets qu'on en attendait, n'avaient eu pour résultat que de faire perdre du temps, en masquant les douleurs et inspirant une fausse sécurité; dans plusieurs cas, en effet, les calculs qui en avaient été la conséquence, étaient devenus assez volumineux pour rendre plus difficile, plus douloureux, et surtout fort long, le traitement par la lithotritie, pour obliger même quelquefois de recourir à la cystotomie, qui généralement n'a point été heureuse alors.

Cette disposition du col vésical entraîne encore d'autres inconvénients que je dois signaler : le plus grand de tous, c'est d'exposer les malades aux récidives de la gravelle et même de la pierre. Plusieurs cas se sont présentés dans ma pratique : je les ai fait connaître ailleurs, et je ne les rappelle ici que pour faire sentir davantage la nécessité de recourir aux moyens que j'ai prescrits, comme étant les seuls capables d'aider la vessie à se débarrasser de l'urine, de prévenir le développement de l'affection catarrhale, et en même temps de faciliter l'expulsion des nouveaux graviers.

L'engorgement de la prostate, et par suite la déviation de l'urètre, accompagnés ou non de paresse de la vessie, sont souvent compliqués de spasmes ou de névralgie de l'urètre, ce qui ajoute à la gravité du cas, sous le rapport du traitement, qui devient alors plus long, plus difficile, qui est même quelquefois suivi de désordres, et sous celui des accidents de la gravelle, qui est expulsée plus difficilement encore.

Indépendamment de la paresse de la vessie et de l'intumescence partielle ou totale de la prostate, il y a une disposition du col vésical que j'ai décrite dans le Parallèle et dans le Traité, et qui apporte de grands obstacles à la sortie des graviers. Je veux parler du repli transversal qui se forme souvent à l'orifice interne de l'urètre, et qui diminue quelquefois de beaucoup la capacité de cette partie du canal. On n'a pas de peine à comprendre que les graviers ne sauraient être expulsés lorsque ces trois causes existent : aussi les trouve-t-on accumulés par centaines dans la vessie, souvent même sans qu'ils aient donné, pendant la vie, le moindre signe de leur existence. J'ai observé plusieurs cas de ce genre, et on en trouve d'autres dans les auteurs, notamment dans le Traité des maladies de la vessie par M. Wilson, et tous prouvent qu'on peut se méprendre singulièrement sur la véritable cause des accidents variés qu'éprouvent les malades.

J'ai signalé ailleurs les difficultés que présentent alors le cathétérisme et même les explorations avec le trilabe. J'ai fait connaître aussi les précautions qu'il convient de prendre pour prévenir certaines suites de ces explorations : je ne pourrais donc que me répéter ici. Qu'il me suffise de rappeler que les recherches avec les nouveaux instruments, pour produire

tout l'effet qu'on est en droit d'attendre d'elles, doivent être
faites avec le plus grand soin, qu'il faut même les répéter, et
qu'il importe d'avoir la précaution, avant d'introduire le trilabe ou le lithoclaste, de faire coup sur coup plusieurs injections froides, puis de laisser s'écouler la presque totalité du
liquide injecté. On se comporte, d'ailleurs, comme pour les
explorations destinées à constater la guérison après la lithotritie.

On ne saurait donc trop appeler l'attention sur l'influence
que les engorgements de la prostate et les lésions organiques
du col de la vessie exercent par rapport à l'expulsion de l'urine
et de la gravelle. Lorsqu'à ces lésions se joignent un état
spasmodique de l'urètre et l'atonie de la vessie, cette influence
est encore plus grande. J'ajouterai ici un nouveau fait.

M. Fosse, de Palaiseau, à peu près sexagénaire, éprouvait
depuis quelque temps un trouble croissant dans les fonctions
de l'appareil urinaire. Quelques sables rendus, des difficultés
d'uriner, la sortie de l'urine par un jet mince, souvent bifur-
qué, fixèrent l'attention du malade ; mais comme ces symptômes n'avaient rien de spécial, tout traitement fut ajourné.
Bientôt néanmoins les douleurs augmentèrent, surtout pendant la marche ; le malade ne rendait plus de graviers, mais il
éprouvait de la gêne, des inquiétudes physiques et morales :
les besoins d'uriner étaient de plus en plus rapprochés. Je fus
consulté : une exploration de la vessie avec la sonde ne me fit pas
reconnaître de corps étranger ; j'en pratiquai une autre avec
le trilabe, et je m'assurai que la vessie contenait plusieurs petits
calculs ou graviers, à l'expulsion desquels la tuméfaction de la
prostate et l'état névralgique du col vésical s'étaient opposés,
de manière qu'ils avaient grossi. Cependant, je n'eus pas de
peine à les écraser; mais le malade se rétablit difficilement. Je
cherchai à ranimer la contractilité de la vessie, à apaiser les
contractions de son col et de l'urètre, je prescrivis des boissons
abondantes, des laxatifs, beaucoup de lavements et une vie

active. Je n'ai pas appris que la gravelle se soit reproduite. La persistance de quelques accidents chez les graveleux et chez les calculeux, par suite des désordres que la présence ou le passage des corps étrangers détermine au col vésical, n'est pas une circonstance rare. J'en ai cité plusieurs exemples fort remarquables ; il me suffit de noter cette particularité chez M. Fosse, qui en a même moins souffert que plusieurs autres malades, entre autres MM. Roulet, Daudet et Félix, dont j'ai publié les observations.

QUATRIÈME SÉRIE. — *Graviers retenus dans la vessie par suite de la paralysie de ce viscère.*

Il n'est pas rare, à coup sûr, de rencontrer une vessie paresseuse chez les graveleux. Cette seule particularité, sans même qu'il y ait contractilité spasmodique du col, suffit pour que les graviers soient expulsés avec lenteur et difficulté, qu'ils restent souvent dans la poche urinaire, et qu'ils y grossissent assez pour ne plus pouvoir désormais traverser l'urètre. C'est alors aussi qu'on observe ces calculs vésicaux nombreux, dont j'ai parlé plus haut. Les exemples que j'en ai cités ailleurs, et dont quelques-uns sont fort curieux, démontrent que la vessie ne peut pas toujours se débarrasser de la gravelle à mesure qu'elle descend des reins. Le développement et la quantité de matière solidifiable dont l'urine est imprégnée, se décèlent plutôt par le nombre que par la grosseur des concrétions. Ces amas de matière graveleuse peuvent, comme je l'ai dit, se faire dans tout autre point de l'appareil urinaire ; mais il ne s'agit pour le moment que de ceux qui ont lieu dans la vessie, et dont la principale cause est une paralysie plus ou moins complète du viscère. J'en ai vu quelques remarquables exemples, qui sont relatés dans le Parallèle et dans le Traité. Très souvent alors le traitement médical est impuissant, et il faut recourir à un procédé chirurgical pour faire l'extraction des graviers. Toutefois c'est par le traitement de l'affection vésicale qu'on doit commencer, avec d'autant plus de raison, que les malades souffrent fort peu de la gravelle, et que, si l'on parvient à rétablir la contractilité de la vessie, les graviers peuvent être expulsés naturellement. C'est alors surtout qu'il convient de recourir aux injections froides, à grande eau, coup sur coup, en se servant d'abord d'une grosse sonde métallique, avec de larges yeux, et d'une grosse seringue. On pousse autant d'eau que la vessie peut en contenir; pendant que le liquide s'écoule, on charge la seringue pour recommencer, et ainsi de suite jusqu'à ce que le malade se sente fatigué. Cependant, il faut, pour ces injections, et surtout en commençant, procéder avec les précautions que j'ai déjà indiquées. Au bout de dix à quinze jours, si la contractilité n'a point augmenté, on a recours aux irrigations, toujours avec de l'eau froide, et l'on continue le courant jusqu'à ce que le malade ressente du malaise. On peut faire passer dans la vessie dix à trente litres d'eau chaque fois. Si, au bout de quelques jours d'emploi de ce moyen, et aussi des lavements, des bains froids, des eaux de Contrexeville à l'intérieur, etc., on n'a point obtenu de changement, on doit procéder à l'extraction des graviers. Les plus petits sortent souvent par la grosse sonde à larges yeux, avec le liquide de l'injection, surtout si le malade se tient debout au moment où l'eau s'écoule. J'ai dit comment on procède à cette extraction; mais je dois ajouter que plusieurs circonstances peuvent produire l'atonie de la vessie et obliger d'apporter quelques modifications au traitement médical. Ainsi, il n'est pas rare que la gravelle se développe spontanément chez une personne qu'un état morbide quelconque retient longtemps au lit. J'en ai vu plusieurs exemples, entre lesquels j'ai cité celui de M. Paillé, sexagénaire, qui devint graveleux et plus tard calculeux, à la suite d'une fluxion de poitrine; la vessie était tellement paresseuse, par le fait du

séjour prolongé au lit, qu'on fut obligé de passer des sondes
pour rétablir le cours de l'urine; mais les graviers qui
s'étaient déjà formés ne sortirent point. Beaucoup de vieillards sont dans ce cas; en relevant de longues maladies
qui les ont tenus longtemps immobiles, ils ne sont pas peu surpris, les uns de rendre des graviers, les autres de souffrir d'un
calcul. Un de mes malades, d'Arpajon, M. Chetelat, ressentit
les douleurs de la pierre dès qu'il put commencer à marcher, après avoir été forcé par une luxation du fémur de
conserver pendant plusieurs mois une position horizontale;
l'état de dépérissement auquel il se trouvait réduit ne permit
pas de recourir à l'opération de la taille, et d'ailleurs les souffrances de la pierre étaient supportables; quand elles eurent
augmenté, le malade réclama l'emploi de la lithotritie, mais il
n'était plus temps, et la mort ne tarda pas à survenir. Ces cas
sont les moins graves; la cause qui a produit l'atonie de la
vessie, et par suite, ou peut-être simultanément, la gravelle,
est temporaire; on peut la faire cesser, et bien plus même, on
peut en prévenir les effets. Rien n'est plus facile, comme je l'ai
dit, que de s'assurer si la vessie se vide complétement de l'urine
qu'elle contient, et puisque l'expérience a appris quelles peuvent être les conséquences du séjour prolongé au lit, spécialement chez les vieillards, il n'y a pas le moindre inconvénient
à faire usage de la sonde, à recourir aux injections, en un mot
à employer tous les moyens conseillés contre les paralysies
commençantes. J'appelle l'attention des praticiens sur cette
particularité fort importante dans les traitements qui retiennent
les malades au lit ou immobiles. On ne s'occupe que de l'affection principale, et l'on néglige les accidents qui peuvent en
être la conséquence et qui finissent par devenir, à leur tour,
des maladies d'un caractère très sérieux. C'est surtout chez
les vieillards que cette remarque trouve une application utile.
Cependant, il ne faut pas croire que l'accident dont je parle
demeure étranger aux autres âges de la vie; tous y sont égale-

ment exposés. Ainsi, toutes les fois qu'un malade a gardé le lit pendant longtemps, on doit scruter avec le plus grand soin ce qui se passe du côté de la vessie, dès qu'il recouvre ses forces et reprend son genre de vie ordinaire.

Si la précaution dont je viens de parler a été omise, et qu'il y ait déjà des graviers accumulés dans la vessie, on procède comme je l'ai dit également, soit pour aider à l'expulsion spontanée, soit pour opérer l'extraction. Le traitement est d'autant plus simple, et le résultat plus certain, que le malade est moins âgé et moins épuisé, que la maladie pour laquelle il a été condamné au repos a cessé d'une manière plus complète. Rarement alors il est nécessaire de recourir à un traitement médical prolongé : il suffit presque toujours de débarrasser la vessie de tous les graviers qui pouvaient y être retenus ; rarement aussi il s'en forme d'autres, à moins qu'il ne s'agisse d'un sujet prédisposé à la gravelle, et chez lequel il faudrait appliquer le traitement général que j'ai indiqué, ou d'une personne qui serait atteinte par de nouvelles causes de cette maladie.

Dans quelques cas, c'est le défaut d'exercice, une mauvaise nourriture, l'épuisement par l'effet des chagrins, ou toute autre cause, qui amène l'atonie de la vessie et la formation de la gravelle. Parmi les cas de ce genre qui se sont présentés dans ma pratique, je rapporterai le suivant.

M. Bouchet, de Paris, septuagénaire, faible, épuisé, faisant peu d'exercice et mangeant peu, éprouvait depuis quelque temps du trouble dans les fonctions de la vessie, avec des douleurs qui, d'abord vagues, finirent par se rapprocher beaucoup de celles que ressentent les graveleux. Le caractère des souffrances, quelques sables rendus et une strangurie, inspirèrent de l'inquiétude à ce malade. Le premier chirurgien appelé eut de la peine à introduire une sonde dans la vessie. Un second fut plus heureux ; il donna issue à l'urine, et reconnut l'existence de graviers dans le viscère : il chercha même à en faire l'extraction sur-le-champ, mais les manœuvres furent si douloureuses que le malade ne voulut plus entendre parler du chirurgien, ni de l'opération : c'est alors que je fus appelé. M. Bouchet était très souffrant. Il n'y avait pas d'indication plus urgente que celle de calmer l'irritation locale et l'éréthisme général, par les moyens usités en pareil cas. Dès que le calme fut rétabli, je diminuai l'irritation de l'urètre par l'emploi des bougies. Des injections d'eau, tiède d'abord, mais dont on diminua progressivement la température, ranimèrent la contractilité vésicale. Plusieurs graviers d'acide urique furent chassés, d'autres extraits, et la santé se rétablit. J'engageai le malade à continuer les injections froides, à améliorer son régime, à se tenir le ventre libre, et à boire quelques bouteilles d'eau de Contrexeville. Depuis cinq ans, il ne s'est manifesté ni symptômes de coliques néphrétiques, ni difficultés d'uriner : seulement, en 1834, M. Bouchet a rendu spontanément un petit gravier cendré, de phosphate calcaire. Deux fois depuis lors je me suis assuré, par une exploration de la vessie, qu'il n'y avait aucun corps étranger dans le viscère.

Les cas de ce genre sont loin d'être rares, et le traitement que j'ai employé chez M. Bouchet est celui qui m'a le plus constamment réussi.

Les manœuvres violentes et précipitées auxquelles on s'était livré, avaient effrayé ce malade, et provoqué des désordres qui auraient pu devenir graves. Les ménagements et précautions qu'il convient d'apporter toujours dans le traitement, ont eu ici le résultat qu'ils amènent constamment : je ne saurais donc trop insister sur la nécessité de s'y astreindre.

La gravelle d'acide urique ne s'est pas reproduite chez M. Bouchet, quoique ce malade n'ait point changé de régime, qu'il se soit même nourri d'une manière plus substantielle, et qu'il n'ait pas fait usage de substances alcalines en assez grande quantité pour alcaliser l'urine. La cause principale de la gra-

velle dans ce cas, comme dans beaucoup d'autres, est la sta-
gnation de l'urine dans la vessie, et l'irritation que le liquide,
par sa nature et par les difficultés de l'expulser, entretient au
col vésical, irritation qui réagit sur la sécrétion rénale.

Si, au moyen des précautions et des procédés que j'ai indiqués, on parvient à débarrasser la vessie des graviers qui s'y
sont accumulés, et à rétablir l'action de cet organe, il n'est
pas nécessaire d'insister longtemps sur le traitement médical.
Quand, au contraire, la vessie reste paresseuse, et que cet
état est la conséquence d'une lésion grave, soit de l'appareil
urinaire, soit de tout autre organe de l'économie, qui aura
résisté aux ressources de l'art, il faut principalement s'appe-
santir sur les moyens de prévenir le catarrhe et de faciliter
l'évacuation de l'urine.

M. Lehoux, de Paris, sexagénaire, d'une faible santé, ayant
eu plusieurs légères attaques d'apoplexie, éprouvait quelques
symptômes de gravelle. Il rendit un petit nombre de graviers
d'acide urique, dont un sphérique, lamellé, un peu allongé,
mais très remarquable par la régularité de sa forme et le poli
de sa surface : il avait cinq lignes de long et quatre de diamètre dans les autres sens. Rien donc n'en avait troublé le
développement. En effet, sous l'influence de la disposition
apoplectique, la vessie de M. Lehoux se contractait faiblement,
et c'est à cause de son atonie que plusieurs graviers, y ayant
séjourné, devinrent des calculs, pour lesquels je pratiquai la
lithotritie. La forme régulière de ces calculs prouva aussi qu'ils
s'étaient développés lentement et sans être tourmentés, et
comme toutes les concrétions de la même espèce, ils avaient
beaucoup de dureté.

La disposition à la gravelle était peu prononcée chez ce
malade. Aussi a-t-il suffi, pour empêcher la formation de nouveaux graviers, de l'engager à boire abondamment et de ranimer de temps en temps la contractilité vésicale au moyen de
quelques injections. Sous ce rapport, on n'avait qu'à conser-

ver les effets produits par les manœuvres de la lithotritie, qui sont toujours utiles en pareil cas. Cependant, il ne faut pas s'attendre à obtenir constamment un résultat aussi satisfaisant, puisqu'on laisse subsister la cause de l'atonie vésicale. Mais, je le répète, la disposition à la gravelle étant peu marquée chez M. Lehoux, les calculs furent extraits avant qu'ils eussent provoqué de graves désordres, et ce sont là deux grands éléments de réussite. Du reste, le traitement médical n'a offert aucune particularité. Quant au régime, il n'y avait rien à reprendre. Les manœuvres nécessaires pour l'extraction des calculs vésicaux furent sans influence sur la santé, quoiqu'elle fût fortement ébranlée, ni sur le cerveau, qui avait déjà beaucoup souffert. L'expulsion spontanée du gros gravier dont j'ai parlé, ne saurait être invoquée comme une preuve qu'il n'y avait point atonie de vessie; car on voit de loin en loin quelques-uns de ces cas dans lesquels le hasard amène une grosse concrétion à l'orifice interne de l'urètre, d'où elle est ensuite chassée par l'urine quand la vessie est fortement distendue. Mais ce qui démontre qu'il s'agit là d'un pur effet du hasard, c'est que ces expulsions sont rares, et qu'elles laissent subsister dans la vessie des graviers moins volumineux.

J'ai traité plusieurs autres malades placés dans des circonstances non moins défavorables, et dont la vessie, également affaiblie, paresseuse, n'avait pas chassé tous les graviers à mesure qu'ils étaient descendus des reins. Je citerai, entre autres, MM. Dauza, Vallon, Morin, de Zach. Baboin de la Barollière, ayant tous plusieurs calculs, avec paralysie plus ou moins complète de la vessie, et chez lesquels le traitement médical et chirurgical a eu tout le succès désirable, bien que, chez plusieurs, l'affection eût pris un grand développement et présentât de graves complications.

Il ne faut pas perdre de vue que, dans ces cas, la gravelle est extrêmement insidieuse. Certains malades n'en rendent pas du tout, d'autres n'en rendent qu'une très faible partie. S'il existe des symptômes, ils sont tellement vagues, qu'à peine suffisent-ils pour attirer l'attention des praticiens les plus expérimentés. Je ne parle pas des coliques néphrétiques; rarement il en existe, et même alors elles n'ont pas de caractères tranchés. Ainsi, que le malade n'ait pas rendu de graviers, ce qui est fréquent, ou que le hasard ait amené l'expulsion de plusieurs d'entre eux, toujours est-il qu'il en reste assez dans la vessie pour constituer plusieurs calculs. Mais comme ce viscère se contracte faiblement, il n'y a point de véritables douleurs de pierre, les malades se font illusion, ils ne croient pas être calculeux, et ne réclament les secours de l'art qu'à une époque très avancée, quelquefois même lorsqu'il n'y a plus de ressources. J'en ai vu plusieurs de cette dernière catégorie : il n'y avait absolument rien à faire, tout traitement chirurgical était impossible, les moyens fournis par la médecine ne produisaient aucun effet, et les sujets étaient condamnés à une mort inévitable.

Dans un assez grand nombre de cas de gravelle avec atonie de la vessie, il existe aussi spasme ou névralgie du col vésical et lésion de la prostate. Quelquefois les complications se développent dans le cours de la maladie. Cette réunion de circonstances est extrêmement grave. Les symptômes sont encore plus vagues et plus incertains. C'est souvent une raison pour écarter pendant longtemps toute idée de gravelle et de pierre, et cette temporisation tourne toujours au détriment du malade. L'application des moyens curatifs offre aussi des difficultés : on a davantage à craindre les accidents que j'ai signalés en parlant de ces états morbides, et la guérison est beaucoup moins certaine. Parfois même, au moment où l'on s'y attend le moins, il survient une série de désordres qui entraînent la perte du malade.

M. Lécharron, sexagénaire, d'un tempérament sec, nerveux et très irritable, souffrait depuis quelque temps dans les voies urinaires, et chaque douleur qu'il éprouvait produisait dans

l'économie une perturbation inexplicable. Cette remarque
avait déjà été faite par les assistants. Je fis d'abord une exploration de la vessie au moyen de la sonde, qui rencontra plusieurs petits calculs, et qui me donna la certitude que le viscère ne se vidait pas entièrement de l'urine qu'il contenait.
Du reste, l'urètre était fort irritable. Le cathétérisme, bien
que pratiqué avec beaucoup de précautions et de ménagements, fut suivi, le soir, d'un petit accès de fièvre, qui n'eut cependant pas de suites, car le malade partit le lendemain pour la
campagne, d'où il revint à Paris, huit jours après. Ces deux petits voyages le fatiguèrent beaucoup. La vessie avait surtout une
grande peine à se débarrasser de l'urine ; il devenait nécessaire
de faire quelques injections et en même temps de faciliter la
sortie de ce qui restait d'urine bourbeuse, fétide, épaisse. Le
passage de la sonde et quelques mouvements trop brusques du
malade donnèrent lieu à un engorgement du testicule. La
phlegmasie se propagea au cordon spermatique, au col et au
corps de la vessie, à tel point que le malade souffrait cruellement chaque fois qu'il voulait uriner ; la sonde provoquait
aussi de vives douleurs, ce qui empêcha d'y avoir recours
aussi souvent qu'il l'aurait fallu. L'urine s'accumula dans la
vessie, au point que celle-ci faisait tumeur à la région hypogastrique. On fut alors obligé de revenir à la sonde ; en même
temps on employa un traitement antiphlogistique. Les accidents se calmèrent, les forces revinrent, le malade apprit
à se sonder et à se faire des injections ; il retourna chez
lui, à la campagne, mais mourut deux mois après. Je n'ai pas
connu la fin de cette observation, et j'ignore complétement
sous quelle influence s'est arrêtée l'amélioration qu'on avait
déjà obtenue, ou sont survenus les nouveaux accidents qui ont
entraîné la mort ; mais ce que j'ai vu, dans d'autres cas analogues, me porte à croire qu'on n'aura pas vidé la vessie aussi
souvent qu'il l'eût fallu, ou qu'on n'aura pas procédé à l'introduction de la sonde avec tous les ménagements qui sont

nécessaires, surtout chez les malades irritables. Dans les cas de gravelle avec atonie de la vessie et compliquée d'état névralgique ou d'autres affections vagues et temporaires de l'appareil urinaire, plusieurs malades vivent, quelquefois pendant des années entières, dans un état d'hésitation qui tourne presque toujours à leur détriment; au moindre gravier qu'ils rendent, ils se persuadent que c'est le dernier, et qu'ils sont arrivés au terme de leur guérison. Les personnes les plus éclairées et les plus à portée d'apprécier les conseils qu'on leur donne, ne peuvent résister à l'illusion, et remettent toujours au lendemain l'application des moyens propres à faire cesser cet état. Au moment où j'écris, je donne des soins à l'un de nos magistrats, M. le baron de G., qui éprouva, à différentes époques, des symptômes d'après lesquels on pouvait penser que des graviers se formaient dans les reins, et en effet, il en rendit plusieurs. Mais la vessie était si paresseuse qu'il survenait même des rétentions d'urine. C'est pour remédier à cet état de choses que je fus appelé, en 1838. La vessie contenait beaucoup d'urine, qui fut retirée avec la sonde. L'agacement du malade ne permettait pas de pratiquer une exploration, qui aurait pu déterminer des accidents; je l'ajournai donc, et, au bout de quelques jours, il sortit plusieurs petits graviers. Les symptômes ayant cessé, on écarta toute idée de traitement ultérieur. Vers le commencement de l'année 1839, les difficultés d'uriner reparurent, accompagnées de douleur, de gêne, d'embarras dans la marche et de changement dans la couleur de l'urine. On m'appela de nouveau; mais il y avait d'autres raisons pour ajourner l'application des moyens curatifs. Pendant ce temps, sous l'influence du repos, des bains, des lavements et des boissons abondantes, les accidents cessèrent, et le malade ne put encore se décider à entreprendre un traitement plus suivi; j'eus soin de le prévenir qu'en temporisant ainsi, il finirait par avoir la pierre, et peut-être aussi des lésions organiques, dont on aurait de la peine à arrêter la marche. L'événement n'a que trop justifié mes prévisions. Je viens de m'assurer que la vessie de M. de G. contient une grosse pierre. Il s'est présenté là une circonstance que j'ai signalée précédemment, et qui a contribué à entretenir le malade dans une sécurité trompeuse; de loin en loin sortaient quelques gros graviers granuleux, d'acide urique, de forme irrégulière, mais sans facettes et sans nul indice propre à faire penser qu'ils eussent appartenu à une masse plus considérable.

Ce qui a eu lieu chez ce malade est ce qui s'observe le plus généralement; on ne se décide à entreprendre quelque chose de sérieux pour la guérison qu'au moment des douleurs insupportables; mais, à cet instant, le chirurgien doit craindre une réaction qui pourrait devenir grave, et la prudence lui fait un devoir d'attendre, surtout quand il n'y a point urgence; puis, lorsque l'époque favorable est arrivée, le malade hésite, il recule devant une exploration ou des manœuvres qu'il redoute et dont il croit toujours pouvoir se passer. C'est ainsi que la plupart des graveleux finissent par devenir calculeux, et qu'ils laissent même se développer des lésions organiques qui rendent leur position de plus en plus critique.

ARTICLE II.

De l'influence que l'âge, le sexe, le climat et le régime exercent sur le traitement curatif et préservatif de l'affection calculeuse.

§ 1.

Influence de l'âge.

La gravelle peut exister aux différents âges, et malgré sa plus grande fréquence chez l'adulte, elle se développe cependant aussi chez l'enfant, et surtout chez le vieillard. Les symptômes qui la caractérisent, et les accidents qu'elle détermine, varient à ces diverses époques de la vie, et le traitement qu'elle réclame offre lui-même des différences notables.

Dans l'enfance, les symptômes généraux ont peu de gravité; aussi en méconnait-on souvent la véritable cause. Presque généralement on prend la maladie pour une simple strangurie, et l'on n'en apprécie la nature qu'au moment où le sujet vient à rendre quelques graviers. Il existe aussi, chez les enfants, une disposition spéciale dont on n'a point tenu compte; c'est qu'à cet âge l'affection calculeuse ne persiste pas longtemps sous forme de gravelle : les dépôts de l'urine, au lieu de s'agglomérer isolément, et de constituer ainsi des graviers distincts les uns des autres, ont une tendance marquée à s'unir ensemble et à produire une pierre proprement dite. Aussi voit-on, chez les enfants, plus de calculeux que de graveleux, et ces derniers présentent rarement l'effrayant cortége des phénomènes morbides connus sous le nom de coliques néphrétiques, qu'il est, au contraire, si commun de rencontrer dans un âge plus avancé. Les indications curatives à remplir sont, en conséquence, moins nombreuses, et d'ailleurs moins nettement tranchées. C'est peut-être là le motif qui a tant fait négliger le traitement de la gravelle chez les individus en bas âge. J'ai vu beaucoup d'enfants qui souffraient depuis longtemps de cette maladie : on attribuait leurs douleurs à des tranchées, à la dentition, à des vers intestinaux, à mille autres causes supposées, et ce n'était qu'après avoir épuisé tous les calmants imaginables, parfois même après plusieurs mois de soins inutiles, qu'on en venait à soupçonner l'existence de la gravelle ou de la pierre. Il n'est peut-être pas de sujet plus obscur dans la médecine des enfants, et le peu d'attention qu'on y apporte ne conduit que trop souvent à de funestes conséquences. Car, chez les enfants aussi, le séjour prolongé des graviers dans la vessie a pour résultat une affection calculeuse, et détermine d'ailleurs des états morbides de l'appareil urinaire par l'effet desquels naissent les couches grises ou cendrées dont se couvrent les graviers, quelles qu'en soient d'ailleurs la nature et la composition. J'ai vu, en effet, nombre d'enfants rendre des graviers entourés d'une enveloppe grise.

Les nourrices, les matrones, qui voient ces petits malheureux tourmentés par des besoins continuels et de grandes difficultés d'uriner, compriment l'urètre et tiraillent la verge, afin, disent-elles, de faire sortir les dernières gouttes d'urine retenues dans le canal. Elles regardent aussi ces manipulations comme un moyen sédatif, parce qu'il en résulte souvent un peu de soulagement, ou plutôt parce que les douleurs de la gravelle, qui n'ont qu'une durée déterminée, venant à cesser d'elles-mêmes, on attribue gratuitement le résultat aux frictions. J'ai vu, dans deux cas, ces dernières être suivies de l'expulsion d'un gros gravier ; mais il n'y avait là qu'une de ces coïncidences qui, en médecine, donnent lieu à tant de fausses interprétations.

L'incertitude du diagnostic de la gravelle, chez les enfants, fait qu'on ne s'est point occupé du traitement applicable à cette classe intéressante de malades. Il importe de remplir une si fâcheuse lacune.

L'étroitesse de l'urètre, qui paraîtrait devoir s'opposer à la sortie des graviers, n'est cependant point une circonstance qui autorise à désespérer d'obtenir l'expulsion de la gravelle chez les enfants. Nous voyons effectivement de très jeunes graveleux rendre d'assez grosses concrétions. C'est donc à écarter des obstacles d'un autre genre qu'il faut s'attacher. Deux états que j'ai signalés, le spasme de l'urètre et l'atonie de la vessie, sont fréquents dans l'enfance. Or, toutes les fois qu'on peut soupçonner la présence d'un gravier dans la vessie, il faut se hâter de détruire le spasme et d'activer les contractions de la poche urinaire. Les moyens que j'ai indiqués dans les chapitres précédents, sont aussi ceux qui conviennent en pareil cas : il faut y recourir sans se laisser arrêter par les cris ni par les mouvements du jeune malade, qui tiennent à la crainte ou à des contrariétés, plutôt qu'à des souffrances réelles, car l'expérience prouve que, dans ces cas, le traitement est peu douloureux.

Si le gravier était trop gros pour traverser l'urètre, on l'écraserait, on le morcellerait, au moyen d'un petit instrument; car, même à cet âge, la lithotritie s'exécute avec avantage, surtout quand il s'agit d'un gravier volumineux ou d'un petit calcul. Par là, on délivre l'enfant des angoisses de la maladie, et on lui fait éviter les chances équivoques de la cystotomie. Il s'est élevé dans ces derniers temps une dissidence d'opinion entre les médecins, au sujet de l'application des procédés de la lithotritie chez les enfants. Le volume de la pierre est ici le point capital, et si l'on avait pris la peine de bien poser la question, tout le monde l'aurait résolue de la même manière. Dans les cas de gravelle ou de très petits calculs, soit dans la vessie, soit dans l'urètre, les procédés de la lithotritie doivent être préférés; dans le cas de grosses pierres, la cystotomie est l'opération qu'il faut choisir.

Lorsque quelques graviers s'arrêtent dans l'urètre, il faut avoir recours aux procédés dont j'ai parlé, en se servant d'instruments plus déliés.

Parmi les cas de ce genre, qui se sont présentés à moi, je citerai le suivant. L'enfant Boisvieux, âgé de trente-trois mois, et d'une faible constitution, avait toujours été souffreteux. Les tranchées, les vers, la dentition, successivement accusés de produire cet état valétudinaire, furent combattus tour à tour par les divers moyens que la thérapeutique générale apprend à leur opposer. Presque toujours on obtenait une suspension des douleurs et des cris du malade; mais, constamment aussi, les accidents reparaissaient à des époques plus ou moins éloignées. Depuis longtemps la nourrice s'était aperçue que l'enfant portait la main à sa verge, et elle-même avait cru reconnaître que des frictions sur cette partie calmaient les souffrances. Enfin,

un gravier, du volume d'un pois, fut expulsé; mais les douleurs
n'en continuèrent pas moins. On me présenta l'enfant. Les
besoins d'uriner se renouvelaient fréquemment, et chaque
fois que le petit malade voulait y satisfaire, il éprouvait des
sensations très pénibles. Je prescrivis deux bains et quatre
quarts de lavement par jour, des boissons abondantes et un
régime doux. Au bout de quelque temps, je pratiquai le cathétérisme, et ne trouvai pas de pierre dans la vessie; mais
l'exploration ne fut pas assez exacte pour ne laisser aucun
doute à cet égard. Sous l'influence des moyens dont je viens
de parler, l'irritation de l'urètre s'apaisa, et l'émission de l'u-
rine reprit son cours normal, moins promptement toutefois
qu'on ne l'observe d'ordinaire, ce qui annonçait ou qu'il existait encore quelque chose dans la vessie, ou que le petit malade
avait beaucoup souffert, et que le passage d'un gros gravier,
rugueux et bosselé, peut-être aussi les manipulations de la
nourrice, avaient produit une grande fatigue dans le canal.
Un mois après, l'enfant fut pris subitement de nouvelles
difficultés d'uriner, avec douleur dans les côtés et surtout
à l'extrémité de la verge. Le pressentiment des souffrances
qui l'attendaient l'empêcha pendant quelques heures d'uriner;
à la fin cependant il céda au besoin, et rendit à la fois deux
graviers, dont l'un égalait un très gros pois; l'autre était
plus petit. Tous deux sont recouverts d'une couche grise
assez épaisse. Ils ne sont ni lisses ni arrondis : le gros surtout
a des surfaces aplaties, de véritables facettes, dépourvues
néanmoins de l'aspect luisant qu'on remarque en général aux
graviers d'acide urique. L'enfant mange beaucoup, il a un
gros ventre et des membres grêles; il est pâle et extrêmement
chétif. Toutefois l'expulsion de ces graviers a été suivie d'un
résultat qu'on n'avait point obtenu jusque là. Les troubles
fonctionnels de la vessie ont totalement cessé depuis plusieurs
mois; le manger profite au petit malade, qui se fortifie et se
développe.

Ce cas n'est pas le seul, à beaucoup près, dans lequel la longue présence d'un gravier au col de la vessie et son passage à travers l'urètre aient déterminé une perturbation considérable et opiniâtre des fonctions de la vessie. Sous ce rapport, il en est de l'enfance comme des autres époques de la vie. Les moyens auxquels je me bornai, chez mon petit malade, consistèrent en injections d'eau froide dans la vessie, faites de temps en temps. Le premier calcul qu'il rendit était remarquable; sa texture serrée, lamelleuse, et sa dureté prouvaient qu'il existait depuis longtemps. Le centre était d'acide urique, d'une couleur fauve pâle ; la couche extérieure consistait en phosphate calcaire, et présentait assez d'épaisseur : les grains qui le formaient donnaient à ce gravier une apparence granulée et mamelonnée.

En général, le développement de l'affection calculeuse s'opère d'une manière très lente chez les enfants. Dans le cas où l'on jugerait convenable de prescrire un traitement interne, il faudrait procéder avec beaucoup de lenteur et insister pendant longtemps.

Il y a encore une circonstance importante à prendre en considération, c'est que la fréquence de l'affection calculeuse chez les enfants des pauvres semble accuser l'influence d'une mauvaise alimentation. Par cela seul, le praticien se trouve conduit à écarter de son traitement tous les aliments de mauvaise nature.

Eu égard aux autres âges de la vie, n'ayant point observé d'influences spéciales, je n'ai rien à ajouter aux moyens mentionnés précédemment. Il me suffira de rappeler les particularités suivantes.

Chez l'adulte, la gravelle est beaucoup plus fréquente que la pierre, et elle apparaît d'ordinaire avec des symptômes bien tranchés, qui exigent un traitement prompt et énergique. C'est à cette époque de la vie que le pouvoir expulsif de la vessie a le plus de développement : aussi la gravelle est-elle, en général, expulsée presque aussitôt que formée. Le traitement médical joue ici un grand rôle; il suffit de diriger les forces de la nature pour obtenir l'effet désiré; cependant on rencontre un certain nombre de cas dans lesquels il devient nécessaire de recourir à des moyens particuliers, soit pour écarter des complications, soit pour favoriser la sortie des graviers.

Il n'en est pas de même chez le vieillard; ici la gravelle est moins fréquente que la pierre, contrairement à une opinion qu'on cherche depuis quelque temps à accréditer. Mais des obstacles à la sortie du corps étranger se présentent dans la vessie, qui a perdu une partie de sa force expulsive, dans la prostate, dont l'augmentation de volume et l'induration changent la direction de l'urètre, enfin dans le canal lui-même, dont le calibre est diminué par divers états morbides. Telles sont probablement les causes les plus puissantes de la fréquence des calculs à cet âge. J'ai fait connaître les divers moyens propres à faciliter l'expulsion de la gravelle : de nouveaux développements seraient superflus. J'insiste seulement sur ce point, que fort souvent il devient nécessaire d'invoquer les secours de la chirurgie pour écarter les complications, et que ces cas sont ceux principalement où il faut associer les procédés de la médecine opératoire aux prescriptions de la médecine interne.

§ 2.

Influence du sexe.

On croit généralement que la rareté de la pierre chez la femme tient à ce que l'urètre, étant court, large et droit, livre un passage facile aux calculs avant qu'ils aient acquis un grand volume. C'est une théorie que tous les auteurs reproduisent avec une confiance dont on a lieu de s'étonner ; car elle ne

repose que sur une simple supposition, et il aurait suffi de recueillir quelques faits pour reconnaître qu'elle est totalement
erronée. Si la rareté de la pierre chez les femmes tenait
réellement à cette cause, l'observation aurait montré, par cela
même, la femme plus sujette que l'homme à la gravelle rendue.
Or, on peut chaque jour se convaincre du contraire, et il
n'en faut pas davantage pour renverser la théorie qui s'est
glissée dans la science, sans qu'on puisse dire à quel titre.

Mais, si l'on ignore la véritable cause de la différence notable qui existe dans la fréquence relative de l'affection calculeuse chez les deux sexes, il n'en est pas moins constaté que
certaines femmes sont sujettes à la gravelle, et qu'elles en
éprouvent les plus graves accidents, soit pendant la formation
de ces corps étrangers des reins, soit par l'effet de leur
passage dans la vessie, et même de leur expulsion au dehors.
J'en ai vu quelques-unes qui présentaient les mêmes phénomènes qu'on observe chez l'homme, quoiqu'il fût question,
dans plusieurs cas, d'espèces différentes de gravelle.

Il est commun, chez la femme, que l'urine entraîne du sable,
des dépôts pulvérulents ; mais, comme chez l'homme, la formation et le passage de ce sable ne produisent pas toujours
des sensations pénibles ; quelquefois même les malades ne
s'en aperçoivent que quand elles découvrent un dépôt dans
les vases de nuit ; d'autres souffrent, mais la pudeur les empêche de se plaindre, et il faut des circonstances particulières , comme une affection analogue chez leurs maris ,
pour les décider à parler des douleurs qu'elles éprouvent, ce
dont j'ai vu beaucoup d'exemples. Ces cas présentent si peu
de gravité, en général, qu'on s'en occupe à peine. Au reste,
les précautions à prendre et les moyens à mettre en usage
n'offrent ici rien de particulier.

La formation, le développement et l'expulsion de la gravelle
ne diffèrent pas non plus d'une manière bien tranchée chez la
femme ; seulement, les coliques néphrétiques sont peut-être

plus rares; c'est du moins ce qui ressort des observations que j'ai été à portée de recueillir. Quant aux autres symptômes, je me suis convaincu maintes fois qu'ils étaient les mêmes que chez l'homme. Les douleurs locales et les troubles fonctionnels déterminés par la présence des graviers dans la vessie et par leur passage à travers l'urètre, acquièrent souvent une grande intensité. Ainsi, j'ai vu plusieurs femmes qui souffraient beaucoup pour expulser des graviers, même fort petits, et l'on comprend sans peine qu'il doit en être ainsi. Ce n'est ni à la longueur ni à la direction de l'urètre, qu'il faut, comme on l'a fait, attribuer les souffrances qu'entraîne l'expulsion des graviers; car, une fois que, chez l'homme, ceux-ci sont parvenus au niveau de l'arcade pubienne, point où le canal finit chez la femme, ils parcourent le reste avec facilité et sans grandes douleurs, si ce n'est dans un très petit nombre de cas exceptionnels, et lorsque des coarctations existent sur ce point. Ce n'est pas non plus la capacité de l'urètre chez la femme qu'on peut, du moins dans la majorité des circonstances, considérer comme propre à diminuer les sensations pénibles puisque les graviers ont rarement assez de volume pour remplir le canal, même chez l'homme. On sait, en effet, que ce conduit admet sans difficulté un corps du diamètre de trois lignes; or, le plus grand nombre des graviers rendus n'ont pas de si fortes dimensions. Sous nul autre rapport, la sensation produite par le séjour et le passage des concrétions urinaires ne peut différer dans l'un et l'autre sexes.

C'est principalement de la sensibilité et de la contractilité de la vessie, en particulier de son col, que proviennent les douleurs, quand les parties viennent à être excitées par le frottement d'un corps étranger; or, cette sensibilité et cette contractilité ne sont pas moindres chez la femme que chez l'homme. J'ai vu un assez grand nombre de femmes chez lesquelles des graviers, même très petits, occasionnaient des accidents graves; je citerai, entre autres, le suivant.

Bourgines, femme de la campagne, âgée de trente-six ans, dont j'ai rapporté l'histoire dans le Parallèle, avait éprouvé, pendant une grossesse, une vive irritation des organes urinaires; peu de temps après, elle eut la gravelle, et rendit deux graviers à facettes, dont un très volumineux. Le passage de ces corps à travers l'urètre détermina des douleurs atroces, qui durèrent plusieurs heures; les facettes qu'ils présentaient mais surtout la persistance des douleurs en urinant, et des autres symptômes de la pierre, firent penser qu'il en était resté un dans la vessie; l'exploration confirma ces craintes, et la pierre qui s'était formée dans les voies urinaires fut détruite par les procédés de la lithotritie.

Chez la femme, aussi bien que chez l'homme, la gravelle se manifeste sous l'influence de causes très diverses, mais dont on ne saurait préciser la manière d'agir; les accidents ne varient pas moins, et le traitement est soumis aux mêmes incertitudes. Souvent aussi les accidents cessent, sans qu'on en puisse découvrir le motif : dans d'autres cas, au contraire, ils persistent, malgré l'emploi des moyens les plus énergiques; on est obligé de varier ceux-ci à l'infini, pour en prolonger l'usage, et ce n'est que par un traitement suivi qu'on parvient à rétablir la fonction des reins dans son état normal. Comme chez l'homme, il devient quelquefois nécessaire de combiner ensemble un traitement médical et des moyens chirurgicaux, pour aider la vessie à se débarrasser du corps étranger. L'atonie vésicale, qui est si souvent une cause de pierre, parce qu'elle empêche l'expulsion des graviers, se rencontre aussi chez la femme, où l'on doit également s'attacher à la combattre. Il en est de même des phlegmasies et des divers états morbides de l'appareil urinaire. On voit, chez la femme aussi bien que chez l'homme, la confirmation des remarques que j'ai faites au sujet de l'influence exercée par les états morbides sur la composition de la pierre ou de la gravelle, et qu'on est chaque jour à portée de vérifier. L'observation de la

femme Cuinet, que j'ai publiée ailleurs, offre une fistule vésico-
vaginale, accompagnée d'une phlegmasie opiniâtre, par suite
de laquelle la gravelle grise se développa avec une étonnante
rapidité, tant dans la vessie, que dans le trajet fistuleux et
même le vagin. Dans cette observation et dans celle de la
femme Theille, qui sera rapportée plus loin, on voit, sous l'influence d'une lésion profonde des parois vésicales et d'un délabrement considérable de la santé, la gravelle grise et blanche
se produire en quantité prodigieuse, et les malades éprouver
des douleurs atroces pour rendre les graviers. Du reste, je
n'ai rien remarqué de particulier dans les caractères physiques
des graviers expulsés par les femmes, si ce n'est le volume
énorme qu'ils acquièrent quelquefois, comme le constatent une
multitude de faits dont j'ai présenté les principaux dans le
Traité de l'affection calculeuse.

Toutefois, il ne faut pas perdre de vue que ces gros calculs
n'ont point été expulsés directement de la vessie ; tout porte à
croire, au contraire, qu'ils ont séjourné longtemps dans l'urètre, et que, sous ce rapport, les faits qui les concernent ont la
plus grande analogie avec les cas où l'on voit des pierres
énormes se développer dans la partie membraneuse de l'urètre
de l'homme. Ce n'est donc qu'après une dilatation préparée par
l'accroissement graduel de la pierre dans l'urètre des femmes,
que ces expulsions singulières ont eu lieu. Ce qui le prouve
surtout, ce sont les tentatives faites par d'habiles praticiens
pour obtenir, à l'aide de procédés chirurgicaux, des résultats
analogues à ceux que la nature produit elle-même. Bien qu'on
ait agi avec lenteur, précaution et ménagement, jamais on n'a
pu amener l'urètre de la femme à ce degré énorme de dilatation, et toutes les fois qu'on a dépassé certaines limites, il est
survenu des accidents assez graves pour imposer la loi de renoncer à la méthode dilatante, sur l'efficacité de laquelle on
s'était trop hâté de compter.

La conduite à tenir dans le traitement de la gravelle chez

la femme, ne diffère pas de celle que j'ai tracée pour l'homme. Ce sont les mêmes indications à remplir : seulement on rencontre quelquefois un sentiment de pudeur, qui apporte des obstacles, au moins temporaires, toutes les fois qu'il devient urgent d'agir d'une manière directe sur l'urètre ou dans l'intérieur de la vessie. Mais, une fois cette première répugnance vaincue, il y a, en général, plus de facilité et moins de douleurs pour l'introduction des bougies et des sondes, règle qui souffre cependant des exceptions. Toutes choses égales d'ailleurs, quand on est forcé de recourir à un procédé chirurgical, pour aider à l'action expulsive de la vessie, la longueur moindre et la dilatabilité plus considérable de l'urètre sont deux circonstances également favorables, puisqu'elles rendent la manœuvre plus facile et moins douloureuse. Dans beaucoup de cas, néanmoins, on a abusé de cette dilatabilité de l'urètre des femmes, et de là sont résultés des accidents redoutables, même mortels. Je n'entrerai point ici dans des détails que je dois réserver pour un autre ouvrage, mais je ne puis me dispenser de faire remarquer qu'on s'est étrangement mépris en se livrant aux violences que conseillent quelques auteurs modernes ; il faut, comme chez l'homme, procéder avec douceur, éviter l'emploi de la force, et ne point provoquer de douleurs, sans quoi on échoue et l'on compromet la vie des malades.

Quant au traitement médical, les indications ne sont pas différentes, et l'on obtient des résultats analogues. Je me bornerai à indiquer les faits suivants :

Madame Coudray, de Paris, d'une assez bonne constitution, éprouvait, depuis quelque temps, des douleurs vagues vers l'hypogastre et le sacrum. Du côté de la vessie, il n'y avait qu'un peu plus de fréquence dans les besoins d'uriner et une sensation pénible pour y satisfaire. Des bains, des lavements, des boissons adoucissantes et la diète calmèrent l'irritation ; la malade rendit un petit gravier d'acide urique, et fut guérie ; je n'ai plus entendu parler d'elle.

Un traitement non moins simple a eu les mêmes effets chez une autre dame que j'ai soignée en janvier 1831.

Madame Cauterne, d'une forte constitution, d'un embonpoint considérable, faisant beaucoup d'exercice, et menant une vie très sobre, avait eu plusieurs coliques néphrétiques, avec des symptômes fort graves. Ces coliques se terminaient par l'expulsion d'un ou plusieurs graviers peu volumineux, d'acide urique. Ce fut pendant le cours de l'une d'elles qu'on m'appela. On avait déjà employé les calmants, les diurétiques et les antiphlogistiques, sous toutes les formes. Je m'assurai que la vessie contenait une petite quantité d'urine, qui fut évacuée par la sonde; en même temps je sentis un gravier peu volumineux ; il me parut cependant plus gros que ceux qui avaient déjà été rendus. Ce gravier sortit de lui-même, le lendemain, à la suite d'une course en voiture non suspendue, que je conseillai. Longtemps après seulement, je perdis de vue la malade, qui n'éprouva pas d'accidents ultérieurs.

Chez une autre malade, madame de Tiercelin, l'expulsion d'un gravier d'acide urique, lamelleux, et poli à sa surface, s'accomplit avec beaucoup de régularité, mais non sans de vives douleurs et des troubles considérables dans les fonctions de la vessie.

En général, à l'exception de deux cas, dont celui de madame Cauterne est un, je n'ai pas vu de fortes coliques néphrétiques chez les femmes ; mais la présence des graviers dans la vessie est très douloureuse pour elles.

Je n'ai rencontré qu'un seul cas de gravelle noire chez la femme : il ne m'a rien offert de particulier.

Je n'en dirai pas autant des gravelles grise, blanche et cendrée, pour lesquelles des femmes ont réclamé mes soins. J'ai traité une jeune fille, affectée depuis longtemps d'un catarrhe vésical, qui rendait de temps en temps, et avec de fortes douleurs, des masses d'une matière grise, poreuse et très friable.

Sous ce rapport, ce cas se rapprochait de celui de la femme Cuinet, dont je viens de parler. Chez une autre femme adulte, j'ai observé la même matière calcaire, mais expulsée par plaques, sous forme molle. Enfin, une autre femme m'a présenté la gravelle blanche, en quantité considérable, et avec des caractères divers : ce fait étant remarquable par plusieurs particularités importantes, je crois devoir en retracer les détails.

Marie Theille, demoiselle de boutique, âgée de cinquante ans, et d'une constitution nerveuse, jouissait habituellement d'une assez bonne santé, et était menstruée d'une manière régulière, lorsqu'en 1835 elle fut prise, sans cause appréciable, de douleurs rénales, qui, depuis cette époque, se renouvelèrent à divers intervalles. Au bout de quinze mois, les règles cessèrent, sans occasionner aucun des accidents assez ordinaires en pareil cas. Depuis lors cependant la malade offrit, dans l'excrétion de l'urine, des phénomènes insolites, dénotant une lésion quelconque de la vessie ou de l'urètre, peut-être de ces deux organes. Le principal était l'expulsion spontanée, et à des époques assez rapprochées, d'une grande quantité de graviers et de calculs blancs, dont la nature paraissait être phosphatique. A l'époque de la cessation des règles, la malade avait commencé à ressentir des besoins d'uriner plus fréquents qu'à l'ordinaire, et accompagnés de douleurs cuisantes dans l'urètre pendant et après l'émission de l'urine. Ces symptômes, d'abord passagers, apparaissant par accès irréguliers, de durée et d'intensité variables, devinrent presque continus ; pendant le cours de l'un d'eux, la malade s'aperçut que son urine déposait un sédiment glaireux, rougeâtre et sanguinolent, qu'elle comparait à de la gelée de groseilles ; ce sédiment ne contenait ni sable ni graviers. La santé se rétablit cependant assez pour permettre un voyage, durant lequel les souffrances reparurent, plus fortes même que par le passé ; elles cédèrent au repos, aux bains de siége et aux boissons délayantes. La malade prit aussi des pastilles de Vichy. Malgré le soulagement qu'elle parut alors éprouver, et qu'elle attribua à ce dernier moyen, les douleurs persistèrent, le trouble fonctionnel de la vessie continua, avec l'appareil des symptômes déjà signalés et des recrudescences par intervalles. Après une crise plus forte que toutes les précédentes, la malade rendit une grande quantité de graviers blancs, d'une forme et d'une grosseur variées, friables et presque mous à leur sortie, qui acquéraient ensuite plus de dureté. Au bout de quelques mois, s'étant mise en route pour venir à Paris, elle fut obligée d'interrompre son voyage à Tours, à cause des souffrances que provoquait le mouvement de la voiture. Pendant quinze jours qu'elle demeura dans cette ville, elle fit encore usage de l'eau de Vichy, et expulsa, à plusieurs reprises, un grand nombre de calculs pareils aux précédents. Se trouvant mieux alors, elle partit pour Paris ; mais, pendant toute la route, elle fut contrainte de se tenir debout dans la voiture, ne pouvant demeurer assise sans ressentir, dans la vessie et l'urètre, d'intolérables douleurs, accompagnées d'envies continuelles d'uriner. On lui prescrivit des bains, des lavements, une tisane de chiendent, et la continuation de l'eau de Vichy. Pendant l'emploi de ces divers moyens, elle expulsa encore de la gravelle blanche et quelques calculs d'un volume assez considérable, ayant au reste le même aspect que les concrétions précédemment rendues. Jusque là, son état n'avait subi aucune amélioration : loin de là même, la santé se détériorait par l'effet des douleurs, qui ne permettaient aucun repos pendant la nuit, et les fonctions digestives étaient dérangées : la malade prit enfin le parti d'entrer à l'hôpital Necker. J'explorai la vessie, mais incomplétement, à cause des douleurs excessives que la sonde occasionnait ; aussi n'y rencontrai-je aucun corps étranger, ni aucune lésion organique capable de rendre compte des désordres qu'offrait l'excrétion de l'urine. Ce liquide, de couleur pâle, était légèrement trouble : il tenait quelques nuages en suspension, et formait, par le repos, un sédiment peu abondant, qui, examiné au microscope par M. Mandl, présenta les formes cristallines du phosphate ammoniaco-magnésien. Le col de la vessie et l'urètre étaient le siége d'une vive sensibilité : les envies d'uriner étaient très fréquentes, et souvent l'urine s'échappait involontairement. La malade fut mise au régime ordinaire de l'hospice, à l'usage des bains, des lavements, des boissons délayantes, des injections vésicales. Durant les premiers temps de son séjour à l'hôpital, elle continua de rendre, à plusieurs reprises, et chaque fois avec de vives souffrances, des graviers blancs. Les moyens mis en usage furent sans effet marqué; les symptômes persistèrent, en conservant à peu près la même intensité. A diverses reprises, les injections parurent calmer les douleurs, en diminuant la fréquence des besoins d'uriner et l'abondance des dépôts de l'urine; mais ces améliorations ne se soutinrent pas : seulement il n'y eut plus de graviers rendus, et plusieurs explorations me prouvèrent que la vessie n'en contenait pas d'autres, ou du moins qu'il n'y en avait pas de volumineux, car la malade éprouvait de si vives douleurs, qu'il devenait impossible de faire une recherche complète; j'en appris assez toutefois pour acquérir la certitude que la cause des souffrances ne venait pas de l'affection calculeuse. Pendant quelque temps on se contenta de prescrire des adoucissants, afin de rendre l'existence moins insupportable; la malade s'éteignit enfin, dans un état de maigreur extrême. A l'ouverture du corps, on trouva dans la matrice un corps fibreux du volume d'un œuf de poule; un peu à droite, et vers le bas-fond de la vessie, était un cancer, ayant la forme d'un champignon, ulcéré au centre et dur sur les bords. Cette partie, ainsi que le reste de la surface interne de la vessie, était de couleur brune, mais sans autre lésion appréciable. Le rein gauche était induré, et présentait un aspect cancéreux. Dans le canal intestinal, on remarqua plusieurs plaques de couleur foncée, dont quelques-unes étaient ulcérées.

§ 3.

Influence du climat.

Les recherches de statistique dont j'ai publié les principaux résultats dans le Traité de l'affection calculeuse, ont constaté une particularité à laquelle il faut faire attention quand on entreprend le traitement de la gravelle. Je veux parler de l'influence que le climat paraît exercer sur la forme qu'affectent les dépôts de l'urine. Ainsi il y a des pays où l'on rencontre un très grand nombre de graveleux, tandis que les calculeux y sont peu fréquents, et le contraire a lieu dans d'autres localités. Bien plus, on n'observe pas partout les mêmes phénomènes généraux, et si l'on s'en rapporte aux faits déjà recueillis, on voit que la violence des douleurs diminue dans la même proportion que la température moyenne du lieu : elle est généralement faible, par exemple, dans l'Allemagne, et surtout en Danemark. En France, chez quelques adultes principalement, la gravelle se montre accompagnée de coliques néphrétiques fortes et prolongées. Mais les accidents sont beaucoup plus graves encore dans les climats très chauds, où la gravelle débute dès le jeune âge, et conserve une intensité extrême jusqu'à l'époque la plus avancée de la vie. J'ai dit que des familles entières habitant les climats équatoriaux avaient été forcées de venir chercher du soulagement dans nos contrées tempérées, où elles ont éprouvé, presque en arrivant, une amélioration notable, sans compter qu'un traitement méthodique, qui avait échoué sous les tropiques, a été suivi à Paris de l'effet désiré. Ainsi, dans les pays chauds, où l'on croit trop généralement encore que l'affection calculeuse n'existe pas, cette maladie s'accompagne des symptômes les plus graves, et persiste pendant des années entières avec beaucoup de violence. Elle y réclame les traitements les plus énergiques, qui restent même fort souvent sans résultat, à tel point que les malades sont mis dans la nécessité de s'expatrier. Aux faits que j'ai déjà cités, j'ajouterai celui qui suit.

M. Deroulède, frère d'un malade dont j'ai rapporté l'observation, et l'aîné d'une des familles qui ont été obligées de fuir l'Ile-de-France pour le motif que j'ai indiqué, éprouva, dès sa plus tendre enfance, de vives coliques néphrétiques, dont furent successivement aussi attaqués ses deux frères puînés. Chaque fois que les accidents reparaissaient, on les combattait par les antiphlogistiques ordinaires, fréquemment même sans réclamer l'intervention de l'art, l'affection étant si commune que les habitants ont contracté l'habitude de se traiter eux-mêmes. A l'époque de l'adolescence, les symptômes se calmèrent d'une manière sensible ; les attaques étaient plus légères et plus éloignées ; mais elles reprirent de la violence vers l'âge de trente-six ans. Lorsque le malade vint en France pour se faire traiter, il souffrait depuis longtemps dans la région rénale gauche ; la douleur était assez circonscrite, fixe, profonde et peu vive. Elle me fit craindre la présence d'un corps étranger dans le rein ou vers l'extrémité supérieure de l'uretère gauche. Il existait en même temps, chez ce malade, un rétrécissement organique de l'urètre, et le canal était d'ailleurs d'une excessive irritabilité. Je combattis ces deux états morbides par le traitement général ordinaire et par la dilatation temporaire au moyen des bougies molles ; mais, comme le sujet était extrêmement irritable, et que le temps ne pressait point, je n'introduisais la bougie que tous les deux ou trois jours. A la fin du traitement, quelques douches sulfureuses sur le périnée, l'hypogastre et la partie interne des cuisses produisirent de bons effets. La névralgie du col vésical, le rétrécissement organique de l'urètre et une légère phlegmasie qui se manifestait de temps en temps à la vessie finirent par disparaître entièrement. Il ne resta que la douleur de côté. Des sangsues, des ventouses, des applications émollientes et sédatives ne procurèrent qu'un soulagement momentané. Le malade fut mis à l'usage des eaux de Vichy, qu'il alla prendre sur les lieux, lorsque la saison fut arrivée. À son retour, je le trouvai à peu près dans le même état; les douleurs, nulles par moment, revenaient ensuite, et persistaient plus ou moins longtemps avec des caractères très variables. Les eaux de Vichy, que le malade continuait de prendre en grande quantité, les bains, les douches, les saignées locales, les applications sédatives, les purgatifs, tout était sans influence sur le caractère de la maladie, et l'événement confirma les craintes que j'avais d'abord conçues. Enfin éclatèrent les symptômes les plus alarmants; après une fièvre intense, qui dura quelques jours, se développa, sur le trajet de l'uretère, une tumeur qui occupait presque en totalité la longueur de ce canal; il y avait de la douleur et de la rénitence; le palper était pénible. Il nous fut impossible à M. Chomel et à moi de déterminer le contenu de cette tumeur. Une foule de calmants furent mis en usage; le mal se localisa dans la fosse iliaque; les accidents n'en continuèrent pas moins de suivre une marche progressive, et l'on éprouva de vives inquiétudes sur le résultat définitif. Une opération pouvait seule donner quelque espoir; mais comment la hasarder dans des circonstances si défavorables? M. Sanson, qui fut appelé, partagea toutes nos craintes, et jugea l'opération impraticable. Le malade succomba trois jours après. Malheureusement, il fut impossible d'obtenir l'ouverture du corps; nous eussions trouvé sans doute des calculs et une vaste collection purulente dans la tumeur.

Si telle est réellement l'influence des climats chauds sur la production et la marche de la gravelle, et si les moyens généraux qu'on peut lui opposer dans ces latitudes n'exercent qu'une influence restreinte et temporaire, le changement de climat devient une question d'existence pour cette classe de graveleux. C'est le conseil que j'ai donné à plusieurs d'entre eux qui m'ont consulté.

Quelques-uns des malades que j'ai traités par la lithotritie paraissaient avoir contracté la pierre dans les pays chauds, où l'affection avait débuté, suivant l'usage, par des coliques néphrétiques très graves. Je citerai, à ce sujet, le fait suivant :

M. Dugué, de Nantes, capitaine de vaisseau, âgé de cinquante-neuf ans, vint à Paris, en 1832, pour se soumettre à la lithotritie. Ce malade, ayant habité pendant quelque temps l'Ile-de-France, où il avait été retenu à la suite d'un naufrage, éprouva des coliques néphrétiques violentes. Il les attribuait spécialement aux intempéries de la saison et à l'action de la chaleur durant un mois entier qu'il resta sur la plage. Plusieurs fois il rendit d'assez volumineux graviers. Quelques-uns de ces corps restèrent dans la vessie, et devinrent de petits calculs. Il y avait toutefois une grande irritabilité de l'urètre et un peu de tuméfaction à la prostate, circonstances qui avaient pu contribuer à la formation des graviers, et qui, de plus, avaient mis obstacle à leur sortie par l'urètre.

On observe, d'ailleurs, dans les pays chauds, les variétés de forme et de composition de la gravelle que j'ai signalées déjà pour nos climats. L'acide urique et l'urate d'ammoniaque sont les dépôts les plus communs, aussi longtemps qu'il n'existe ni phlegmasie ni lésion organique ; la gravelle rouge ou jaune que j'ai observée chez ces malades, ne diffère en rien, pour la couleur et la texture, de ce qu'elle présente dans nos contrées, quoique le régime soit différent. On voit aussi quelquefois la gravelle noire succéder, sans cause appréciable, à la gravelle jaune, comme chez le malade dont je vais rapporter l'observation :

M. Ozoux, de l'île Bourbon, âgé de quarante ans, éprouvait depuis son enfance des coliques néphrétiques qui n'avaient cependant rien offert de régulier sous le rapport ni de leur intensité, ni de leur durée ou de leur apparition ; les graviers rendus étaient d'acide urique. Dans les intervalles des accès, le malade conservait un agacement du col vésical, et ne croyait jamais avoir fini d'uriner. Enfin il fut attaqué de la pierre, et il vint en France, en 1833, pour se faire opérer. La pierre, de moyenne grosseur et formée d'oxalate calcaire, fut détruite par les procédés de la lithotritie. La constitution du malade était détériorée, et son appareil urinaire d'une excessive irritabilité. Tous les phénomènes morbides disparurent avec le calcul.

Dans les cas nombreux où l'on n'est pas parvenu à rattacher la formation de la gravelle à une cause plus ou moins plausible, on a mis en avant le climat, à l'influence duquel ont été rattachées ensuite toutes les circonstances qui semblaient exercer une action quelconque. C'est ainsi que ceux qui voient partout le régime azoté, attribuent la gravelle, quand il leur fait défaut, à l'usage des boissons alcooliques.

Ce qui m'a le plus frappé dans les divers cas de gravelle chez les personnes qui avaient habité les pays chauds, c'est la disproportion entre la quantité des graviers rendus et l'intensité des symptômes généraux. Dans plusieurs autres cas d'affections des voies urinaires, chez des malades de la même provenance, on avait eu aussi à combattre des coliques néphrétiques, quoiqu'il n'y eût point eu d'émission de gravelle. Ces symptômes généraux se rattachent-ils exclusivement à des lésions rénales proprement dites, ou sont-ils la conséquence d'un trouble des fonctions de la vessie, et leur point de départ serait-il l'urètre ou le col vésical ? C'est ce que je ne saurais déterminer d'une manière absolue. Ce qui m'autorise à croire que l'urètre, le col vésical et les troubles fonctionnels de la vessie jouent un rôle important dans la production de ces phénomènes morbides, c'est que, plus d'une fois, il m'a suffi de guérir l'urètre et la vessie pour obtenir la cessation des douleurs rénales. Si cette donnée était suffisamment établie, nul doute que, même dans les pays chauds, on ne pût retirer des avantages marqués de la médication que j'ai conseillée. Quoi qu'il en soit, les remarques qui viennent d'être présentées suffiront au moins pour mettre en évidence l'erreur de ceux qui pensent que l'affection calculeuse est à peine connue dans les pays chauds.

§ 4.

Influence du régime alimentaire.

Les médecins qui n'ont vu, dans la production de la gravelle et de l'affection calculeuse en général, que l'influence d'une alimentation trop forte, trop azotée, ont procédé avec une légèreté que l'on conçoit à peine, surtout lorsqu'on se représente qu'il s'agit là d'une question à laquelle se rattache le salut d'un si grand nombre de malheureux souffrants. Il est bien constaté, en effet, que la fréquence proportionnelle de la pierre et de la gravelle est à peu près la même chez les personnes qui font usage du régime incriminé et chez celles qui s'en abstiennent. Cette seule circonstance suffit pour prouver que l'on s'est mépris. En examinant la fréquence proportionnelle des calculs dans lesquels prédomine l'acide urique ou l'urate d'ammoniaque, substances à l'égard desquelles on a cru entrevoir une connexion intime entre la maladie et la cause présumée, on ne tarde pas à s'apercevoir que l'on est également tombé dans l'erreur, car il y a autant de calculs d'acide urique chez ceux qui ne font pas usage d'aliments azotés que chez ceux qui s'en nourrissent. Les plus belles pierres de cette espèce que je possède, et dans lesquelles l'acide urique est aussi pur que possible, ont été trouvées chez des sujets qui vivaient presque exclusivement de légumes. Je citerai, entre autres faits, le cas d'un malade, M. Lardenais, que j'ai eu naguère sous les yeux, et auquel la frayeur du cathétérisme devint funeste. La pierre que renfermait sa vessie était entièrement composée d'acide urique, et d'une structure lamellée fort régulière, depuis le centre jusqu'à la circonférence, qui seule présentait une couche très mince de phosphate calcaire. Or, M. Lardenais était un modèle de frugalité ; il menait la conduite la plus régulière, et ne buvait ni vin, ni aucune espèce de liqueur ; il mangeait peu, et sa principale nourriture consistait en légumes. Ce régime ne l'empêcha pas de parvenir à l'âge de quatre-vingt-trois ans, sans éprouver d'autre affection que la gravelle, qui le fit souffrir longtemps, mais seulement d'une manière vague, car il n'avait jamais eu de ces coliques néphrétiques violentes qu'on observe dans beaucoup de cas. La pratique me met, pour ainsi dire chaque jour en mesure de voir des faits analogues. A tous les âges de la vie, dans l'un comme dans l'autre sexe, on trouve des graviers ou des calculs d'acide urique, ou d'urate d'ammoniaque, chez des personnes qui n'ont point été soumises à un régime riche en azote. D'un autre côté, j'ai prouvé, en examinant d'une manière générale les causes de l'affection calculeuse, que les sujets qui vivent exclusivement d'aliments azotés, les marins par exemple et beaucoup de peuples septentrionaux, n'avaient pas plus souvent la pierre que les autres. Un travail publié l'année dernière par M. Hutchinson, en Angleterre, confirme en tous points ce qu'on était déjà parvenu à établir, savoir que la pierre est fort rare chez les gens de mer.

J'ai démontré, dans l'un des précédents chapitres, qu'on s'était livré à de fautives interprétations d'après quelques faits paraissant donner à penser que les excès de table peuvent être suivis de la formation du sable et de la gravelle. C'est moins par la quantité d'azote introduite dans l'économie, que par la perturbation occasionnée dans l'appareil digestif, et consécutivement dans les autres organes, que ces excès deviennent nuisibles. Il serait inutile de revenir sur un point qui maintenant ne peut plus être contesté d'une manière sérieuse. Ce que j'ai dit suffit, et au-delà, pour faire pressentir que l'utilité attribuée au régime non azoté, dans le cas de gravelle, repose uniquement sur une supposition gratuite, et que ce régime, sur lequel on avait tant compté, est sans effet. L'expérience a même été plus loin, en prouvant qu'il était nuisible, et que la plupart des malades ont dû y renoncer. Les faits suivants en fournissent un exemple.

M. Armstrong, âgé de cinquante ans et d'une forte complexion, éprouvait depuis longtemps les symptômes de la gravelle; il rendait une quantité considérable de sable, et souvent d'assez gros graviers, surtout quand il avait pris de l'exercice et fait des promenades fatigantes. En même temps, il ressentait des douleurs profondes, sourdes et presque continues, dans les régions lombaire et sacrée. Divers moyens furent prescrits contre ces accidents, et en particulier un régime non azoté, auquel le malade se soumit pendant plusieurs mois. Il devint maigre et faible, à tel point qu'on eut des inquiétudes pour ses jours. Au lieu de se calmer, les symptômes de la gravelle acquirent de l'intensité, spécialement les douleurs des lombes et du sacrum. M. Armstrong se vit obligé de renoncer à ce traitement, et de reprendre peu à peu son ancien genre de vie; dès lors, sa santé se rétablit, et il continua de rendre des graviers, mais sans éprouver aucun nouveau symptôme. Quelques mois après, la quantité du sable expulsé diminua d'une manière notable. On suggéra au malade la pensée qu'il pourrait avoir la pierre, puisqu'il rendait moins de corps étrangers; pour s'éclairer à cet égard, il voulut être sondé avant d'entreprendre un voyage qu'il devait faire en Italie. C'est pour cette exploration que je fus appelé; je m'assurai à deux reprises que la vessie ne contenait point de calcul; le malade partit ensuite, et je n'ai plus entendu parler de lui.

Au moment où je rédige ce travail, je reçois de Mormoiron, dans le département de Vaucluse, une lettre de M. le docteur Langier, qui est affecté de la gravelle depuis son enfance, et qui a rendu quelquefois, presque sans aucune incommodité,

une grande quantité de sable d'acide urique. A l'âge de vingt-
huit ans, ce médecin, en possession d'une nombreuse clientelle,
dans un pays montueux, fut obligé de monter souvent à cheval,
exercice par suite duquel se manifesta une douleur profonde
dans la région lombaire gauche; mais ce ne fut que tous les
deux ans qu'il sortit un gravier, de même nature que le sable
précédemment expulsé. M. Langier, fortement occupé de son
état, employa les divers moyens conseillés par les auteurs,
entre autres le régime non azoté. Mais son estomac ne put
point supporter ce régime, et malgré la confiance que le malade avait en lui, il se vit forcé d'y renoncer, pour retourner à
ses habitudes. Alors il eut recours au bicarbonate de soude,
qu'il prit à la dose d'un gros chaque matin, mais en tremblant,
dit-il, parce que ce sel irritait son estomac. Dès lors il remarqua que les graviers avaient une couleur moins foncée,
sans que d'ailleurs aucun autre changement fût survenu.

M. Fain, ancien militaire, qui a fait succéder aux fatigues
de la guerre les travaux assidus du cabinet, éprouva, il y a
quelques années, des accidents propres aux graveleux, et eut
recours aux préparations alcalines, notamment aux eaux naturelles de Vichy. Mais, après quelques mois, il vit sa santé
se détériorer, ses forces diminuer, et ses fonctions digestives
s'altérer à tel point qu'il fut obligé de renoncer à l'usage de ces
moyens. M. Fain ayant la rate extrêmement volumineuse, on
pouvait croire que c'était là le point de départ des désordres;
mais on ne tarda pas à se convaincre que ceux-ci dépendaient
des alcalis, puisqu'il suffit de renoncer à ces substances pour que
la santé se rétablit, à l'exception toutefois du trouble dans les
fonctions de la vessie, qui persista. Ce trouble s'accrut peu à
peu, et finit par rendre la vie insupportable. Je fus appelé
alors. La vessie contenait plusieurs pierres, et la prostate était
légèrement engorgée; mais, ce qui présentait beaucoup plus
de gravité, c'était le dépérissement de la santé générale. Il y
avait, de plus, une influence morale dont je devais tenir

compte : l'affection calculeuse est fréquente dans le famille de M. Fain, dont un des parents, intendant de la liste civile, avait succombé, peu de temps auparavant, à ses atteintes, et à la suite de tentatives qu'un de mes confrères avait faites pour le traiter par la lithotritie. M. Fain redoutait le même sort ; aussi ne se décida-t-il à réclamer mes soins que quand il eut été vaincu par la douleur. J'avais donc à combattre et une disposition d'esprit peu favorable et des désordres organiques très avancés. Le traitement exigeait de grandes précautions; l'opération réussit, mais la santé resta mauvaise.

Il serait inutile de multiplier les preuves. Depuis quelque temps déjà l'opinion revient de la fausse direction que lui avaient imprimée les expériences et les commentaires auxquels on s'est livré, soit en France, soit en Angleterre, pour trouver de la liaison entre l'azote des aliments et l'acide urique en excès dans l'urine.

Rien n'est plus simple que de tracer le régime des graveleux. D'abord, il faut écarter les causes spéciales qu'on est à portée d'observer chez un certain nombre d'entre eux. J'ai indiqué les contentions d'esprit, les contrariétés, l'exercice du cheval et l'usage de certains mets : c'est par faire disparaître ces causes qu'il importe de débuter. Mais on doit spécialement s'attacher à distinguer celles qui ont une action réelle et bien évidente dans la production de la gravelle, et celles qui ne sont qu'une simple coïncidence. Plus d'une fois, pour n'avoir pas établi cette distinction, on a proscrit des substances alimentaires qui étaient fort innocentes.

Quant au régime, en général, il ne présente rien de compliqué. Il n'est pas démontré, quoi qu'on ait dit, que les substances animales influent davantage sur la production de la gravelle que les aliments tirés du règne végétal : je fais d'ailleurs abstraction de certaines idiosyncrasies qui sortent de la règle. C'est donc à la quantité, plus qu'à la qualité, qu'il faut s'attacher. Comme le commun des hommes, les graveleux mangent trop , beaucoup plus qu'il ne faut pour les alimenter convenablement et que ne le comporte la puissance des organes digestifs. Or si , à cette surabondance sous le point de vue de la quantité, vient encore se joindre une propriété nutritive trop prononcée, on aura un double écueil, que le praticien doit savoir apprécier. Son premier soin, en dirigeant le traitement d'un graveleux, sera de ramener insensiblement l'alimentation dans des limites qui soient plus en rapport avec l'énergie des facultés digestives. Mais la conduite variera suivant les classes de malades.

Chez les enfants, on s'attachera surtout à améliorer le régime, à le rendre plus sain et plus nourrissant : puisque l'enfant du riche n'a presque jamais ni la pierre, ni la gravelle , il faut, autant que possible, placer celui du pauvre dans des conditions analogues.

Chez l'habitant de la campagne et dans les classes laborieuses de la société, il suffit presque toujours d'écarter du régime habituel certains mets de mauvaise nature ou difficiles à digérer. Mais ce triage ne saurait se faire ici , le praticien en demeure chargé dans chaque cas spécial. Rarement, d'ailleurs, est-on obligé de diminuer la quantité de la nourriture.

Il n'en est pas de même dans la classe aisée, où les excès de table sont si ordinaires. Indépendamment de ces excès , auxquels il faut , de nécessité absolue, faire renoncer, on diminuera la quantité de la nourriture accoutumée, et cela d'autant plus que cette nourriture sera plus substantielle. Mais, les malades s'accommodant plus aisément d'une réforme sur la qualité que sur la quantité , il vaut en général mieux choisir des aliments moins substantiels, et les permettre en plus grande abondance , toutes choses égales d'ailleurs. Du reste, on sent l'impossibilité de tracer la conduite qu'il convient de tenir dans chaque cas , puisqu'elle varie d'après une multitude de circonstances.

En ce qui concerne les boissons, j'ai peu de chose à ajouter à ce que j'ai dit dans les paragraphes précédents. Il faut engager les malades à boire beaucoup, et choisir les boissons qui leur plaisent davantage, ou pour lesquelles ils éprouvent le moins de répugnance. Bien entendu qu'il s'agit seulement de boissons aqueuses, car les liqueurs alcooliques doivent généralement être proscrites.

Dans une lettre tout récemment communiquée à l'Académie des sciences, M. Donné a fait savoir que, depuis le commencement du printemps, l'urine humaine, soumise à l'inspection microscopique, offrait de beaux et nombreux cristaux, d'une forme en apparence cubique, et ayant, au premier aspect, beaucoup d'analogie avec ceux du sel marin. Un examen plus attentif fit reconnaître qu'ils étaient formés de deux pyramides à quatre faces, le plus souvent réunies par la base. En les traitant par les réactifs chimiques, on a obtenu de la chaux, provenant, dit l'auteur, de la décomposition d'un oxalate de cette base. M. Donné ajoute qu'il suffit de manger une certaine quantité d'oseille pour voir se produire dans l'urine une immense quantité de pareils cristaux : en moins de deux heures après le repas, ce liquide en laisse déposer des milliers par le refroidissement et le repos. Cette observation, qu'il ne sera point inutile de répéter, est fort importante. Toutefois, elle n'a pas la portée qu'on semble lui attribuer relativement à la formation de la pierre, puisque les calculs mûraux se rencontrent chez des personnes qui n'ont jamais mangé d'oseille, ou qui du moins n'en ont pas fait leur nourriture habituelle, et qu'on n'a point remarqué, d'un autre côté, que ceux qui en mangeaient beaucoup, eussent plus souvent cette espèce de pierre que les autres calculeux.

Au reste, je ne laisserai pas échapper l'occasion sans faire une remarque à laquelle je n'attache d'ailleurs pas beaucoup d'importance : c'est que, dans la théorie moderne de l'affection calculeuse, on n'a égard qu'à l'azote. Or, en se plaçant même sous le point de vue exclusivement chimique, il me semble que cet élément ne serait pas celui auquel on devrait s'attacher de préférence, car, d'un côté, la proportion de l'azote est la même dans l'urée et l'acide urique, dont la différence élémentaire porte sur l'oxigène et principalement sur le carbone, et, d'un autre côté, l'azote peut être fort abondant dans l'urine, comme chez les malades où l'urée acquiert une prédominence très sensible, sans que pour cela il se produise de concrétions calculeuses. Ce qui semblerait autoriser à penser que les investigations de la physiologie chimique devraient bien plutôt porter sur le carbone que sur l'azote, c'est le travail remarquable publié récemment par MM. Liebig et Wœhler; ces chimistes ont, en effet, rendu probable que l'acide urique est une combinaison de l'urée avec une substance composée elle-même de cyanogène et d'acide carbonique, substance qui, par l'action du peroxide de plomb, et très vraisemblablement aussi sous l'influence d'une viciation de la sécrétion rénale, se transforme en acide oxalique et en allantoïne. Je le répète, quelque intérêt que puissent avoir ces nouveaux faits, s'ils se confirment, je ne pense pas que la biologie doive s'exagérer l'importance des résultats qu'elle en pourra tirer; mais ils prouvent au moins qu'on peut envisager la théorie chimique des calculs autrement qu'elle ne l'a été jusqu'à présent, et de manière qu'au lieu de se restreindre aux concrétions d'acide urique, elle embrasse aussi celles d'une composition différente.

La lettre de M. Donné laisse encore entrevoir que l'usage du thé, du café et même du tabac à fumer, a de l'influence sur la formation de la pierre, parce que, d'après des observations microscopiques, ces substances déterminent dans l'urine l'apparition d'une grande quantité d'acide urique, cristallisant en paillettes rhomboïdales jaunes par le refroidissement. Il en est de cela comme du régime azoté : les déductions tirées d'observations directes ne s'accordent pas avec les résultats des expériences. C'est encore un fait à l'égard duquel la statistique a fourni les preuves les plus décisives.

CHAPITRE III.

Du traitement médical avant l'opération.

J'ai cité, dans d'autres ouvrages, un grand nombre de faits prouvant combien il est utile, pour le malade décidé à subir l'une des opérations qui doivent le débarrasser de la pierre, de se soumettre, pendant un laps de temps plus ou moins long, à un traitement médical proprement dit, et j'ai fait connaître en quoi consiste ce traitement. Les détails présentés à son égard, m'avaient paru suffisants, et pour mettre les praticiens à portée d'en faire l'application, et aussi, pour démontrer l'utilité dont il peut être. Je m'étais trompé, du moins quant au dernier point ; car, tout récemment, on a entendu un professeur de clinique chirurgicale à la Faculté de Paris, s'élever avec force contre cette manière de procéder, qu'il juge être un excès de prudence, et dont la lenteur lui semble même constituer une faute. D'un autre côté, nous voyons certains organes de la presse médicale adopter l'opinion d'un médecin qui s'est adonné à l'exercice de la lithotritie, et qui veut qu'on opère les malades dès la première visite, pour ainsi dire à la descente de voiture. On aime à ne point rechercher les motifs d'une conduite si contraire aux règles de la bonne chirurgie, et dont l'expérience a d'ailleurs constaté plus d'une fois les inconvénients et les suites fâcheuses. J'ai fait voir combien M. Ségalas s'était mépris à ce sujet, et combien il avait eu à regretter, dans plusieurs circonstances, d'avoir agi avec une hasardeuse précipitation. Quant au chirurgien de la Charité, je ne puis comprendre qu'il ait songé, pour soutenir sa thèse, à se prévaloir de la nécessité où l'on se trouve quelquefois d'opérer

instantanément, quelles que soient les conditions au milieu
desquelles le malade est placé. Je ne m'attacherai donc point à
réfuter l'un après l'autre les motifs sur lesquels il s'est fondé
pour se mettre pour ainsi dire en dehors de la pratique ordinaire. Je me bornerai à lui faire observer qu'il y a, pour les
opérations chirurgicales, une distinction fort importante à
établir, qui paraît avoir échappé au savant professeur, et sur
laquelle on n'a point, en général, assez insisté, eu égard surtout à la grande influence qu'elle est appelée à exercer sur le
résultat de l'opération. Les maladies qui réclament l'intervention de la chirurgie, forment deux grandes classes. Dans
l'une, se trouve tout ce qui est accident, événement imprévu,
violence fortuite, etc. ; ici le chirurgien doit, par-dessus toutes
choses, s'occuper de la circonstance actuelle; pour lui, l'état du
sujet est généralement bon, puisqu'il s'agit d'une personne qui
était en pleine santé quand elle fut victime de l'événement
qui la rend passible d'une opération, outre qu'il y a urgence, et
que souvent même on ne peut pas, sans danger, laisser perdre
un seul instant. Les exceptions sont rares. Dans l'autre classe,
qui est plus nombreuse, sont compris les cas d'opérations
préparés de longue main par un travail morbide qui s'accomplit dans un organe ou dans un appareil d'organes plus ou
moins importants : l'influence de ce travail détermine de
grands changements dans la partie malade; bien plus même,
elle ne demeure point bornée au lieu affecté, mais s'étend aux
tissus voisins, en modifie la texture, en altère les actions, d'où
résulte un ensemble d'états morbides qui réagissent les uns sur
les autres, en sorte que le chirurgien doit étudier chacun de
ces états séparément, afin d'apprécier la manière dont il se
comportera eu égard à l'opération et à ses résultats. Ces remarques s'appliquent à l'affection calculeuse plus qu'à toute
autre, elles peuvent fournir le texte d'une belle leçon à un
professeur chargé de préparer les esprits des élèves aux grandes vérités de l'art chirurgical. Quoique la manie du jour soit

de se jeter dans les opinions excentriques, pour faire, comme on dit, du nouveau, j'aime à croire que je ne serai plus dans la nécessité de revenir sur les inconvénients et les dangers d'une pratique irrationnelle. Si mon espoir était déçu, ce serait dans un autre ouvrage que j'aurais à traiter la question ; il me suffit ici de l'énoncer.

CHAPITRE IV.

Du traitement médical après l'opération.

Nous allons trouver encore ici une nouvelle preuve que le traitement ordinaire de l'affection calculeuse est soumis à l'empirisme et à l'esprit de système. Je ne parle pas du traitement général, car il ne diffère pas de celui qu'on emploie après toutes les grandes opérations, mais de la conduite qu'on tient lorsque la convalescence touche à sa fin, et que le malade peut être considéré comme guéri, sous le point de vue chirurgical. Presque toujours alors on le perd de vue : s'il est à l'hôpital, on marque sa sortie, et l'on n'entend plus parler de lui ; s'il est étranger, il retourne au sein de sa famille ; dans tous les cas, dès qu'il a terminé avec son chirurgien, il revient aux conditions de la vie ordinaire. Cependant il se présente ici plusieurs circonstances importantes, qui entraînent souvent des suites graves, et sur lesquelles je veux appeler l'attention des praticiens et des malades.

Une particularité qui saute aux yeux, rend raison de divers phénomènes dont je vais donner l'indication. La vessie s'est trouvée pendant longtemps sous l'influence d'une stimulation produite par un corps étranger, et qui a même provoqué, dans les parois de ce viscère, une série de désordres qu'on peut voir énumérés dans mon Traité. Privée de ce stimulus permanent, après l'opération, la vessie se contracte avec moins de force; elle tombe même quelquefois dans une sorte de collapsus, qui ne lui permet pas de se débarrasser librement et entièrement de l'urine. Aussi n'est-il pas rare que cette dernière demeure trouble, fétide et chargée de mucosités; le malade la rend fréquemment et avec lenteur; en un mot, on observe tous les symptómes qui se font remarquer dans la paresse, dans l'atonie de la vessie. Cet état dure parfois très peu de temps; à mesure que la santé et les forces se rétablissent, la vessie recouvre sa contractilité normale, et ses fonctions s'accomplissent dès lors avec régularité. Mais fort souvent aussi, surtout chez les vieillards qui ont la prostate engorgée, et chez les sujets faibles ou qui ont souffert longtemps de la pierre, l'atonie vésicale persiste et fait même des progrès; le catarrhe se déclare, et, sous son influence, surgissent de nouveaux phénomènes morbides. Le plus communément une nouvelle pierre se forme; il y a ce qu'on appelle de la gravelle blanche ou grise, que la vessie n'a pas la force d'expulser, de sorte qu'elle séjourne dans ce viscère, s'y développe, grossit, et rend, au bout de quelques mois, une nouvelle opération nécessaire. La plupart des observations, si peu rares, de prompte récidive du calcul, constatent l'exactitude de ce que je viens de dire. Cependant on n'a point songé à combattre cette disposition morbide, bien que l'art possède contre elle des ressources à peu près certaines.

Il y a une première distinction à établir, suivant que le malade a été opéré par la cystotomie ou par la lithotritie. On n'a effectivement qu'à se rappeler les effets produits sur la vessie par l'une et l'autre opération pour saisir les indications qui se présentent.

J'ai dit, dans le Parallèle et dans le Traité de l'affection calculeuse, au sujet des récidives de la pierre, que cette reproduction était moins à craindre après la lithotritie qu'après la cystotomie, parce que la première opération provoque des désordres moins considérables dans la vessie, parce que les malades guérissent plus sûrement et plus complétement de l'état catarrhal qu'entraîne trop souvent le séjour prolongé d'un calcul dans ce viscère. C'est là, aujourd'hui, un fait incontestablement acquis à la science, et qui ne peut manquer d'avoir une grande portée, bien que l'esprit de système d'une opposition qui déjà n'ose plus se montrer, ait affecté de n'en pas tenir compte. Cette importante donnée aura une grande influence sur le sort des calculeux. Je dois rappeler aussi que l'action des instruments de la lithotritie sur les parois vésicales, dans les explorations qu'on pratique pour constater la guérison, après que tous les phénomènes morbides ont disparu, ont pour effet direct d'activer la contractilité de la vessie, qui, par cela seul, se trouve mieux disposée à se débarrasser complétement de l'urine. Il n'y a qu'un petit nombre d'exceptions, qui se rapprochent de ce qu'on observe après la cystotomie, et dont je ne tarderai pas à m'occuper. Ainsi, dans la généralité des cas, le traitement médical, après la lithotritie, se réduit à examiner la nature de l'urine rendue par le malade, et à observer ce qui se passe dans l'émission de ce liquide.

Si l'urine est limpide, sans odeur insolite, sans dépôt en suspension dans le liquide ou ramassé au fond du vase par le refroidissement et le repos, s'il n'y a point de sable, si les besoins d'uriner sont éloignés, si le malade peut y satisfaire instantanément et sans douleur, il n'y a rien à faire que d'engager la personne à boire abondamment aux repas et dans les intervalles, et de lui recommander les boissons douces, rafraîchissantes, légèrement diurétiques. S'il se produit du sable ou un dépôt pulvérulent d'acide urique en grande quantité, et d'une manière permanente, il ne faut pas perdre le malade de vue. Quand ce sable ou ce dépôt diminue à mesure que le sujet rentre dans les conditions normales, on attend; dans le cas contraire, on applique le traitement médical de la gravelle rouge.

Lorsqu'au contraire l'urine est trouble et fétide, qu'il s'y forme un dépôt gris ou blanc par le refroidissement, que les besoins d'uriner sont rapprochés, et que l'urine ne coule ni avec liberté ni sans douleur, un traitement spécial devient nécessaire. Ces cas rentrent dans la catégorie de ceux qu'on observe le plus communément après la cystotomie, et les moyens à employer alors ne diffèrent point après l'une et l'autre opération.

Après l'extraction de la pierre par la cystotomie, on s'occupe généralement peu ou point de la vessie. La plaie du périnée ou de l'hypogastre et les accidents consécutifs de l'opération fixent seuls l'attention du chirurgien, et aussitôt que la plaie est cicatrisée, on abandonne le malade à lui-même. C'est suivre une mauvaise marche dans la pratique de cette partie de la chirurgie. Non seulement, en retirant la pierre, on enlève tout à coup un stimulus auquel la vessie était accoutumée, mais encore les manœuvres agissent sur le tissu propre du viscère, avec assez de violence pour que celui-ci ne puisse de longtemps reprendre l'exercice normal de ses fonctions, qui se trouvent d'ailleurs totalement suspendues, pendant un laps de temps plus ou moins long, par le fait même de l'opération. Aussi suffit-il de suivre quelques malades en convalescence après la cystotomie pour se convaincre que la plupart urinent avec lenteur, qu'ils ont surtout de la peine à commencer, que le jet est faible, ou plutôt qu'il n'y a point de jet, et que le liquide tombe presque perpendiculairement ; chez plusieurs, l'urine est foncée en couleur, fétide, épaisse ou muqueuse, et si l'on sonde le malade immédiatement après qu'il a uriné, on trouve encore dans sa vessie une certaine quantité de liquide, souvent même plus trouble et plus épais que celui qui vient d'être rendu d'une manière spontanée. Cette épreuve est décisive : la vessie ne se vide pas entièrement ; l'urine, par son séjour plus ou moins prolongé dans le réservoir, fait naître et entretient une irritation, une phlegmasie, qui peuvent passer à l'état morbide qu'on a désigné sous le nom de catarrhe vésical chronique, et qu'on a considéré à tort comme une maladie incurable. Sous l'influence de cette atonie et de cette phlegmasie de la vessie, la pierre se reproduit fréquemment, soit que des graviers venus des reins ne puissent point être expulsés, soit que d'autres se forment dans la poche urinaire elle-même, ce qui n'est point rare.

Mais, dans ces cas, aussi bien que dans tous ceux où l'on est appelé à introduire une sonde dans la vessie, il faut procéder avec les plus grandes précautions. Si le malade a été opéré par le périnée, on ne perdra pas de vue que le col de la vessie conserve pendant longtemps une grande sensibilité : on se servira, de préférence, des sondes d'une grosseur moyenne et à courbure fixe, dont l'extrémité longe plus sûrement la paroi supérieure de la partie profonde de l'urètre. En négligeant cette précaution, le passage de l'instrument irrite le canal, et au lieu d'en émousser la sensibilité par le fait de l'habitude, il l'exalte, au contraire, et suscite une sorte de névralgie ; tandis qu'en la prenant, l'introduction s'accomplit avec une facilité de plus en plus grande, et la douleur diminue progressivement, à tel point que, quand le traitement se prolonge, les malades ne tardent pas à apprendre à faire eux-mêmes les injections. Il faut avoir soin de ne jamais introduire une trop grande quantité de liquide à la fois, car toute surdistension de la vessie entraîne de graves inconvénients.

On rencontre cependant des cas qui résistent, et malgré tout ce qu'on peut tenter, la vessie demeure paresseuse, l'affection catarrhale refuse de céder. C'est ce qui arrive principalement chez certains vieillards épuisés et chez les sujets atteints de lésions profondes à la prostate. Il n'en faut pas moins continuer l'usage de la sonde et des injections, non plus alors comme moyens curatifs, mais uniquement pour prévenir la paralysie de la vessie, le passage du catarrhe à l'état chronique, et la formation d'une nouvelle pierre. Je suis parvenu ainsi à faire vivre pendant quelques années des personnes qui paraissaient être vouées à une mort prochaine et certaine. Il est vrai qu'une infirmité grave subsiste, et que les malades sont assujettis à se sonder plusieurs fois par jour ; mais on attachera peu d'importance à un si faible inconvénient, pour peu qu'on le mette en regard des résultats qu'entraînerait la négligence des précautions qu'il impose. C'est dans quelques-uns de ces cas qu'on est conduit à faire porter une sonde en permanence. Cette pratique est surtout indiquée quand les malades sont peu adroits, qu'ils ne savent pas se sonder, et que chaque introduction est douloureuse. On sait d'ailleurs que les sondes à demeure font peu souffrir, et que leur présence dans l'urètre est sans inconvénients graves. Mais il ne faut pas se dispenser de faire des injections ; il ne faut pas non plus laisser longtemps la sonde en place, et, en la retirant, il est bon de s'assurer du moment où un dépôt calcaire commence à s'effectuer près des yeux. Si ce dépôt était rapide et abondant, on devrait changer la sonde plus souvent, ou du moins la nettoyer.

Que la pierre ait été extraite par la taille, ou détruite par les procédés de la lithotritie, le traitement consécutif dont je viens de poser les bases ne présente pas de différences notables.

Mais il existe des cas dans lesquels l'état morbide de la prostate est la cause principale des désordres. Cet état devient en même temps un obstacle à l'emploi de la sonde, ou du moins l'irritation que l'instrument produit, en passant au col de la vessie, inquiète et fatigue le malade. De tels cas deviennent parfois très embarrassants, surtout lorsque les sondes en permanence font souffrir. C'est un point dont je m'occuperai en détail dans le deuxième volume du Traité pratique sur les maladies des organes génito-urinaires. Qu'il me suffise pour le moment de faire remarquer que ces cas rentrent dans la catégorie de ceux où des lésions profondes de la prostate finissent par entraîner la mort. Le chirurgien et le malade

roulent ici dans un cercle vicieux : on ne peut vivre sans
uriner, mais la vessie a perdu la faculté de se débarrasser,
et la sonde provoque des accidents.

Indépendamment de tous ces cas, dans lesquels les graviers
se forment sous l'influence d'une affection catarrhale de l'appareil urinaire, avec ou sans atonie de la vessie, on en trouve
d'autres, même assez nombreux, dans lesquels les malades reproduisent l'ensemble des phénomènes qu'ils offraient avant
d'être calculeux : leur vessie possède sa contractilité normale ;
ils urinent aisément, mais ils rendent avec l'urine de la gravelle
rouge, noire ou jaune, et de nature semblable ou analogue à
celle de la gravelle primitive, ou de la pierre qu'on a retirée.
Or, nous avons vu que ces espèces de gravelles se forment
spécialement dans les reins, par suite d'un simple trouble
fonctionnel de ces organes. L'identité des dépôts de l'urine ne
permet pas de révoquer en doute l'influence d'une même cause
et d'une même disposition morbide ; par conséquent, si, par
le traitement que j'ai indiqué, on ne parvient pas à corriger la
disposition vicieuse des reins, on n'a que de trop justes motifs
de craindre qu'il ne se développe une nouvelle pierre, puisque
les circonstances n'ont pas changé. Ces cas se rapprochent de
ceux que j'ai déjà passés en revue, et dans lesquels on avait
eu à combattre la gravelle d'acide urique, d'oxalate calcaire
ou de cystine. La différence apparente ici tient à ce que les
malades ont déjà eu la pierre, tandis que, dans les cas précédents, ils n'étaient que disposés à devenir calculeux. A la vérité, cette différence a plus de portée qu'on ne le croirait au
premier abord ; car on a vu qu'un grand nombre de personnes
qui ont longtemps souffert de la gravelle, n'ont cependant
jamais eu la pierre, d'où l'on serait porté à conclure qu'il
manque à l'urine et aux dépôts pulvérulents quelques principes nécessaires à la production d'un calcul proprement dit.
Or, quand il y a déjà eu pierre, on ne peut pas croire que ces
éléments manquent. C'est un motif de plus pour aller à le re-

cherche des causes auxquelles se rattache le vice de la sécrétion rénale, et pour insister longtemps, avec sévérité, sur les moyens aptes à les combattre et à les détruire. La pratique m'a présenté un assez grand nombre de cas qui rentrent dans la classe de ceux dont il s'agit, et dans plusieurs desquels j'ai eu à continuer longtemps le traitement, à varier les moyens indiqués, soit pour arriver à connaître celui qui avait le plus d'action, soit pour prévenir les effets de l'habitude. Il serait inutile d'ajouter de nouvelles preuves à celles que j'ai déjà fournies pour établir l'efficacité des moyens que je propose, et dont j'ai donné la liste, tout en faisant connaître les diverses modifications dont leur emploi est susceptible. Le tableau des récidives de la pierre après la taille et après la lithotritie, que j'ai publié dans mes Recherches de statistique, est la meilleure preuve que je puisse produire des heureux résultats de mon traitement médical, et aussi de ce que j'ai dit relativement à l'influence des manœuvres de la lithotritie sur les parois vésicales. En effet, toutes choses égales d'ailleurs, il y a eu beaucoup moins de nouvelles pierres après la lithotritie qu'après la cystotomie, et, en général, les récidives ont été peu fréquentes chez mes malades comparativement à ce qu'on observe quand le sujet est abandonné aux seuls soins de la nature : plusieurs même tenaient à des causes spéciales, qui ont été indiquées, ou à la négligence des malades, dont quelques-uns étaient d'une insouciance extraordinaire. Voici un nouveau fait de récidive.

M. Deschamps, sexagénaire, d'une constitution encore forte, éprouvait depuis longtemps les symptômes de la gravelle. Il avait rendu plusieurs graviers, les uns granuleux, inégaux, friables, les autres lamelleux, lisses et très durs. Un de ces derniers, oblong et arrondi, avait huit lignes de long, sur quatre et demie de large et trois d'épaisseur ; son expulsion avait occasionné de fortes douleurs. A la fin, le malade cessa de rendre des graviers ; mais les douleurs à la région des reins persistèrent ; d'autres, non moins vives, se manifestèrent au périnée, au pubis, et surtout à l'extrémité de la verge. La persistance de ces symptômes, malgré les calmants auxquels on eut recours, détermina le malade à venir me consulter. Il croyait n'avoir que la gravelle : les troubles survenus du côté de la vessie me firent présumer que des graviers étaient restés dans ce viscère; le cathétérisme convertit mes soupçons en certitude, et les calculs vésicaux furent détruits par les procédés de la lithotritie. Ils étaient nombreux, fort durs, et de même nature que les graviers précédemment rendus. Le malade négligea les soins qui lui furent prescrits; quelque temps après, il recommença à souffrir de la gravelle, et une nouvelle pierre se forma. Si M. Deschamps avait différé plus longtemps de recourir au cathétérisme, les calculs vésicaux auraient grossi et déterminé des altérations plus ou moins graves, qui auraient rendu la lithotritie impraticable.

Les graviers dont il est ici question diffèrent, aussi bien que dans les autres cas, des calculs proprement dits, par l'homogénéité de leur composition. Il est rare que les différentes couches qui les constituent, même quand ils ont un grand volume, ne soient pas de la même nature, ce qui constate un état de simplicité dans le vice qu'il s'agit de détruire, tandis que les calculs offrent le plus ordinairement un assemblage de dépôts divers, qui ne permettent pas de douter que l'état morbide soit plus compliqué, qu'il ait déjà parcouru différentes phases et divers degrés. Cette remarque est de la plus haute importance lorsqu'il s'agit de diriger un traitement médical propre à modifier l'action des reins chez les personnes qui ont longtemps souffert. Pour ce qui est des graveleux, la question se réduit à des termes plus simples. Cependant, j'ai dans ma collection quelques gros graviers de récidive, rendus spontanément, et dont la dernière couche commence à différer de celles du centre par sa nature. J'ai cité, entre autres cas, celui de M. Heim, qui, à la suite d'un traitement simple, rendit un gravier, du volume d'un haricot, dont le centre était d'acide urique et la couche extérieure d'urate de soude. Ces sortes de cas sont loin d'être rares, surtout quand les malades ont beaucoup souffert, et qu'ils se sont soumis à certains traitements spéciaux qui exercent sur la nature des concrétions urinaires une influence bien différente de ce qu'ont pu faire croire des expériences récentes. Je rapporterai ici l'exemple de M. Barbot-Duplessis; je n'avais pas dirigé le traitement médical, et ce ne fut qu'après en avoir suivi un pendant fort longtemps sans nul profit, que ce malade vint me consulter. Parmi les graviers qu'il avait rendus, on voyait sur les plus gros une couche grise, indiquant la prédominance des phosphates dans l'urine. Il y a même des circonstances, mais peu communes, et qu'on peut considérer comme exceptionnelles, dans lesquelles de petits graviers offrent un noyau et une écorce de nature différente. C'est ce qui avait lieu chez un malade du département de la Haute-Loire, qui réclama mes soins en 1838, et qui avait rendu une gravelle d'acide urique, allongée, très grêle, dont le centre était d'oxalate calcaire. J'ai dans ma collection plusieurs échantillons de gravelles ainsi constituées. Chez un autre sujet, l'un des graviers était creusé au centre d'une cavité, tapissée par une couche noire, qui paraissait être le résidu d'un caillot de sang desséché.

Mais, je le répète, ce sont là des cas qui sortent de la règle commune. Le plus ordinairement, tous les graviers rendus dans un laps de temps donné sont de même nature au centre et à la circonférence, indice certain d'une régularité et d'une uniformité dans le trouble de la sécrétion rénale, qu'on retrouve rarement chez les calculeux, surtout lorsque la maladie date déjà d'une époque ancienne. Il faut tenir compte de cette circonstance dans le traitement médical, suivant que la gravelle qu'il s'agit de combattre a été précédée ou non de la pierre; car, bien qu'il ne soit question là que de fort petites différences, du moins dans la grande majorité des cas, elles suffisent quelquefois, quand on les néglige, pour faire échouer.

J'ai dit que certains malades continuent de rendre des graviers quoiqu'ils aient une pierre dans la vessie, et que la pratique en fait même assez fréquemment passer sous les yeux de l'observateur attentif. D'autres, qu'on peut jusqu'à un certain point rapprocher de ceux-là, recommencent à expulser des graviers presque aussitôt après l'extraction du calcul vésical. J'ai déjà parlé de MM. Érard, Bénézet, Dufrenne, Dupuch, etc., dont l'urine charriait de la gravelle rouge, même pendant le cours du traitement. M. Houdoin, de Dourdan, que j'ai opéré en 1833, a également recommencé à rendre des graviers peu de jours après la dernière exploration, qui constata que la guérison était complète.

Dans tous ces cas, les nouveaux graviers sont de même nature que la pierre; par conséquent, il s'agit d'une même direction morbide imprimée à la fonction rénale. Sous ce rapport, le traitement est simple; mais la surabondance dans l'urine de matière susceptible d'être déposée ou de se solidifier suffit pour faire pressentir que le rein est fortement vicié, et qu'il faudra un long traitement pour ramener la fonction de cet organe à l'état normal.

Il y a des circonstances où tout traitement est inutile; malgré toutes les précautions imaginables, la gravelle se reproduit, soit qu'il n'y ait eu qu'elle d'abord, soit que les malades aient été atteints de la pierre. Mais il est rare que, dans ces cas de récidive, les malades soient assez peu soucieux de leur conservation pour laisser prendre un développement considérable à l'affection secondaire, à moins toutefois que le gravier ne soit arrivé dans la vessie sans provoquer, ce qui est rare, aucun symptôme spécial. Entre autres faits de ce genre, je citerai celui de M. Lepaute, que j'avais opéré en 1834, et qui, à la fin de 1837, éprouva tout à coup, au col de la vessie, une sensation que son ancienne pierre lui avait trop bien fait connaître; l'existence d'un gravier fut reconnue, en mon absence, par M. Ledain : au moyen de bains prolongés, de boissons abondantes et de lavements, ce corps étranger fut expulsé, mais non sans de vives douleurs, qui cependant n'eurent aucune suite. Ainsi, dans le plus grand nombre des cas, les malades atteints de récidive saisissent au vol le premier symptôme. Qu'il soit question ou d'un traitement médical ou d'un moyen chirurgical, ils se hâtent d'y avoir recours, et se mettent ainsi à l'abri des résultats fâcheux qu'entraînerait la négligence. Quelques-uns néanmoins vivent avec la même incurie qu'au temps de leur ancienne pierre; comme la première fois ils se faisaient illusion sur la nature et les conséquences des symptômes qu'ils éprouvaient, de même, quand il recommencent à rendre des graviers, ils se persuadent qu'ils n'auront pas de pierre tant que ces corps sortiront; or, beaucoup se trompent, car on a vu qu'il n'est pas rare que les calculeux expulsent des graviers. C'est surtout quand la maladie se reproduit avec un cortège d'accidents légers, un très petit sable dans l'urine, ou quelques graviers seulement, sans coliques néphrétiques, et sans douleurs, sinon des souffrances vagues et indéterminées, que les malades timorés aiment à se tromper eux-mêmes. L'absence de tout symptôme caractéristique manque rarement de leur devenir funeste; car, de même qu'ils ont négligé la gravelle, ainsi ils négligent les premiers avertissements de la pierre, et ne réclament les secours de la chirurgie que quand il n'est plus temps d'y recourir. Mais j'ai déjà insisté assez sur ce point pour n'avoir plus à y revenir ici.

CHAPITRE V.

Du traitement médical dans les cas où toute opération est impossible.

Il est une série de circonstances dans lesquelles un traitement médical est la seule ressource qui reste à déployer contre l'affection calculeuse. C'est, 1° quand la pierre ne peut être atteinte par les procédés chirurgicaux, comme lorsqu'elle est située soit dans les reins, soit dans les uretères, ou enchâssée dans les parois de la vessie, dans le tissu de la prostate; 2° quand, par son volume et les désordres qu'elle a provoqués, ou par des états morbides en dehors de sa sphère, elle rend l'application des moyens de l'art trop difficile ou trop dangereuse; 3° enfin, quand le malade repousse absolument toute espèce d'opération.

I. Il n'est malheureusement pas rare de rencontrer des sujets chez lesquels on soupçonne l'existence de calculs dans les reins ou les uretères. Mais on n'est point encore parvenu à trouver les moyens de convertir ce soupçon en certitude, et il serait plus qu'imprudent de se hasarder à tenter une opération grave sur d'aussi vagues indices que ceux qu'on peut se procurer. Les malheureux placés dans cette cruelle position sont donc condamnés à souffrir et mourir, et l'autopsie seule vient ensuite mettre à même de vérifier l'exactitude du diagnostic qu'on avait porté, ou prouver qu'on s'était trompé. J'ai fait connaître, dans mon Traité, les principaux faits de ce genre que la science a enregistrés.

Cependant le praticien ne peut ni ne doit se condamner à une inertie complète. Un devoir impérieux lui prescrit de chercher au moins à soulager, s'il ne peut guérir. C'est dans

ce but qu'il appelle à son secours les ressources de la médecine. A la vérité, ces ressources sont souvent inutiles, et il
devient d'autant plus embarrassant de les appliquer qu'on
manque de données précises pour établir le diagnostic d'une
manière rigoureuse. Quoi qu'il en soit, et quelque graves que
soient les circonstances, le praticien doit des secours au malheureux malade. Il mettra successivement en usage les divers
moyens propres à calmer la douleur, à tenir l'urine abondante.
Les antiphlogistiques, les sédatifs, les préparations alcalines, etc.,
seront employés de la même manière que pour combattre la
gravelle opiniâtre soit dans les reins, soit dans les uretères.
Le résultat de ce traitement est parfois plus avantageux qu'on
ne pense. J'ai vu des malades qui vivaient depuis plusieurs
années avec tous les symptômes d'un calcul rénal. Les nombreuses histoires qu'on a recueillies à cet égard, et que j'ai
rappelées ailleurs, constatent de la manière la plus péremptoire
que les désordres produits par ces corps étrangers sont quelquefois très lents à s'accomplir, qu'il y a des interruptions, des
suspensions prolongées de tous les phénomènes morbides, qu'en
conséquence un traitement médical bien dirigé peut avoir
quelque utilité. C'est dans ces cas surtout qu'il convient de
recourir aux préparations alcalines, aux eaux de Carlsbad, de
Contrexeville, de Vichy, mais sans jamais perdre de vue que
le traitement sera fort long, et qu'il faudra varier les moyens,
de manière à prévenir les effets de l'habitude. Les indications,
quoiqu'elles présentent des nuances à chaque cas, sont en
général faciles à saisir : de plus longs détails à cet égard seraient
d'autant plus déplacés, que je me verrais réduit à répéter ce
que j'ai déjà dit précédemment.

II. J'ai fait connaître, dans un appendice du Parallèle, une
série de cas relatifs aux calculs vésicaux, dans lesquels le volume
ou la situation de la pierre et certaines lésions organiques, dont
on trouve la longue exposition dans mon Traité, rendent toute
opération difficile, dangereuse, même impossible. La méde-

cine est souvent appelée, dans ces circonstances graves, à donner des secours aux malheureux malades, et quelquefois alors sa tâche devient plus pénible à remplir qu'on n'aurait pu le croire. J'ai indiqué, soit dans ce travail, soit dans mes publications précédentes, un certain nombre de faits qui ont mis en toute évidence l'efficacité d'un traitement médical convenablement dirigé. Pour les détails de ce traitement, je renvoie au paragraphe suivant, dans lequel on verra les cas où ce sont les malades eux-mêmes qui ont refusé l'opération de la taille. Dans l'une et l'autre séries de cas, le traitement médical ne diffère pas d'une manière notable. Toutefois il y a une distinction importante à faire; on ne perdra pas de vue que, dans les circonstances dont il s'agit ici, la gravité manifeste des désordres entraînés par la maladie arrête le chirurgien. Par conséquent, il y a moins à compter sur les ressources de l'art, tandis que, dans les cas dont je vais m'occuper, l'opération est encore possible; les désordres étant moins avancés, et les circonstances moins graves, il est rationnel de compter davantage sur l'efficacité des moyens dont je ferai l'exposé sommaire, après avoir cité encore quelques nouveaux faits.

Tous les jours, la pratique offre quelques-uns de ces cas graves dans lesquels les accidents débutent par une gravelle simple, si bénigne même, en apparence, que les malades sont à peine portés à prendre souci de leur état. Tant qu'ils rendent du sable ou des graviers, ils se croient à l'abri de la pierre; dès qu'ils cessent d'en rendre, ils pensent être guéris de la gravelle, et ne s'inquiètent nullement du calcul dont ils peuvent être atteints; qu'ils souffrent peu, ou qu'ils soient retenus par la crainte ou par d'autres circonstances, dont j'ai fait connaître les principales dans l'un des chapitres précédents, ils ne viennent réclamer les secours de l'art que quand toutes les ressources sont impuissantes. Je me rappelle entre autres un vieillard de Paris, M. Leclerc,

âgé de soixante-quinze ans, qui se félicitait, au sein de sa famille, de n'avoir plus la gravelle depuis six années, et de ne
plus éprouver que quelques petites infirmités, comme difficulté d'uriner, catarrhe de vessie, et douleurs vagues à l'occasion du moindre exercice. Tout à coup les accidents prirent
une marche effrayante : je fus appelé. L'orifice de l'urètre
étant fort étroit, il fallut l'inciser pour pratiquer le cathétérisme. La vessie contenait des corps étrangers, mais la lithotritie était impraticable; tous les moyens mis en usage pour
diminuer les contractions vésicales furent inutiles; d'ailleurs,
l'état général était si mauvais que la mort survint en peu de
jours.

Les médecins eux-mêmes, lorsque la pierre les attaque, en
sont point à l'abri des méprises qui deviennent funestes à tant
de calculeux, quand une particularité quelconque dans la
marche de la maladie leur fait prendre le change sur la
nature de cette dernière. J'ai parlé de M. Guerbois, qui
croyait ne point avoir de calcul parce qu'il rendait de temps
en temps des graviers, et qui laissa la maladie locale prendre
un si grand développement qu'elle amena un épuisement complet, que tout traitement spécial fut impuissant pour apaiser
les douleurs de vessie, et qu'il fallut recourir, comme moyen
extrême, à la cystotomie, qui entraîna la mort. Je citerai aussi
M. Distel, chirurgien de Charles X. Ce praticien m'a présenté
un cas absolument semblable; il rendait des graviers en grande
quantité, sans éprouver de vives douleurs. La gravelle disparut : cependant il continua d'y avoir de la gêne et de l'embarras vers la région de la vessie. Un des hommes les plus
habiles de la capitale fut consulté : il sonda M. Distel, sans
trouver de pierre. Cette circonstance entretint le malade dans
une sécurité qui lui devint fatale. Lorsque l'illusion cessa, la
maladie était au-dessus des ressources de l'art, et la mort eut
lieu au milieu des plus vives angoisses, dont rien ne put diminuer la violence.

M. Frémont, de Crespy, âgé de cinquante-sept ans, vint me consulter en 1833, et me montra une boîte remplie de graviers granuleux d'acide urique qu'il avait rendus, dans l'espace de quelques années, à la suite de coliques néphrétiques. Ces graviers, dont plusieurs assez gros, étaient de forme singulière, et remarquables surtout par le mode d'agglomération des grains qui les constituaient. Du reste, ils avaient si peu de consistance, au moment de l'émission, que la pression des doigts suffisait pour les écraser, ou plutôt pour en désunir les grains; ils durcissaient en se desséchant. Le malade avait pris beaucoup de bains et une grande quantité de boissons adoucissantes; mais il ne voulait point entendre parler de la sonde. Cependant les douleurs augmentèrent du côté de la vessie et de l'urètre; l'urine prit un caractère catarrhal, la santé s'altéra, il survint des accès de fièvre, l'appétit diminua, le sommeil fut troublé, l'amaigrissement fit des progrès rapides; les moyens jadis efficaces ne calmaient plus les douleurs. C'est alors que je fus consulté. Il était trop tard; la vessie contenait deux grosses pierres, la constitution était ruinée, des souffrances atroces se faisaient sentir. L'opération par la lithotritie se trouvant écartée, il fut décidé, dans une consultation avec MM. Marjolin et Sanson, qu'on aurait recours à la cystotomie, comme moyen extrême, et le seul qui offrît quelques chances de succès. Mais notre espoir fut déçu, et le malade succomba.

M. Rollet, de Paris, âgé de soixante-dix-neuf ans, avait la pierre depuis longtemps. Les douleurs étaient atroces et continues; le malade voulait y mettre un terme, et demandait à être opéré; mais son état général était si mauvais qu'il me parut convenable de temporiser. Des lavements opiacés, des boissons abondantes et un repos absolu amenèrent bientôt une diminution des souffrances. En continuant l'emploi de ces moyens, je parvins à rendre très supportables les derniers moments du malade.

Ces faits, auxquels j'en pourrais ajouter beaucoup d'autres, prouvent qu'à une période si avancée de la maladie, on doit rarement compter sur l'efficacité d'un traitement médical, quelque énergique qu'il puisse être, et quoique l'état général du sujet semble permettre d'espérer un meilleur résultat.

Heureusement qu'en regard de ces mécomptes se présentent quelques cas qui viennent relever le courage du praticien. J'en ai vu plusieurs dans lesquels les moyens indiqués ont produit les effets les plus satisfaisants, et ont permis de prolonger pendant plusieurs années une existence qui menaçait de s'éteindre au milieu des angoisses effroyables qu'entraîne la présence d'une grosse pierre dans une vessie fortement hypertrophiée. Dans quelques-uns même de ces cas, le résultat a dépassé toutes les prévisions. Entre autres faits de cette espèce, je rappellerai celui de M. Mignot, qui a obtenu d'un traitement prescrit par moi une diminution de ses souffrances, telle que quatorze ans après il continuait de vivre assez tranquille au sein de sa famille. Des renseignements inexacts m'avaient fait croire que ce malade avait succombé ; heureusement, il n'en est rien. Au bout de quelques mois de l'emploi des moyens qui lui avaient été conseillés, les accidents de la pierre, qui étaient excessivement graves, diminuèrent d'une manière notable, les besoins d'uriner devinrent moins fréquents, les douleurs et les efforts dont s'accompagnait l'excrétion de l'urine s'affaiblirent dans la même proportion, et finalement la vie redevint supportable. Ce n'est que de loin en loin que M. Mignot éprouve quelques crises de douleur qui ont peu de durée.

III. Il est des malades qui, à l'exemple de Franklin, pensent que les chances de la taille ne sont point en leur faveur, et refusent formellement de s'y soumettre. La position du praticien devient alors d'autant plus embarrassante que l'opération laisse moins d'espoir, que le résultat est fort incertain, et qu'en balançant les chances, on trouve plus de motifs de craindre une fâcheuse issue que de compter sur la guérison. En pareil cas, c'est un devoir pour lui de ne point la proposer, ou du moins de ne la conseiller qu'avec beaucoup de réserve. Insister pour la faire agréer, et déguiser les suites qu'elle peut entraîner pour amener le malade à la supporter, serait mal remplir la mission qu'il a reçue. Il doit, au contraire, respecter la répugnance du sujet, qui s'accorde avec les calculs de la prudence, et recourir à d'autres moyens. J'ai été à même d'observer divers cas de cette nature, et dans plusieurs j'ai eu pendant longtemps à diriger un traitement médical. Ce traitement varie suivant les conditions dans lesquelles se trouve le malade.

Y a-t-il hypertrophie de la vessie, avec racornissement, diminution de capacité, les contractions du viscère sont-elles trop énergiques, les besoins d'uriner trop rapprochés, les efforts trop considérables ? des bains prolongés, des boissons adoucissantes en grande quantité, le repos absolu, la position couchée, le soin d'éviter de faire des efforts quand l'urine cesse de couler, un régime très doux, l'entretien de la liberté du ventre, soit par des lavements, soit par des purgatifs à dose fractionnée, de manière à provoquer une ou deux selles par jour, soit enfin par de très petits suppositoires ; une quantité d'opium graduée de manière à commencer par un quart de grain d'extrait gommeux, pour arriver à deux ou trois grains en quinze jours ; tels sont les moyens les plus efficaces. L'opium, administré par l'anus, est plus propre à modérer les contractions de la vessie : il faut y recourir souvent dans le traitement médical de l'affection calculeuse, soit pour préparer le malade à l'opération, soit comme traitement exclusif, toutefois avec restriction, car beaucoup de praticiens abusent de ce moyen. On ne perdra jamais de vue que l'emploi de l'opium doit être réduit à la nécessité de remplir les deux indications suivantes : 1° calmer les douleurs et les contractions de la vessie, pour faciliter l'application d'autres moyens curatifs ; 2° pallier les accidents lorsque tout traitement actif se trouve écarté. L'opium est une ressource précieuse, mais dont il faut se montrer d'autant plus sobre qu'on sera obligé d'y avoir plus souvent et plus longtemps recours, et dont l'abus aurait de graves inconvénients. Lorsque le sujet peut garder de très petits lavements, c'est la forme qui convient le mieux, et dont on obtient le plus de succès. Il y a quelques précautions à prendre pour faire retenir ces lavements ; d'abord, on administre un lavement ordinaire entier, et immédiatement après qu'il a été rendu, on donne le petit lavement calmant, qui reste sans difficulté, ni coliques. Assez souvent l'habitude produit de bons résultats sous ce rapport : tel malade qui ne pouvait garder les petits lavements au début, finit par les retenir avec la plus grande facilité. Cette circonstance est fort heureuse ; car, je le redis, c'est le meilleur moyen de modérer et d'atténuer les contractions de la vessie chez les calculeux. On proportionne la quantité de l'opium à la violence des contractions et à la susceptibilité individuelle. Assez souvent je prescris le mélange dont j'ai parlé à l'occasion du traitement de la gravelle rouge, et dans lequel l'extrait gommeux d'opium entre à la dose d'un quart de grain, qu'on augmente de la même quantité, tous les deux ou trois jours. Cette dose est même trop forte chez quelques malades ; mais, chez un plus grand nombre, elle est beaucoup trop faible, et ce n'est pas trop d'un demi-grain, même d'un grain entier, pour commencer : il vaut cependant mieux rester en deçà que d'aller au-delà, sauf à agir avec plus d'énergie quand on connaît les effets du médicament sur l'individu.

Au lieu d'extrait gommeux, on peut se servir du laudanum de Rousseau, en commençant par deux ou trois gouttes. Cette préparation est une de celles qu'on emploie le plus généralement.

La plupart du temps, il est plus convenable d'administrer plusieurs quarts de lavements opiacés, durant les vingt-quatre heures, que d'augmenter la dose de l'opium dans chacun.

S'il arrivait que le malade ne pût, en aucune façon, garder

de petits lavements, on lui administrerait les opiacés par d'autres voies ; seulement, ils ne produiraient point alors le même effet, et surtout leur action serait beaucoup plus incertaine.

Les saignées locales et générales sont quelquefois indiquées, dans les cas de grosses pierres avec hypertrophie de la vessie, pour combattre l'état d'éréthisme général qui résulte de la force des contractions vésicales. Cependant il n'en faut user qu'avec modération, soit comme moyen préparatoire à l'opération, soit comme sédatif dans le traitement médical. On n'oubliera pas que, par le seul fait des contractions de la vessie, il survient une apparence de pléthore, qui se dissipe d'elle-même quand on est parvenu à calmer l'irritation du viscère par le repos et les moyens indiqués plus haut, spécialement les opiacés, seuls ou associés aux substances alcalines.

La forme sous laquelle ces dernières substances réussissent le mieux, est celle d'eau alcaline gazeuse, comme l'eau de Vichy. On peut aussi employer tout simplement une dissolution de bicarbonate de soude, depuis quinze grains jusqu'à une once. J'ai vu plusieurs calculeux qui disaient avoir obtenu d'assez bons effets des boissons alcalines ; mais, chez ceux que j'ai pu observer, ces effets ont été fort restreints, et comme le traitement ne se bornait pas à l'emploi des alcalis, j'avoue qu'il m'aurait été difficile d'assigner à chaque moyen la part exacte qui lui revenait dans le résultat obtenu.

En diminuant les contractions vésicales, les préparations opiacées agissent aussi sur le canal alimentaire, et déterminent fréquemment la constipation. C'est un inconvénient, sans doute, mais auquel on remédie avec facilité, de sorte qu'on ne doit en tenir compte que pour le combattre.

Les divers moyens que je viens d'énumérer sont ceux qu'on est le plus souvent à portée d'employer, avec de nombreuses variations commandées par l'état du malade et la spécialité des individus, sans jamais perdre de vue que la présence d'une pierre, dans la vessie, est une cause continuellement agissante de stimulation ; mais on ne peut espérer ici que d'atténuer les effets de cette cause, ce qui rend raison du peu d'efficacité et même de l'inutilité de tout ce qu'on fait, dans un très grand nombre de cas, où l'on a la douleur de voir les désordres persister, s'accroître même, et la mort survenir au milieu des plus vives angoisses ; presque toujours alors l'autopsie révèle des lésions contre lesquelles l'art est absolument impuissant.

Dans les cas moins avancés, une fois qu'on est parvenu, sinon à ramener les contractions vésicales dans leurs limites normales, du moins à les diminuer de manière qu'on n'ait plus à craindre qu'elles causent de désordres, le traitement devient plus facile, le praticien a le temps d'étudier son malade, d'apprécier la marche des phénomènes morbides, et de suivre une série d'expériences, d'après lesquelles il parvient à fixer ses idées sur la valeur absolue ou relative des moyens qui sont à sa disposition. Il est conduit de la sorte au choix de ceux qui doivent avoir le plus de succès dans tel ou tel cas donné, car le même traitement ne convient pas également à tous les cas d'une même série, et savoir bien choisir est une condition de la plus haute importance. Cependant le nombre des moyens entre lesquels on doit opter est assez restreint. Il s'agit toujours des opiacés, à dose variable, des boissons abondantes, légèrement alcalines, des eaux de Bussang, de Carlsbad, de Vichy, etc., des bicarbonates alcalins, en boissons, en lavements et en bains, d'un régime doux, du repos, etc. Ces moyens peuvent être employés simultanément ou successivement, en ayant soin de les proportionner à l'état du malade, à la nature des accidents et aux résultats obtenus. Il faut tenir compte des nouveaux accidents qui se déclarent. On sait que les douleurs de la pierre dépendent essentiellement des contractions vésicales, et que ces dernières sont susceptibles de s'exaspérer sous l'influence de causes souvent inconnues, quelquefois provoquées ; il n'est pas toujours possible d'en obtenir la rémission. Dans les cas dont il s'agit ici, les exaspérations sont fort à craindre, et souvent

elles mettent fin à la vie des malheureux malades, malgré tous
les soins qu'on leur prodigue, et auxquels on est obligé de revenir à chaque retour des accidents.

L'un des phénomènes morbides les plus constants, à une
période avancée de l'affection calculeuse, c'est la phlegmasie
de la vessie, généralement connue sous le nom de catarrhe.
Cette phlegmasie, dont je m'occuperai avec détail dans un
autre ouvrage, présente ici une série de variations qui compliquent gravement la maladie principale. Sous son influence,
la vessie se contracte plus douloureusement et à des intervalles
plus rapprochés ; le passage par l'urètre des matières mu-
queuses que contient alors l'urine est souvent accompagné de
cuissons extrêmement pénibles, à tel point même que, dans
beaucoup de cas, on ne voit que le catarrhe, on ne s'occupe
que de lui ; parfois il n'est que passager, et résulte de la
violence des contractions vésicales, dont la diminution amène
sa cessation spontanée. Ailleurs, au contraire, une fois qu'il
s'est établi, il persiste avec des nuances variables, qui sont
inhérentes au caractère de la maladie, et que souvent on attribue à l'action de tel ou tel médicament, qui n'y a pas la moindre
part. Ce qui réussit le mieux dans ces circonstances, c'est le
repos, la position horizontale, les boissons abondantes, et de
nombreux lavements par quarts ou tiers de seringue, afin que
le malade puisse les garder. Les bains sont quelquefois avantageux ; il y a cependant des cas où ils paraissent exaspérer les
douleurs, en provoquant des besoins d'uriner : il faut alors s'en
abstenir, ou en être fort sobre. Les applications émollientes et
même les saignées, au moins locales, peuvent être réclamées ;
l'emploi de quelques dérivatifs peut aussi devenir utile : les
purgatifs à dose fractionnée m'ont souvent réussi. En un mot,
on essaie tout ce qui est capable d'atténuer les contractions
vésicales, d'accroître la quantité de l'urine, et d'en faciliter
l'émission. L'emploi des substances alcalines n'est pas indif-
férent sous ce rapport. On n'oubliera point que l'urine tend

à devenir alcaline par le seul fait des lésions organiques de l'appareil qui la sécrète et la conserve : or, cet état alcalin de l'urine, résultat soit des lésions organiques, soit de la médication à laquelle on soumet le malade, doit fixer sérieusement l'attention du praticien, qui ne perdra pas de vue que c'est là un état morbide, dont les conséquences peuvent devenir nuisibles lorsqu'il dépasse un certain terme.

Par l'emploi de ce traitement, modifié en raison des circonstances individuelles, j'ai obtenu de très heureux résultats, qui se sont soutenus pendant des années. J'en ai déjà fait connaître plusieurs exemples, et j'aurai encore occasion d'en citer d'autres.

Mais il est des cas où ce mode de traitement demeure sans effet, et je dois même dire que ce sont les plus nombreux. C'est une vérité trop bien établie pour que je me croie obligé de l'appuyer de preuves nouvelles.

En étudiant l'action des calculs urinaires sur l'économie animale, j'ai fait connaître une série nombreuse de cas dans lesquels l'influence stimulante de la pierre produit des effets diamétralement opposés à ceux qu'il est le plus général de rencontrer. Au lieu de surexcitation, d'énergie, de force, d'hypertrophie, on observe, dans les organes mis en contact avec le corps étranger, atonie, faiblesse, appauvrissement, collapsus. La vessie, au lieu d'être racornie et appliquée sur la pierre, se trouve agrandie, et ses contractions sont si faibles qu'elle n'expulse chaque fois qu'une partie de l'urine : cette expulsion elle-même se fait avec lenteur et faiblesse, pour ainsi dire sans jet : l'urine coule presque en bavant, et c'est surtout quand il commence à la rendre que le malade souffre. J'ai dit, dans le Parallèle, que ces cas sont très graves et fort insidieux sous le point de vue chirurgical, et j'ai indiqué en même temps les précautions qu'il convient de mettre en usage pour disposer le malade à l'opération, pour écarter les accidents qu'un tel état de choses peut entraîner.

Dans plusieurs de ces cas, l'opération ne doit point être tentée : c'est donc à un traitement médical que se bornent les soins réclamés par le malade ; mais ce traitement diffère essentiellement de celui que j'ai indiqué pour les calculeux de la première série. Les opiacés, sur lesquels on doit compter le plus chez ces derniers, seraient nuisibles ici, tandis que les injections dans la vessie qui, chez les sujets atteints d'hypertrophie, ne feraient qu'exciter les contractions du viscère et augmenter les accidents de la pierre, deviennent de la plus grande utilité chez les autres. On procède comme je l'ai indiqué dans l'un des paragraphes précédents. Les plus grandes précautions doivent être prises, au début surtout, tant pour introduire la sonde et faire sortir l'urine, que pour pousser l'injection ; en agissant avec force, promptitude et brusquerie, on s'expose à provoquer un mouvement réactionnaire capable d'aggraver l'état du malade et même de causer sa perte. Il importe donc d'introduire la sonde avec lenteur, sans secousse, et une fois par jour seulement : on laisse couler l'urine ; quelquefois, à mesure que la vessie se vide, et que ses parois viennent s'appliquer sur la pierre et l'instrument, le malade souffre ; pour éviter cette douleur, ce qui est une chose fort essentielle, on met le doigt sur la sonde, on adapte le canon de la seringue à celle-ci avant que toute l'urine soit sortie, on pousse l'injection avec lenteur, sans employer de force, on ne laisse s'échapper que les trois quarts environ du liquide qu'on a introduit, et l'on retire la sonde, toujours avec précaution. Chez quelques malades fort irritables, le passage d'une sonde occasionne trop de douleur ; il faut alors préparer l'urètre au moyen des bougies.

En général, peu de jours suffisent pour que l'urètre et la vessie s'accoutument au contact de la sonde et de l'eau tiède. Le liquide de l'injection entraîne, en sortant, les dépôts muqueux et purulents qui séjournaient dans la vessie ; chaque jour ce viscère reprend sa contractilité, et à chaque besoin l'expulsion de l'urine devient plus facile et plus complète. L'état général suit la même progression, et un court espace de temps suffit pour que les malades éprouvent une amélioration sensible. Mais il faut continuer, en rendant seulement les injections moins fréquentes. L'état du malade, le degré d'atonie et de phlegmasie de la vessie et les résultats obtenus servent de guide relativement au nombre des injections et au temps pendant lequel il convient de les continuer.

Le reste du traitement diffère aussi de celui que j'ai tracé pour les cas de la première série. Les substances alcalines ont peu de succès ici ; elles peuvent même devenir nuisibles par une action que j'ai signalée et sur laquelle je reviendrai en traitant de la dissolution ; ce résultat est surtout à craindre quand on les prodigue trop, lorsqu'on en abuse. Le régime doit être plus fortifiant, la boisson moins abondante. D'ailleurs, il n'est point nécessaire de prendre, contre les contractions de la vessie au moment où l'urine cesse de couler, les précautions que j'ai prescrites pour les circonstances précédentes.

Le traitement médical basé sur les principes que je viens d'établir acquiert d'autant plus d'importance, dans cette série de cas, qu'il a souvent un succès inespéré. Par son application, en effet, on fait disparaître, ou du moins on restreint dans d'étroites limites, l'affection catarrhale de la vessie, qui est ici la chose capitale, on arrête les progrès de l'atonie des parois vésicales, on supplée à ce qui manque de contractilité du côté de la poche urinaire, on soutient les forces, et l'on empêche jusqu'à un certain point le calcul de grossir. Il ne faut pas oublier que les malades de cette catégorie souffrent peu de la pierre, à moins qu'avec le temps la vessie ne s'hypertrophie, et qu'il ne survienne les contractions qui sont la conséquence du développement de sa tunique charnue. Les calculeux dont je parle en ce moment peuvent vivre longtemps, non pas sans douleurs, il est vrai, mais avec des douleurs très supportables, qui cessent même par intervalles, au point de laisser croire au malade qu'il

n'a plus de pierre, ce dont je citerai des exemples en parlant
de la dissolution. Le même traitement serait utilement appliqué à des cas d'hypertrophie vésicale, si, comme j'en ai vu
plusieurs exemples, il survenait, à une certaine époque de la
maladie, une diminution plus ou moins prononcée de la contractilité du viscère. Ce sont là des phénomènes dont on ne se
rend pas raison, mais qu'il n'est point rare d'observer. Les
calculeux, après avoir éprouvé tous les accidents des contractions les plus énergiques et les plus prolongées de la vessie,
remarquent un changement, quelquefois subit, dans leur position : ils ne souffrent plus en finissant d'uriner, ils ne sentent
plus le besoin de pousser, de faire des efforts, comme auparavant, mais ils ont de la peine à faire partir le premier flot
d'urine ; les besoins sont moins rapprochés, moins impérieux,
mais il y a malaise général, sentiment de gêne, d'embarras, de
faiblesse ; la vessie est pleine et ne peut se vider ; en un mot, le
malade se trouve dans le même cas que celui qui a une atonie,
une atrophie du viscère. Il faut recourir au traitement applicable à cette catégorie. Toutefois, je ne dois pas omettre de rappeler ici une particularité importante : cette suspension de la
contractilité d'une vessie hypertrophiée, chez les calculeux,
m'a paru toujours coïncider avec l'exaspération de la phlegmasie qui envahit alors la tunique musculeuse, ce qui rend le
cas fort grave, et exige un surcroît de précautions, soit pour
introduire la sonde, soit pour pratiquer les injections. Il ne
faut pas se hâter trop de commencer celles-ci, et l'on n'introduira d'abord qu'une très petite quantité de liquide à la fois.
Pour faire les injections en grand, on doit attendre que l'inflammation de la vessie ait cessé : il est vrai qu'aussitôt ce
viscère recouvre sa contractilité, et que bientôt les injections
deviennent inutiles.

Fort souvent j'ai eu recours aux moyens qui viennent d'être
passés en revue, et je n'ai eu qu'à m'en applaudir, comme chez
le malade suivant, dont je choisis l'exemple entre plusieurs.

Le marquis de Brants, à peu près septuagénaire, d'une constitution faible et d'une mauvaise santé, souffrait spécialement de la gravelle et des hémorrhoïdes. Celles-ci fluaient tantôt en rouge, tantôt en blanc, mais avec tant d'abondance que plusieurs serviettes étaient salies chaque jour. Les symptômes de la pierre s'aggravaient d'une manière progressive. Je fus appelé, et je m'assurai qu'au lieu de graviers la vessie contenait un grand nombre de calculs. Je reconnus en même temps que la prostate était volumineuse, et que la vessie avait perdu la plus grande partie de sa contractilité. Il existait d'ailleurs un catarrhe avancé, avec fièvre et perte de l'appétit et du sommeil. Cet ensemble de symptômes me parut devoir faire ajourner l'opération de la cystotomie, comme il contre-indiquait celle de la lithotritie. J'enseignai au malade à se sonder et à se faire des injections d'eau tiède dans la vessie. Toutes les fois qu'il ne pouvait pas uriner, il introduisait la sonde, et quand l'urine était très chargée, il injectait du liquide. Ces moyens simples lui procurèrent un soulagement notable, et dès lors il cessa de demander l'opération. Les bains, les lavements, les boissons abondantes, une nourriture substantielle, l'usage d'un suspensoir, un exercice très modéré et sur un terrain uni, furent employés pendant plus de deux ans que la vie se prolongea encore, sans souffrances insupportables. Ce ne fut même pas l'affection calculeuse, mais une phlegmasie de poitrine, qui entraîna la mort.

D'autres malades m'ont également offert la coïncidence des hémorrhoïdes et de l'affection calculeuse. Chez celui dont je viens de parler, cette dernière était consécutive. Entre autres cas analogues, j'ai vu un Irlandais, M. Henn, qui éprouva des coliques néphrétiques peu de temps après l'excision de tumeurs hémorrhoïdaires; les douleurs se bornaient à la région lombaire, mais elles étaient si fortes que chaque attaque jetait le malade dans un amaigrissement considérable. A la fin, on soupçonna l'existence d'un ou plusieurs calculs dans la vessie.

Un premier cathétérisme laissa dans le doute, mais on acquit bientôt la certitude que la pierre existait réellement. M. Astley Cooper essaya d'en faire l'extraction, au moyen d'une pince courbe dont il s'est servi dans plusieurs cas; ses tentatives furent inutiles, mais il détourna le malade de se soumettre à aucune opération sanglante, lui prescrivant, pour tout traitement, des adoucissants, des substances alcalines, et les plus grandes précautions tant dans le régime que dans les habitudes de la vie. Ces avis furent suivis avec ponctualité, et le malade s'en trouva bien. Trois ans après, étant à Paris, il vint me consulter; je reconnus que la pierre avait acquis du volume, que la prostate était tuméfiée, et qu'il y avait des fongosités au col de la vessie; mais la santé n'était pas encore très mauvaise. Je lui conseillai de continuer le régime qui lui avait été prescrit par mon confrère de Londres.

Il serait inutile de multiplier les faits en faveur de la médication que je viens de conseiller, et dont une expérience déjà longue m'a prouvé l'efficacité. Mais le traitement général, tel qu'il est ordonné par la plupart des auteurs modernes, demeure fort souvent inutile : on le concevra sans peine si l'on se rappelle que ces auteurs négligent de combattre la cause principale des accidents, l'atonie de la vessie, à la suite de laquelle marchent la difficulté d'uriner et le catarrhe vésical. Or, ce sont là les trois points qui méritent surtout de fixer l'attention du praticien.

Je n'ai point à m'occuper ici de la longue liste des complications de l'affection calculeuse, que j'ai appréciées dans un autre travail. Sous le point de vue du traitement, ces complications exercent une grande influence; quelques-unes même exigent des moyens spéciaux, ou au moins imposent la loi d'apporter des modifications à l'emploi des moyens ordinaires; mais ce sont là des indications faciles à saisir : les passer en revue exigerait des détails dans lesquels il me paraît inutile d'entrer.

CHAPITRE VI.

Parallèle de l'expulsion spontanée et de l'extraction des graviers.

Lorsqu'un gravier a acquis un certain volume, est-il préférable d'en faire l'extraction par un procédé chirurgical, ou de chercher à en provoquer l'expulsion en stimulant les organes et rendant l'urine très abondante ?

Il n'est pas aussi facile qu'on pourrait le penser de résoudre ce problème. Presque tous les malades, mus par la crainte d'une opération, et même beaucoup de médecins, répondront sans hésiter que l'expulsion spontanée ou provoquée par un traitement médical mérite la préférence, et ils se fonderont avec raison sur la différence énorme que les deux procédés offrent dans leur application. Le premier, essentiellement du ressort de la médecine, peut être employé sans difficulté ; il ne s'agit que de boire abondamment une eau dont la composition est déterminée, de prendre des bains prolongés, de faire de grands mouvements, lorsqu'ils sont possibles, et de se placer, au moment d'uriner, dans la position la plus favorable pour que le propre poids du gravier le dirige vers l'orifice interne de l'urètre, afin qu'il soit entraîné par le flot de l'urine. On voit, en effet, quelquefois des graviers sortir de la sorte ; j'en ai observé divers exemples ; d'autres ont été recueillis par des confrères, et il s'en est présenté un assez grand nombre à la plupart des sources d'eaux minérales. C'est même sur ces faits qu'on s'appuie pour conseiller une méthode de traitement qu'on dit être merveilleuse, mais qui ne me paraît pas avoir été appréciée à sa juste valeur. Ainsi rapportent les auteurs, et j'ai moi-même rencontré une foule de cas dans lesquels des graveleux ont rendu naturellement des graviers dont le volume étonne. C'est là un fait d'observation assez fréquent pour qu'il soit inutile d'ajouter de nouveaux développements en ce qui concerne la possibilité de l'expulsion ; mais je dois entrer dans quelques détails relativement à la portée du fait en lui-même.

Jusqu'ici, lorsqu'on voyait un graveleux expulser, soit naturellement, soit à la suite d'un traitement médical, un petit calcul ou un gros gravier, on se félicitait, et avec raison, du résultat, même sans tenir compte des accidents et des douleurs, souvent atroces, qui avaient précédé ou accompagné cette expulsion. Je dis qu'on avait raison, parce que la non-expulsion du corps étranger ne laissait en perspective que la pierre et la taille : or, la prévision d'un tel malheur ne permettait pas même de s'arrêter à des sensations, quelque pénibles qu'elles fussent, et à des accidents d'un ordre souvent secondaire, quant aux suites. Aujourd'hui, la question est tout autre, et, pour le démontrer, il me suffira de mettre en regard ce qu'on observe quand cette expulsion spontanée des gros graviers est abandonnée aux soins de la nature, ou provoquée par des moyens du ressort de la médecine, et lorsqu'elle est confiée aux procédés dont la chirurgie s'est récemment enrichie.

J'ai cité, dans ma troisième Lettre, le cas de M. Wettrel, venant de l'île Bourbon, et qui éprouvait tous les accidents de la gravelle. Ce malade avait déjà rendu plusieurs graviers lorsqu'il vint me consulter. Un de ces graviers existait encore dans la vessie, où sa présence donnait lieu, par moments, à des désordres. Il finit par s'engager dans l'urètre, et occasionna des difficultés d'uriner, même une rétention d'urine ; mais, par suite d'efforts répétés et prolongés, et avec des douleurs inexprimables, il parcourut toute l'étendue du canal, et finalement s'arrêta dans la fosse naviculaire, d'où il fut extrait, après un débridement de l'orifice externe.

Dans le Parallèle, j'ai rapporté l'observation de M. Déant,

aumônier de l'hospice de Sens, qui éprouvait depuis quelques mois des symptômes propres à faire croire que sa vessie contenait un gros gravier, ou un petit calcul, ce qui fut en effet reconnu par le cathétérisme. Je procédai immédiatement, et sans en prévenir le malade, à la destruction du corps étranger, qui me parut trop volumineux pour traverser l'urètre sans produire de fortes douleurs et une surdistension susceptible d'entraîner des suites graves. Ce gravier, que j'avais saisi et que je tenais dans l'instrument, fut écrasé par simple pression : une partie sortit dans l'instrument, et le reste fut chassé ensuite avec l'urine. L'opération ne dura pas plus de cinq minutes, et quoique le malade fût fortement préoccupé, il souffrit si peu, qu'il pleura de joie quand je lui appris que sa pierre était brisée, et qu'il en vit plusieurs éclats soit dans l'instrument, soit dans les premières urines rendues. A dater de cet instant, la guérison fut complète.

Je mets ici ces deux faits en regard, parce qu'en effet ils ont beaucoup d'analogie ensemble. Les deux malades étaient jeunes, très nerveux, fort irritables; tous deux redoutaient également les opérations chirurgicales. Chez l'un, le calcul fut poussé par les contractions de la vessie jusque dans la fosse naviculaire, mais il n'y arriva qu'après des douleurs atroces et prolongées, de grandes difficultés d'uriner, et même une rétention d'urine, qui eut un retentissement considérable dans l'économie : encore fallut-il l'extraire de l'extrémité de la verge. Chez l'autre, le calcul, qui était plus gros, n'aurait peut-être pas traversé l'urètre, et dans tous les cas il aurait produit de graves désordres, tandis qu'un traitement de cinq minutes suffit pour faire disparaître la cause des accidents. Dans les deux cas, la guérison fut soudaine et complète après la sortie du corps étranger ; mais il y a cette différence énorme, sous le rapport des sensations, que M. Wettrel éprouva pendant plusieurs jours les plus grandes difficultés d'uriner et en dernier lieu les angoisses de la rétention d'urine, tandis que

M. Déant n'eut rien de semblable, et que, pendant les cinq minutes employées à la manœuvre, il souffrit si peu qu'il ne croyait pas que l'opération fût faite. Le gravier de M. Wettrel était enclavé dans la fosse naviculaire, à tel point que les plus violentes contractions de la vessie n'auraient pu l'en déloger. Les cas de ce genre ne sont point rares : on le comprend d'autant mieux qu'il y a ici une disposition anatomique pour expliquer le fait, je veux dire l'étroitesse du méat urinaire. J'ai démontré ailleurs que le procédé le plus simple, le plus sûr et le moins douloureux alors, consiste à débrider le méat : je l'emploie avec un grand succès dans tous les cas analogues, soit qu'il s'agisse de graviers, soit qu'on ait affaire à un fragment calculeux. J'ai prouvé aussi que la dilatation et la cautérisation employées par M. Ségalas, étaient essentiellement défectueuses. L'expérience s'est prononcée d'une manière formelle à cet égard ; c'est donc une vérité qu'il suffit de rappeler, et sur laquelle je reviendrai d'ailleurs à l'occasion de nouveaux faits.

Les deux cas que je viens de citer, et qui sont pris au hasard parmi beaucoup d'autres, font pressentir déjà que les opinions régnantes, à l'égard de l'expulsion de gros graviers, doivent être totalement changées depuis la découverte de la lithotritie. Comment, après des résultats si favorables, de la nouvelle méthode, persister dans l'ancienne routine ? et devrait-on voir encore aujourd'hui des exemples semblables à celui d'un malheureux malade, cité par M. Chevallier, qui fut pris d'une rétention d'urine, avec d'atroces souffrances, et auquel cependant, après avoir repoussé le calcul dans la vessie, on ne donna d'autre secours que de le condamner, pendant un mois entier, à boire chaque jour une dissolution de deux gros de bicarbonate de soude? De très courtes remarques suffiront pour démontrer qu'un changement total de vues et de conduite est digne de fixer enfin sérieusement l'attention des praticiens.

Pour qu'un gros gravier contenu dans la vessie s'engage dans l'urètre, il faut que plusieurs conditions se trouvent réunies. Il faut d'abord que l'orifice interne du canal soit assez dilaté, par conséquent qu'il n'existe ni coarctation spasmodique, ni déviation trop considérable par suite d'un engorgement prostatique, que la vessie possède une grande puissance d'expulsion, et, si le gravier n'est pas sphérique, qu'il se présente dans le sens le plus favorable. Il faut de plus que le bas fond de la vessie ne soit pas trop déprimé, et que les contractions du viscère s'exercent de manière à ramener le corps étranger vers l'orifice interne de l'urètre. Or, pour que toutes ces conditions soient remplies, il est souvent nécessaire d'attendre longtemps : de là agacement du col de la vessie, besoins fréquents d'uriner, difficultés et douleurs pour y satisfaire. Afin de combattre cette disposition morbide, de rendre l'urine abondante et d'augmenter la contractilité de la vessie, il est indispensable de soumettre le malade à un traitement sédatif, d'introduire une grande quantité de liquide dans l'économie, et de recourir à la série des moyens que j'ai indiqués dans l'un des chapitres précédents. Mais il y a des malades dont l'estomac supporte avec peine douze à vingt-cinq verres d'eau par jour, quelle que soit d'ailleurs la qualité de la boisson. D'autres sont fatigués par les bains prolongés, les lavements répétés, les purgatifs, l'exercice. Presque tous se lassent de ce traitement, pour peu qu'il dure. De plus, l'expérience a prouvé que ces divers moyens étaient souvent sans résultat, et j'ai fait connaître une longue série d'états morbides, soit troubles fonctionnels, soit lésions organiques, qui s'opposent à l'expulsion des graviers. Mais, alors même que ceux-ci se seraient engagés, d'autres obstacles vont se présenter. On se rappelle que l'urètre n'a pas les mêmes dimensions dans toute son étendue, et qu'à sa partie membraneuse, au bulbe, à la fosse naviculaire, il présente une capacité beaucoup plus grande : aussi les graviers s'arrêtent-ils souvent là. Quelquefois, à la vérité, l'arrêt n'est que temporaire; une seconde, une troisième, une quatrième colonne d'urine finissant par faire cheminer et sortir le corps étranger. Mais combien de douleurs les malades n'éprouvent-ils pas pendant des heures entières, parfois même pendant plusieurs jours, soit que le gravier reste immobile, soit que les contractions de la vessie, en poussant le liquide, l'ébranlent et parviennent à l'amener au dehors ! Il y a là une lutte entre les parois de l'urètre, qui ne cèdent point assez, et les contractions vésicales, qui redoublent d'énergie, et cette lutte entraîne de terribles angoisses. J'ai vu, entre autres, trois cas très remarquables, où les tourments du malade m'ont paru ressembler en tous points à ceux qu'entraîne généralement la rétention complète d'urine, c'est-à-dire qu'il n'y a rien au-dessus d'eux. Or, je le demande, pour peu que les angoisses se prolongent, quelle est l'opération, fût-ce même une incision, qui pourrait être comparée, sous le rapport des douleurs, avec les accidents que détermine alors l'expulsion spontanée des graviers ?

Les accidents qu'on observe dans ces cas sont de deux espèces. Les uns tiennent à la rétention d'urine, les autres sont le résultat de l'action du gravier sur la surface de l'urètre. J'ai prouvé que ces derniers sont quelquefois tellement graves que la mort peut s'ensuivre, si le séjour du corps étranger se prolonge. Mais, dans tous les cas, et de quelque nature que soient les accidents, la prudence et l'humanité font un devoir de les écarter le plus promptement possible. Aussi longtemps qu'on s'en est rapporté aux seuls efforts de la nature, secondés même par le traitement médical le mieux ordonné, les souffrances des malades se sont prolongées, souvent sans que l'expulsion du gravier eût lieu, de sorte qu'il a fallu finir par avoir recours à une opération chirurgicale.

Avant la lithotritie, les ressources de la chirurgie étaient incertaines et douloureuses. Elles entraînaient fréquemment des suites graves, et il n'en fallait pas davantage pour entretenir le chirurgien dans une pénible hésitation, car la prudence voulait qu'il différât d'y recourir tant qu'on pouvait espérer d'arriver au but par des moyens plus doux. Les procédés de la lithotritie sont venus remplir une grande lacune; les heureux effets qu'on en obtient font un devoir au praticien de ne plus laisser l'expulsion des gros graviers aux seuls efforts de la nature, et de ne pas trop compter sur un traitement purement médical, soit que le gravier ne s'engage pas, soit qu'une fois engagé, il ne soit pas promptement chassé; car l'expérience de tous les jours prouve non seulement que la temporisation peut devenir funeste au malade, mais encore que l'extraction artificielle est moins douloureuse et plus facile.

Ce n'est pas seulement dans la fosse naviculaire que les graviers s'arrêtent; ainsi que nous l'avons vu chez M. Wettrel et beaucoup d'autres, on les trouve dans d'autres parties du canal, d'où l'extraction, quoique plus difficile et plus douloureuse, s'opère cependant avec moins de difficultés qu'on ne l'avait présumé et que ne le disent plusieurs auteurs modernes, qui s'appuient uniquement sur des combinaisons théoriques ou sur quelques tentatives infructueuses par des manœuvres dont l'exécution laisse beaucoup à désirer.

J'ai rencontré plusieurs cas dans lesquels des graviers s'étaient arrêtés vers le milieu de la partie spongieuse de l'urètre, où ils déterminaient des accidents. Aux faits déjà cités, j'ajouterai les suivants, qui sont remarquables sous plusieurs rapports. Dans l'un, les efforts les plus considérables, les contractions les plus violentes de la vessie avaient été insuffisants pour chasser le corps étranger. C'est celui d'un malade de l'hôpital Necker : il avait déjà eu quelques atteintes de gravelle, et plusieurs petits grains avaient été expulsés, je ne dirai pas sans douleurs, mais au moins sans symptômes graves, lorsqu'il fut pris, au milieu de la nuit, de difficultés d'uriner, avec fièvre, mouvements nerveux et angoisses inexprimables. Il avait senti un gravier s'engager dans l'urètre, et pendant plus de dix heures, il employa, pour favoriser les effets des contractions vésicales tendant à chasser le corps étranger, tous les moyens que l'art enseigne en pareil cas. Ces moyens et les efforts de la vessie furent inutiles ; le gravier était arrêté au milieu de la partie spongieuse, et n'avançait plus ; la vessie était surdistendue, et l'urine filtrait à peine entre les inégalités du gravier et les parois urétrales. Il n'y avait pas un moment à perdre ; l'état d'angoisses du malade commandait un moyen prompt. A l'aide d'une petite pince à deux branches très minces, je parvins bientôt à saisir le gravier, qui se trouva très friable, et fut à l'instant morcelé. A peine l'instrument fut-il retiré, que les fragments sortirent avec le flot de l'urine, et tous les accidents cessèrent, sans entrainer la réaction qu'on avait quelque raison de craindre, à cause du tempérament nerveux du malade, de la violence et de la durée des douleurs qu'il avait éprouvées.

On objecterait sans raison que les graviers de M. Wettrel, du malade précédent et de plusieurs autres, que j'ai traités de la même manière et avec le même succès, étaient trop volumineux, et que ces cas ne doivent pas être pris comme termes de comparaison. Ces graviers n'étaient pas hors de proportion avec la capacité de l'urètre, et en effet ils avaient déjà franchi plusieurs des points les plus étroits du canal. D'ailleurs j'ai cité, dans cet ouvrage, des cas de graviers expulsés naturellement, qui avaient un volume plus considérable que ceux dont je viens de parler. J'ai indiqué la raison pour laquelle ils ne cheminaient pas, mais il ne sera point inutile de la rappeler, car il s'agit d'un point très important. Dès qu'un gravier a séjourné quelques heures dans le canal, la sensibilité et la contractilité du lieu se trouvent accrues ; la vessie, après quelque temps de contractions fortes et répétées, se fatigue, et la colonne d'urine est lancée avec moins de violence ; bientôt commence la surdistension des parois vésicales, l'équilibre entre les forces expulsives et la résistance se trouve rompu, et les douleurs, les efforts, quoique violents, demeurent sans résultat.

Il y a des cas dans lesquels les accidents ont beaucoup moins de gravité, et l'expulsion de l'urine, quoique pénible et douloureuse, continue de se faire : la gravelle peut séjourner ainsi pendant longtemps dans cette partie du canal.

M. le baron Desportes, âgé de soixante-dix-neuf ans, souffrait depuis quelque temps pour uriner. N'ayant jamais eu de coliques néphrétiques, ni rendu de gravelle, il était loin de penser qu'un gravier se trouvait engagé dans son urètre. Divers moyens sédatifs ne produisirent aucun effet, et je fus appelé. L'introduction d'une petite bougie me fit reconnaître qu'il y avait un gravier dans le canal, à trois pouces et demi du méat urinaire. Je constatai aussi que les parois urétrales étaient excessivement irritables. C'est à calmer la surexcitation que je m'attachai d'abord, en procédant pendant six jours à l'introduction de bougies de plus en plus grosses. Mais ces bougies étaient constamment arrêtées par le gravier, qui faisait une empreinte profonde sur l'extrémité de chacune d'elles. J'essayai enfin d'extraire ce corps étranger, qui se trouva beaucoup plus gros que je ne m'y attendais. La petite pince dont je me sers d'ordinaire fut inutile. A l'aide d'un crochet, je parvins à le faire cheminer d'un pouce environ ; mais, comme le malade souffrait, je ne prolongeai pas les tentatives, et j'eus à me féliciter de cette prudence, car il se déclara un petit accès de fièvre dans la journée. Le lendemain, j'introduisis de nouveau le crochet, et je parvins à faire avancer le gravier de quelques lignes encore ; il fut enfin expulsé, à la suite d'un bain prolongé ; il était oblong, rugueux, de couleur brune, et du volume d'une petite amande. Dès lors, tous les accidents cessèrent.

Par suite du séjour de ce gravier dans l'urètre, les parois du canal présentaient une particularité qu'il n'est point rare de rencontrer. Le gravier se creuse une sorte de cavité, tandis qu'en arrière, et surtout au devant, les parois urétrales se tuméfient, de manière à l'enchâsser pour ainsi dire. Presque toujours alors les efforts de la nature sont impuissants, tout traitement médical est inutile, et l'extraction devient infiniment plus difficile, à cause du bourrelet qui existe au devant du corps étranger. La première indication à remplir est de déloger celui-ci, et pour cela il n'y a pas d'instrument plus utile que le crochet; seulement la manœuvre est plus douloureuse, car il faut agir avec de grandes précautions. Une fois que le gravier est déplacé, tantôt il sort, ainsi que cela eut lieu chez M. Desportes, tantôt il faut l'extraire par le procédé déjà indiqué, et dont l'application rentre alors dans la pratique ordinaire.

Lorsque le gravier est arrêté dans la portion bulbaire, ce qui arrive rarement, ou dans la partie membraneuse, ce qui est beaucoup plus commun, on le repousse dans la vessie, ou l'on procède à l'extraction ainsi que je l'ai indiqué dans le Parallèle, dans ma troisième Lettre, et précédemment encore. Il y a parfois de la douleur, et aussi quelques difficultés; mais ces inconvénients n'ont rien de comparable à ceux qui résultent des procédés employés jusqu'à nos jours, ni à ceux, non moins graves, qu'entraîne le séjour prolongé de ces graviers, lorsqu'on se résigne à n'employer qu'un traitement médical. Il en est de même quand le gravier ne s'engage pas dans l'urètre.

C'est là un point de pratique si important, que je crois devoir ajouter encore quelques remarques et de nouveaux faits.

J'ai cité, dans mon Traité de la lithotritie, le cas d'un malade de Lyon, M. Morfouillet, chez lequel la nouvelle méthode fut employée pour l'écrasement et l'extraction de deux graviers, l'un vésical, l'autre urétral; ce malade fut à même de bien connaître la différence que je cherche ici à faire ressortir. Le premier gravier fut extrait de la partie spongieuse de l'urètre, où il avait été poussé par les contractions de la vessie; mais il n'était arrivé là qu'après des efforts considérables et des douleurs atroces pendant plusieurs heures ; une manœuvre de quelques instants me suffit pour l'amener au dehors. L'autre gravier, plus volumineux, n'avait pu s'engager ; il était dans la vessie, où il fut saisi et écrasé après une seule séance de cinq minutes, qui n'entraîna aucune fatigue. Le malade avait subi les diverses opérations qu'on pratique contre les calculs vésicaux : à l'âge de cinq ans, il avait été taillé : l'opération fut douloureuse, la convalescence longue, et la guérison incomplète. Les nouveaux graviers, survenus vers l'âge de trente-trois ans, à la suite d'un long état de souffrances sans caractères spéciaux, furent méconnus d'abord : on ne songea même qu'à la rétention d'urine, et ce fut pour remédier à celle-ci que je fus appelé.

Parmi les calculeux que j'ai opérés par les procédés de la lithotritie, il s'en est trouvé plus de cinquante qui n'avaient, les uns que de très petits calculs, et les autres que de gros graviers. Dans tous ces cas, une seule séance, dont la durée n'a pas dépassé sept minutes, et quelquefois beaucoup plus courte, a suffi pour extraire le gravier, ou pour morceler la petite pierre ; la guérison spontanée s'en est constamment suivie, et presque toujours sans que les malades aient éprouvé la moindre réaction ; plusieurs même n'ont point interrompu leurs occupations, ou les ont reprises le lendemain. J'ai déjà donné les détails d'un très grand nombre de ces faits ; en voici quelques autres encore.

M. Faure, de Chatel-Montagne, âgé de trente-six ans, après quelques attaques de gravelle, souffrait depuis trois mois d'un gros gravier qui n'avait pu sortir. La présence de ce gravier fut constatée, et en une seule séance, qui ne dura que deux minutes, je parvins à le saisir, à l'écraser : une partie des débris sortit dans l'instrument, et le reste avec l'urine.

M. Robichon, adulte, souffrait depuis longtemps de la gravelle. Un petit calcul existait dans la vessie, et troublait les fonctions de ce viscère; par suite, l'urètre était devenu excessivement irritable. Le calcul fut reconnu, et, après un court traitement préparatoire, une séance de lithotritie suffit pour le morceler. Le malade se trouva guéri peu de jours après.

M. de Lauzac, sexagénaire, de Bordeaux, sobre et d'une forte constitution, n'avait éprouvé depuis longues années d'autre indisposition que de légères douleurs rhumatismales. Il y a un peu plus d'un an, son urine charria deux ou trois fois du sable, auquel on ne fit point attention; mais six mois après le malade commença à éprouver en urinant une sensation pénible et ce qu'il appelait un temps d'arrêt dans l'émission de l'urine : cet état persista, empira même, et rendit nécessaire d'invoquer les secours de l'art. Une première exploration de la vessie sembla indiquer l'existence d'un corps étranger, qui ne fut point trouvé à une seconde recherche. Dans cet état d'incertitude, le malade me fut adressé par M. le docteur Dutrouilh. Dès qu'il fut remis des fatigues du voyage, je le sondai : à l'exception d'un excès d'irritabilité dans l'urètre et au col de la vessie, je trouvai les organes sains. Une petite pierre ayant été reconnue, je procédai immédiatement à l'opération. Le calcul fut saisi à l'instant et écrasé; une partie des débris fut retirée dans l'instrument. Pendant la journée, le malade rendit le reste. Il n'y eut ni douleurs vives, ni accidents; mais le malade ayant eu l'imprudence d'assister le lendemain à une fête publique, il fut pris de fièvre, et obligé de garder la chambre pendant quatre jours. Ce laps de temps expiré, une exploration de la vessie me donna la certitude qu'il n'y avait plus de pierre. Ainsi trois minutes suffirent pour détruire un calcul qui avait sept lignes dans le sens où il fut saisi, et dont le volume était à peu près celui d'une amande, à en juger d'après les fragments réunis.

M. d'Hauteville, sexagénaire, d'une constitution forte, mais épuisée par les souffrances, était soumis depuis longtemps au régime homœopathique, pendant le cours duquel se manifestèrent, du côté de la vessie, des symptômes propres à faire croire qu'un corps étranger y existait. Cette présomption acquit d'autant plus de poids qu'un long traitement prescrit pour combattre des difficultés d'uriner, des douleurs au col de la vessie et un catarrhe vésical, demeura sans effet. Enfin, une exploration de la vessie prouva à un habile praticien de Genève qu'il y avait une petite pierre. Le malade vint à Paris; une grande sensibilité de l'urètre et quelques accidents qui s'étaient déclarés à la suite des explorations faites précédemment, me déterminèrent à appliquer d'abord le traitement préparatoire de la lithotritie. Les deux premières introductions de la bougie molle produisirent un peu d'agacement; les suivantes, jusqu'à la cinquième et dernière, n'eurent pas cet effet. L'état général du malade s'améliora promptement; je me réunis avec M. Biett, à l'effet d'explorer la vessie et de commencer immédiatement l'opération, s'il y avait lieu. Une petite pierre fut reconnue par la sonde, attaquée de suite, et détruite au moyen d'un petit lithoclaste; la séance ne dura que cinq minutes, et le malade souffrit très peu : une partie des débris de la pierre fut retirée dans l'instrument, et le reste sortit avec l'urine. Le lendemain, je vis M. d'Hauteville, qui n'avait éprouvé aucun accident, et qui continua son régime habituel. Au bout de trois jours, nouvelle séance, pour continuer l'opération. Les recherches les plus minutieuses prouvèrent que la vessie était entièrement débarrassée.

Tous ces faits, qui se multiplient de plus en plus depuis que la connaissance de la lithotritie se propage, et dont mes confrères ont recueilli d'aussi heureux que ceux qui viennent d'être cités, apportent de nouvelles preuves à l'appui de ce que j'ai dit touchant la facilité et la promptitude de la guérison de l'affection calculeuse, à son début, par les procédés de la lithotritie. Ils démontrent combien sont erronées les opinions qu'on cherche à accréditer eu égard à la prétendue gravité de cette opération, et aux sensations qu'elle cause, même chez les malades les plus irritables. J'ai l'intime conviction que si les calculeux et les médecins étaient en position de juger par eux-mêmes des résultats qu'on obtient alors, je n'aurais plus à combattre ces fausses doctrines, qui font prendre aux malheureux malades les plus funestes directions, et qui, la plupart du temps, amènent les événements graves qu'on a si souvent à déplorer. Pensez-vous, me demanda M. d'Hauteville, que l'usage des eaux alcalines, qu'on m'avait conseillées, m'aurait fait rendre la pierre ? Ma réponse fut que la chose était possible, et qu'on voyait en effet des malades rendre spontanément des calculs aussi volumineux que le sien ; mais j'ajoutai, et il le comprit fort bien, que ce traitement eût été le plus long et le plus pénible, sans parler de l'incertitude du résultat. La sortie par l'urètre d'un corps ayant six à sept lignes de diamètre aurait exigé les plus grands efforts de la part de la vessie, tandis qu'aujourd'hui M. d'Hauteville pourra voyager sans avoir rien à craindre du côté de cet organe ; d'ailleurs les eaux, prises maintenant avec modération, et seulement pour corriger la disposition vicieuse des reins, n'auront aucun inconvénient, au lieu qu'en les buvant dans le but d'attaquer ou de chasser la pierre, il faut en introduire des quantités si considérables dans l'économie, qu'on doit tout craindre de la perturbation qu'elles déterminent.

M. Leroy dit, au sujet de l'observation de M. Longperrier, qu'un voyage à Vichy et cent verres d'eau à boire en six jours valent mieux qu'une opération, quelque peu pénible et innocente qu'elle soit. Si ce médecin n'avait pas fourni tant d'occasions de juger combien ses convictions sont flottantes et ses opinions excentriques, nous pourrions être surpris de voir émettre cette proposition par un homme qui se proclame lithotriteur, à moins de supposer, ce qui n'est guère probable, qu'il n'a jamais eu à opérer dans des cas simples, qui sont cependant très fréquents et les seuls dans lesquels on puisse espérer l'expulsion spontanée des calculs.

Maintenant je vais passer en revue deux cas qui me frappent parmi les observations publiées par M. le docteur Petit, et qui montrent combien est défectueuse la pratique à laquelle on veut donner la prééminence. Ce médecin, qu'on ne soupçonnera pas d'avoir exagéré les douleurs causées par l'expulsion spontanée des graviers sous l'influence des eaux de Vichy, cite un malade, M. Fray de Fournier, qui, à la suite de plusieurs attaques de coliques néphrétiques, se rendit à Vichy, *pour réclamer le bénéfice des eaux,* et, au bout de dix‑sept jours de traitement, rendit, après trois heures de souffrances, un gravier anguleux ; un autre s'engagea dans le canal, mais le malade ne put le rendre qu'après avoir vivement souffert pendant neuf heures ; un troisième fut expulsé sans douleur. Ces corps étaient le résultat d'une agglomération de grains étroitement unis. Ainsi, il fallut douze heures de vives souffrances, et dix-sept jours de traitement pour les rendre, tandis qu'une séance de lithotritie de cinq minutes aurait suffi pour les détruire. Quant à l'intensité des douleurs, il n'y a aucun parallèle à établir ; rappelons seulement que l'expulsion lente des graviers produit les mêmes angoisses que la rétention d'urine.

M. Petit cite un autre malade, M. Balivet, goutteux et graveleux depuis douze ans, qui avait rendu beaucoup de graviers et de très gros, lorsqu'il se rendit à Vichy. Sept mois auparavant, le malade *avait senti* tomber dans sa vessie un autre gravier, *qu'il jugea être d'un gros volume ;* ce gravier causait de la douleur, gênait l'excrétion de l'urine, mais ne sortait pas. Au cinquième jour de l'usage des eaux, il s'engagea dans l'urètre, et chemina, moyennant de grands efforts, jusqu'à la fosse naviculaire, où il fut arrêté. Le malade souffrait beaucoup depuis plusieurs heures, et il ne pouvait rendre une seule goutte d'urine. *On pressa fortement le corps étranger d'arrière en avant, et alors on pouvait en apercevoir l'extrémité par le méat urinaire, qui semblait être d'une étroitesse extrême relativement au volume du calcul. Enfin, après quelques efforts, l'ouverture finit par se dilater, mais non sans une légère déchirure, et le calcul jaillit à une assez grande distance, suivi d'un très gros jet d'urine.* Ce gravier, du volume et de la forme d'une grosse fève, pesait un gramme et six décigrammes. Le malade souffrait depuis le matin, lorsque M. Petit le vit à deux heures de l'après-midi. Qu'on se représente ce qu'il a dû éprouver pendant ce temps, puis souffrir par les manœuvres auxquelles on crut devoir recourir afin de forcer le calcul à *déchirer* le méat urinaire, qu'on sait être si résistant, si peu extensible. Il eût été facile de lui épargner toutes ces angoisses par le procédé dont l'expérience a établi l'efficacité d'une manière incontestable. Assurément M. Petit ne s'exprimerait pas avec tant de confiance, si ses nombreuses occupations lui avaient permis de se mettre au courant de la science, car on n'a pas de peine à reconnaître qu'il ne possède que des notions incomplètes et fort inexactes sur la plupart des points relatifs à l'affection calculeuse. Le cas de M. Balivet offre l'exemple d'une conduite que nous laissons à d'autres le soin de qualifier, et que pourtant le sous-inspecteur de Vichy a le courage de proposer comme modèle. Espérons qu'il ne se trouvera pas de chirurgien assez étranger aux plus simples préceptes de l'art pour tenter de déchirer le méat urinaire par des pressions exercées sur un calcul à travers les parois urétrales. Espérons aussi que M. Petit profitera de son séjour à Paris pour apprendre ce qu'il convient de faire en pareil cas, et qu'on ne le verra plus reproduire, dans ses publications ultérieures, une pratique qui ne tend à rien moins qu'à nous ramener aux siècles de barbarie.

Il est encore une circonstance à laquelle les partisans exclusifs des moyens médicinaux n'ont point eu égard en soumettant les malades à des traitements prolongés, dans le but d'obtenir l'expulsion des graviers par l'urètre. C'est que le séjour de ces corps dans le canal peut entraîner des accidents excessivement graves par leur opiniâtreté. En parlant, dans le Parallèle, de l'arrêt des fragments calculeux, j'ai dit que fort souvent les symptômes sont alarmants et réclament de prompts secours, tandis que, dans d'autres cas, en apparence semblables, le malade s'aperçoit à peine qu'il a un fragment dans l'urètre. Il en est de même des graviers. J'ai cité un très grand nombre de cas dans lesquels ces corps avaient fait un long séjour dans le canal, et y avaient même causé des altérations tellement profondes que les malades ont continué de souffrir après leur extraction ou leur expulsion. J'ai rapporté, entre autres, celui de M. Daudet, de Nismes, qui rendit, en voyageant, un gravier dont j'ai donné la dimension, et dont le séjour dans la partie profonde de l'urètre avait duré longtemps. Après l'expulsion de ce gravier, M. Daudet continua de souffrir comme auparavant, quoiqu'on eût employé tous les moyens conseillés en pareille circonstance. Si, au lieu de se borner à un traitement médical prolongé et aux prétendus fondants, on avait d'abord exploré le canal et procédé à l'extraction du corps étranger, le malade aurait été exempt des vives souffrances qu'il éprouva, et garanti des altérations organiques qui devinrent pour lui une source de malheurs.

Les efforts prolongés que font certains malades pour expulser des graviers arrêtés dans l'urètre, déterminent quelquefois des accidents d'un autre genre. J'ai vu survenir ainsi des hernies, des congestions pulmonaires ou cérébrales, qui ont exigé des traitements spéciaux, dont le résultat n'a pas toujours répondu à l'attente du praticien et du malade.

Il y a cependant quelques cas exceptionnels, dans lesquels on avait même reconnu, au moyen de la sonde, les graviers dont l'expulsion a eu lieu sous l'influence d'un traitement médical, après quoi la guérison a été complète. Tel est, par exemple, celui de M. Barbette, qui rendit spontanément quelques gros graviers, sans accidents ni douleurs excessives, et chez lequel un traitement médical, prescrit par moi, amena une amélioration notable, qui se soutint. Les relevés des graveleux traités aux eaux minérales nous fournissent plusieurs faits analogues. Ce sont ces cas heureux qui ont accrédité une pratique dont les conséquences, par l'extension qu'on cherche à lui donner, deviennent chaque jour fatales à une multitude d'autres graveleux. Mais il faut s'en prendre de tant de malheurs, avoués ou cachés, à ce qu'on a négligé de préciser les cas, à ce qu'on a négligé les explorations, que j'ai tant recommandées.

CHAPITRE VII.

De l'appréciation du traitement médical de l'affection calculeuse.

Si l'on prend la peine de compulser les histoires d'un certain nombre de calculeux, on voit que la plupart de ces malades, avant d'être attaqués de la pierre, étaient graveleux proprement dits, soit que les symptômes de la gravelle se fussent manifestés avec violence et à des époques plus ou moins éloignées, tantôt régulières, tantôt indéterminées, et que les sujets eussent éprouvé ce qu'on nomme des coliques néphrétiques, soit que les accidents eussent présenté des caractères beaucoup moins tranchés, qu'ils eussent été vagues, qu'ils se fussent bornés à des douleurs sourdes, disséminées dans diverses parties du corps, et même à un simple trouble des fonctions de la vessie, ou bien que, sans nulle sensation préalable, les malades eussent rendu, avec l'urine, tantôt du sable et tantôt des graviers; car les formes que revêt cette affection n'ont, pour ainsi dire, point de bornes, elles varient à l'infini, et il est d'autant plus nécessaire d'insister là-dessus que la plupart des au-

teurs qui ont écrit sur la gravelle l'ont renfermée dans un
cadre à la fois trop étroit et trop régulier. Pendant cette première période, qui dure quelquefois plusieurs années, le praticien et le patient doivent se tenir en observation, suivre pas
à pas la marche des premiers phénomènes, et, dès que la maladie prend un caractère décidé, l'attaquer, la combattre sans
relâche par l'emploi des moyens que j'ai passés en revue, avec
toutes les modifications que réclament, non seulement l'état
du sujet, mais encore la nature des dépôts, soit qu'ils affectent
la forme de sable ou de graviers, soient qu'ils constituent de
vraies pierres, la quantité de ces dépôts, leur volume, le lieu
où ils séjournent, les désordres qu'ils entraînent, en un mot,
les nombreuses particularités que présente la pratique, et dont
j'ai énuméré les principales.

Je me hâte de placer ici une observation tendant à faire
éviter des méprises dans lesquelles on tombe chaque jour
quand il s'agit d'apprécier les méthodes curatives employées
contre cette maladie. Le médecin et le chirurgien me paraissent ne point s'être renfermés dans leur sphère respective;
chacun d'eux veut empiéter sur le domaine de l'autre. Le chirurgien ne voit que l'opération, et il ne compte que sur elle
pour guérir les malades; le médecin n'a de confiance que
dans ses breuvages, et il s'en tient exclusivement à l'action
des modificateurs de l'économie. Ces vues étroites n'ont trop
souvent pour effet que d'amener le renversement des espérances de l'un et de l'autre. C'est parce qu'on ne s'est pas entendu sur la vraie portée de chacun des traitements mis en
usage par la chirurgie et par la médecine, que tant de malades
sont victimes des illusions dont on les berce, et que l'appréciation des ressources de l'art est livrée à l'exagération de l'enthousiasme des uns, du dénigrement des autres. Si je ne me
trompe, il ne faut pas chercher ailleurs la cause des dissidences
d'opinion qui partagent en deux camps presque ennemis des
praticiens d'ailleurs fort éclairés.

Les ressources de la médecine et de la chirurgie ne sauraient être appréciées, d'une manière rigoureuse, qu'autant qu'on ne les examine point en dehors de leur circonscription naturelle. Or, ce serait sortir des limites du vrai que de prétendre guérir l'affection calculeuse par la seule extraction d'une pierre déjà formée et développée. La chirurgie a pour mission de faire disparaître le corps étranger qui porte le trouble dans l'économie, et qui n'est lui-même que le résultat d'un travail morbide dont l'appareil urinaire a été préalablement le théâtre. Sans doute la guérison a lieu par le seul fait de cette soustraction, puisque la cause des désordres a disparu pour le moment. Mais l'action organique sous l'influence de laquelle le calcul s'était produit subsiste toujours, et c'est à la médecine qu'il appartient de corriger ce qu'il y a de vicieux dans le jeu des organes, de faire rentrer les fonctions de ceux-ci dans leur état normal. Elle possède pour cela de puissants modificateurs, dont les effets ne peuvent être contestés par un homme impartial. Mais, d'un autre côté, prétendre, comme on l'a fait, que l'action de ces modificateurs ne soit pas restreinte aux organes eux-mêmes, et qu'à l'aide de combinaisons plus ou moins adroites, il soit possible d'obtenir d'eux des résultats exclusivement réservés aux procédés chirurgicaux, c'est s'abuser d'une étrange manière. Celui qui, pour apprécier les ressources de la médecine, n'aurait égard qu'aux résultats qu'elle dit avoir obtenus en suivant cette dernière direction, commettrait également une erreur, puisqu'il ne les jugerait pas d'après ce qu'elles valent quand on ne les étend pas au-delà de leur légitime portée. En effet, que le traitement médical ait pour but de prévenir la formation des dépôts de l'urine quand le malade est seulement menacé de la gravelle, qu'il tende à arrêter le développement de cette dernière, à combattre les désordres suscités dans l'économie par la présence, soit des graviers, soit des calculs, ou à prévenir le retour de la maladie après que la chirurgie a détruit ou enlevé la pierre, jusque là personne ne sera tenté de mettre son efficacité en doute. Il y a une action, pour ainsi dire physiologique, qu'il appartient exclusivement à la médecine d'exercer; qu'elle s'accomplisse par une modification du régime, par la régularisation des habitudes de la vie, par une guerre habile faite à des causes morbides, ou par une perturbation sagement combinée, elle saute aux yeux, elle est incontestable. Mais, au-delà de cette action, la médecine ne peut rien, et l'élimination des concrétions urinaires, quand elles sont accessibles à la main de l'homme, ne lui appartient pas plus que celle de tout autre corps étranger introduit ou développé dans une région quelconque de l'organisme. Elle a donc besoin du secours préalable de la chirurgie pour pouvoir déployer son efficacité, comme la chirurgie a besoin du sien pour compléter l'œuvre dont il ne lui est donné que d'accomplir le premier acte. Le traitement médical et le traitement chirurgical, tout à fait distincts quant à leur portée, mais tendant finalement au même but, se prêtent un mutuel secours, et, dans une foule de cas, la guérison ne peut être obtenue que par leur association, par leur application, ou simultanée, ou successive.

Les divers faits que j'ai passés en revue prouvent de la manière la plus évidente l'utilité des moyens dont j'ai conseillé l'emploi, et qu'il convient de mettre en usage contre la gravelle, soit pour en prévenir la formation, ou en atténuer les effets, soit pour en faciliter l'expulsion. À la vérité, il est quelques faits, dont j'ai cité un certain nombre, qui déposent contre l'efficacité des ressources de l'art, la maladie ayant résisté avec opiniâtreté, ou la gravelle ayant cessé pour ainsi dire d'elle-même et alors même qu'on avait renoncé à tout traitement. Mais ce ne sont là que des cas exceptionnels, et l'utilité de la médecine, en cette circonstance, est trop bien établie pour qu'il devienne nécessaire d'invoquer de nouvelles preuves. D'ailleurs, si l'on examine attentivement les faits contraires, on ne tarde pas à découvrir, dans le mode d'application des moyens curatifs, certaines défectuosités auxquelles il est rationnel d'attribuer l'insuccès. C'est ce que j'ai été à portée de reconnaître dans un très grand nombre de cas, où le traitement médical, tel qu'il a été administré jusqu'à ce jour, n'avait point empêché la pierre de se former. Ayant consacré un chapitre spécial à l'exposition des vices dont sont entachés les théories et les traitements en crédit, je n'ai plus ici qu'à rapporter quelques nouveaux faits.

M. Sallé, de Châteauroux, âgé de quarante-quatre ans, d'une bonne constitution, très nerveux, et livré à des travaux fatigants, éprouvait, depuis six années, des désordres considérables dans l'appareil urinaire, spécialement de fortes coliques néphrétiques. Tous les mois il rendait, avec douleurs, des graviers d'acide urique, dont il m'a remis une boîte entière ; la plupart étaient ronds, très lisses, et d'une couleur fauve ; quelques-uns cependant avaient un aspect granuleux ; l'un de ces derniers, fort oblong et légèrement aplati, présentait une longueur de huit lignes, sur quatre de large et trois d'épaisseur. L'expulsion de tous ces corps étrangers avait causé de vives souffrances. Le malade, redoutant, comme le font presque tous les calculeux, les opérations propres à combattre et même seulement à reconnaître l'affection dont il était attaqué, se soumit pendant longtemps à tous les traitements médicaux qu'on a préconisés contre la gravelle et la pierre. Cependant les accidents continuèrent de marcher, et quelque temps avant que M. Sallé vînt me consulter, il avait cessé de rendre des graviers, ou du moins l'urine en charriait beaucoup moins ; les douleurs étaient plus tolérables aussi, et le malade crut un instant à l'efficacité des fondants, qu'il prenait avec la plus grande confiance. Mais les symptômes d'une pierre vésicale vinrent bientôt l'arracher à son illusion ; ils se développèrent avec rapidité, et M. Sallé eut le bon esprit de réclamer les secours de l'art avant que les désordres fussent trop avancés ; la lithotritie le débarrassa de plusieurs calculs logés dans la vessie, qui étaient de même nature que les graviers rendus jadis, et dont on aurait facilement obtenu l'expulsion par un traitement mieux dirigé. La cure fut prompte, et la guérison complète. Par le fait de l'opération, du traitement préparatoire qui l'avait précédée, et des moyens médicaux qui furent prescrits ensuite, d'après les bases que j'ai tracées, la fonction des reins revint à l'état normal, et le malade cessa de faire des graviers; je n'ai plus entendu parler de lui depuis 1830.

L'état névralgique de l'urètre et du col de la vessie, qui existait à un haut degré chez ce malade, avait suffi pour paralyser les moyens propres à prévenir la formation de la gravelle. C'est aussi à cette circonstance qu'il convient d'attribuer la non-expulsion de quelques graviers qui ont formé les calculs vésicaux, et ce qui le prouve, c'est la disparition complète de la maladie depuis le traitement que j'ai mis en usage. Dans ce cas, aussi bien que dans presque tous ceux de même nature, l'application de la lithotritie, en détruisant l'état névralgique de l'urètre et rétablissant la contractilité vésicale dans son état normal, a suffi pour mettre un terme à la production de la gravelle. Si l'on eût songé plus tôt à corriger ces états morbides de la vessie et de son canal excréteur, le malade n'aurait point eu la pierre.

M. Mayé, de Lyon, âgé de cinquante ans, d'une constitution faible et épuisée, éprouvait les accidents de la gravelle depuis 1821; il avait rendu beaucoup de sable et de graviers d'acide urique, de volume varié; l'un de ces graviers fut extrait de l'urètre par M. Gensoul. Pendant plusieurs années, le malade employa successivement tous les moyens conseillés contre la gravelle : plusieurs fois, il crut en obtenir du soulagement, mais toujours les accidents ne tardèrent pas à reparaître. Enfin il fut attaqué de la pierre, pour laquelle il vint à Paris, en 1833, réclamer l'application de la lithotritie. Les conditions étaient très défavorables, tant sous le rapport des organes urinaires, qui avaient beaucoup souffert, que sous celui de la santé générale, à laquelle l'affection locale et les divers traitements longtemps mis en usage avaient porté une rude atteinte. Les précautions que j'ai l'habitude de prendre pour ces sortes de cas graves, eurent un plein succès, et le malade guérit. J'ai eu l'occasion de le revoir en 1836 ; par excès de précaution, il désira que sa vessie fût explorée ; elle ne contenait pas de pierre, quoiqu'un peu d'agacement se fît sentir de temps en temps au col, et que les besoins d'uriner fussent fréquents. Ces accidents étaient le résultat d'un état névralgique et d'une influence morale très prononcée : il y avait de plus une lésion de la prostate, qui contribuait à entretenir l'irritation du col vésical et la gêne pour uriner.

Chez ce malade, comme chez le précédent, la pierre se développa malgré les traitements les mieux combinés, et suivis avec exactitude ; car rien n'avait été négligé, ni régime, ni boissons diurétiques, ni substances alcalines, ni eaux minérales. Seulement on n'avait pas tenu compte de l'état morbide du col de la vessie, et cette omission rendit tout le reste inutile : il m'a suffi de la réparer pour faire disparaître le vice de la sécrétion rénale et cesser la gravelle ; quant à l'agacement du col vésical et à la fréquence des besoins d'uriner, ils dépendaient d'une lésion de la prostate qui avait résisté au traitement.

Mais le traitement médical, dont l'utilité ne saurait être contestée, soit qu'il ait pour but de modifier l'action des organes chargés de sécréter et d'expulser l'urine, soit qu'il tende à favoriser le rejet des graviers au dehors, ou à atténuer les effets de ces corps étrangers sur l'économie, ce traitement, tel qu'il a été dirigé jusqu'à présent, a aussi des inconvénients, et l'on ne saurait croire combien est grand le nombre de ceux qui lui doivent la terminaison fâcheuse de leur maladie. Cette proposition est appuyée par des faits nombreux que j'ai rapportés ; il me suffira d'ajouter quelques observations.

L'expérience journalière constate l'efficacité des moyens

que j'ai conseillés. Ainsi, toutes les fois qu'il existe, dans l'appareil urinaire, un gravier trop gros pour traverser l'urètre, il faut recourir à une opération, et cela avec d'autant plus d'empressement que le contact prolongé du calcul fatigue, irrite, attaque et détruit nos organes. Mais il y a ici une particularité sur laquelle je dois insister, car il s'y rattache des erreurs. En général, le malade n'apprécie les effets de la pierre que par les douleurs qui en résultent, et ce n'est ordinairement que quand il a été vaincu par la souffrance, qu'il se décide à subir une opération chirurgicale, pour laquelle il éprouve toujours un éloignement plus ou moins prononcé. Or les moyens que le médecin emploie contre l'affection calculeuse tendent tous, d'un côté, à amortir et masquer la douleur, à la rendre plus supportable, d'un autre côté, à soutenir le courage du malade, et à fortifier sa résignation par l'espoir d'un soulagement ultérieur ou même d'une guérison qu'on n'hésite pas à lui promettre. C'est par suite de ces deux ordres de causes, et sous leur influence, que les graveleux deviennent calculeux, que les pierres acquièrent un grand développement, et que leur présence amène la destruction des organes, ou du moins des lésions tellement profondes que la mort doit s'ensuivre, mort qu'on met ensuite sur le compte de l'opération, et qui, dans la majorité des cas, n'est que le résultat de l'emploi des médicaments administrés à l'intérieur. Sous ce point de vue, le traitement médical, au lieu des services immenses qu'il rend aux malades, peut leur devenir essentiellement nuisible; mais ce n'est pas au traitement lui-même qu'il faut s'en prendre, c'est à la fausse application qu'on en a faite, soit que l'indication n'ait pas été précisée avec assez de soin, soit qu'on ait voulu sortir des limites naturelles des ressources de la médecine, ce qui n'est que trop fréquent. Si l'on s'attache à recueillir les motifs qui ont déterminé les malades à se placer dans ces conditions désespérées, dont la pratique journalière présente des exemples, ils répondent tous : 1° que pendant longtemps les douleurs étaient très supportables, qu'elles n'étaient d'ailleurs que passagères, et qu'on parvenait facilement à les combattre, même à en prévenir le retour, par un traitement médical fort simple; 2° que cette irrégularité dans la marche des accidents leur avait fait espérer qu'il s'agissait uniquement de la gravelle et non de la pierre, puisque la douleur cédait au repos, aux bains, aux lavements, aux boissons abondantes, résultat qui leur paraissait impossible à obtenir dans le cas d'existence d'une pierre, parce que celle-ci, ayant une action non interrompue, ne saurait produire des effets temporaires; 3° que, plus tard, la crainte d'une opération les avait détournés même de se laisser sonder, et qu'ils s'étaient décidés à prendre des fondants, des calmants, qu'ils avaient été aux eaux, et que les soulagements dus à l'emploi de ces moyens avaient nourri chez eux l'espoir d'échapper à la chirurgie. Enfin l'histoire de tous se termine par l'aveu qu'ils ont été trompés dans leur attente, et par les malédictions tardives qu'ils lancent aux hommes dont les conseils, l'hésitation ou la négligence les ont condamnés à des années d'atroces douleurs, pour les mener en dernière analyse au dépérissement. Tel est, en effet, l'incontestable et bien triste résultat de ces traitements palliatifs, qui ne font que masquer les douleurs; ils encouragent à les supporter, et, pendant ce temps, la pierre grossit; puis son séjour prolongé dans l'économie engendre une effroyable série de désordres. Lorsqu'il sera question de la dissolution, je reviendrai sur les inconvénients et les dangers que je ne fais qu'indiquer ainsi, car ces inconvénients et ces dangers du traitement médical ont surtout lieu quand on l'applique dans le chimérique espoir d'obtenir par son secours la fonte ou le morcellement des calculs vésicaux proprement dits.

TROISIÈME PARTIE.

EXAMEN CRITIQUE DE QUELQUES MOYENS SPÉCIAUX QUI ONT
ÉTÉ PROPOSÉS POUR LE TRAITEMENT DE LA GRAVELLE.

I. Après avoir fait connaître les moyens qui m'ont le plus
constamment réussi, je n'aurais rempli qu'une partie de ma
tâche, si je passais sous silence certains autres dont on a
aussi proposé l'emploi. La plupart de ces derniers ont été ima-
ginés ou reproduits, il y a quelques années, par un académicien qui tient rang parmi nos premiers physiologistes. C'est à
ce médecin que les ont empruntés ceux qui, depuis lors, les
préconisent, en leur imprimant des modifications dont le plus
grand nombre n'ont aucune importance, dont plusieurs même
ne sont pas heureuses, et en s'étayant, pour les faire valoir, de
l'autorité qu'ont donnée à leur premier propagateur ses nombreuses expérimentations.

Je présenterai d'abord ces moyens tels qu'ils ont été indiqués par notre savant physiologiste. A ses yeux, la gravelle
n'est que la conséquence d'une alimentation dans laquelle l'a-
zote entre pour une trop forte proportion. Pour lui aussi, la
formation des graviers n'est qu'une simple opération chimique,
comparable à celles qui s'exécutent dans nos laboratoires :
voilà sa théorie ; changer le régime et faire prendre une autre
direction aux affinités : voilà sa pratique. Ces indications sont
faciles à remplir dans le cabinet ; mais il n'en est pas de
même au lit du malade, où l'expérience vient bientôt dé-

montrer qu'il ne suffit pas d'arranger artistement des phrases, ni d'interpréter plus ou moins habilement quelques essais sur les animaux, pour saisir les combinaisons de la nature dans toute leur généralité. Aussi ces indications, et autres analogues, que les théoriciens et les gens du monde trouvent si simples et si séduisantes, sont-elles loin de satisfaire le praticien. Les mécomptes qu'il ne tarde pas à éprouver lui font voir en peu de temps à quel point elles sont vagues. Malheureusement il y a toujours des malades qui deviennent victimes des fausses spéculations.

J'ai prouvé, dans le Traité de l'affection calculeuse, que la théorie de notre célèbre physiologiste sur les causes et la formation de la gravelle, plaît à l'esprit plus qu'elle ne satisfait la raison, qu'elle repose sur des expériences incomplètes, sur des faits trop peu nombreux ou mal interprétés, et en opposition avec d'autres faits très multipliés et riches de tous leurs détails. Ainsi, les expériences sur les animaux tendant à prouver l'influence du régime alimentaire eu égard à la production de la gravelle d'acide urique, pèchent principalement en ce que, par le fait même de la contrainte qu'on impose à leurs penchants naturels, les animaux se trouvent placés dans un état morbide tellement grave que la plupart périssent. Tirer de semblables expériences des conclusions applicables à l'homme qui jouit de la santé, c'est aller bien au-delà de ce qui est permis à l'analogie, même la moins réservée ; car, en changeant du tout au tout la nourriture d'un animal carnassier, et le soumettant à une alimentation qui amène sa mort, on doit nécessairement troubler les fonctions des reins, aussi bien que celles des autres organes, et de ce que l'urine de cet animal, devenu malade, ne contient plus les éléments qu'on y rencontrait quand il se portait bien, on ne peut rien conclure qui convienne à l'homme placé dans les conditions ordinaires de la vie sociale. En expérimentant de la même manière sur ce dernier, on compromettrait aussi son existence : effectivement, quelques malades qui avaient eu la faiblesse de se prêter à de tels essais, ont vu leur santé dépérir d'une manière assez menaçante pour être obligés de s'arrêter.

Il y a un fait important, et qui devrait suffire pour refroidir le zèle des expérimentateurs : c'est que, chez l'homme en santé, une affection morale, un excès de fatigue, un trouble fonctionnel passager des autres organes, une influence atmosphérique, un simple changement dans les heures des repas, un aliment auquel l'estomac n'est point accoutumé, ou qui inspire de la répugnance, un accès de fièvre, un accident, en un mot, toute perturbation subite opérée dans l'économie, suffisent souvent pour modifier la sécrétion des reins, amener un excès d'acide urique dans l'urine, et déterminer la formation de la gravelle ou au moins du sable rouge. Tous les observateurs ont pu constater la réalité de ce fait, qui a frappé un certain nombre d'écrivains modernes chez nous, en Italie, en Allemagne, et surtout en Angleterre. Il est à regretter que les auteurs de la théorie chimique n'en aient tenu aucun compte, car alors ils n'auraient pas posé en principe qu'une relation nécessaire existe entre le régime et la présence de l'acide urique dans l'urine, en d'autres termes, qu'il n'y a d'acide urique dans l'urine qu'autant que les animaux se nourrissent de chair et autres aliments azotés.

Un autre fait non moins important qui s'élève contre cette théorie, c'est que l'urine de certains animaux carnassiers ne contient point d'acide urique, qu'on rencontre, au contraire, cet acide, même en grande abondance, dans celle d'autres animaux dont les aliments ne sont pas azotés, et que, chez l'homme lui-même, comme je l'ai démontré péremptoirement, le régime le plus azoté n'a pas l'influence qu'on lui attribue sur la formation de la gravelle et de la pierre.

De toute évidence, ces faits prouvent le contraire précisément de ce qu'on a voulu établir. Cependant on n'a pas eu égard à un si frappant contraste, et l'on s'est contenté de grouper tout ce qui pouvait venir au secours de l'opinion qu'on s'était formée d'avance. On n'a point réfléchi qu'il ne s'agissait pas seulement là de théorie, mais encore d'une méthode de traitement qui, si la doctrine avait des bases ruineuses, devait-elle même devenir nuisible, au lieu d'être curative.

Mais reprenons un à un les principaux arguments dont on s'est servi, et soumettons-les à la discussion.

On s'est fondé sur les changements qu'éprouve l'urine, chez les personnes habituellement sobres, le lendemain d'un repas un peu trop copieux. La coloration de ce liquide, et les dépôts qu'il forme, ou les matières qu'il tient en suspension, et qui lui donnent un aspect bourbeux, ont été considérés comme dus à un excès d'acide urique. Quand cela serait vrai, et toujours, et sous tous les rapports, que s'ensuivrait-il, eu égard au rôle qu'on veut faire jouer à une alimentation trop azotée ? Il ne s'agit, en effet, que de l'influence d'une digestion laborieuse, quelle que soit la nature des aliments, et je viens de rappeler que tous les jours d'autres circonstances, qui dérangent également l'estomac, amènent des urines analogues. D'ailleurs, les faits se présentent en foule pour combattre l'assertion que *l'acide urique, qui forme constamment les graviers et les calculs des graveleux, n'est point une production accidentelle ou maladive de l'économie animale, mais un des éléments essentiels de l'urine de l'homme en parfaite santé.* Cette dernière proposition n'est vraie que pour l'acide urique en faible quantité, mais elle est fausse pour ce même acide en excès suffisant pour qu'il se produise de la gravelle, car là commence l'état maladif; et, sans nous arrêter aux cas dans lesquels domine la cystine, qui exclut presque constamment cet acide, chez des personnes d'ailleurs bien portantes, l'observation démontre qu'une production d'acide urique assez abondante pour donner lieu à la gravelle ou à des calculs se lie essentiellement à un trouble fonctionnel des reins et résulte d'influences morbides.

S'il n'est pas rare de voir la gravelle et les coliques néphrétiques chez les gastronomes et les grands mangeurs de viande, comme on les appelle, il est constant aussi que les gens adonnés à la bonne chère mangent beaucoup trop, et que la surexcitation permanente sous l'influence de laquelle ils vivent, les expose tout naturellement aux désordres des fonctions tant des reins que des autres organes. Une courte récapitulation des suites qu'entraînent les excès de table suffirait pour faire voir que la gravelle est peut-être une des moindres, et cependant c'est sur les cas où elle se manifeste en pareille circonstance que repose principalement la théorie moderne.

Il ne serait pas nécessaire non plus de multiplier beaucoup les observations pour se convaincre que les amateurs de bonne chère ne sont pas ceux chez lesquels l'affection calculeuse est le plus fréquente. Les faits nombreux que j'ai cités dans le Traité établissent cette vérité d'une manière inébranlable. Mais il y a plus, car des faits contraires, qu'on a laissés de côté, lui prêtent un appui non moins puissant.

L'opinion que l'affection calculeuse n'existe point dans les climats chauds a régné longtemps d'une manière générale, et le fait, admis comme vrai, a été invoqué aussi en faveur de la théorie que je combats, parce que les habitants des contrées chaudes se nourrissent spécialement de végétaux. Or, non seulement la pierre n'est point rare sous les latitudes rapprochées de l'équateur, mais encore, chose très remarquable, la gravelle y revêt un caractère de gravité qu'elle n'a point ailleurs, et les coliques néphrétiques y sont fort communes, depuis l'enfance jusqu'à la vieillesse. Du reste, dans les pays chauds comme chez nous, on observe d'inexplicables différences relativement à la fréquence de la gravelle et de la pierre, qui, communes en certains lieux, sont rares en d'autres.

Il est constant, comme on l'a fait remarquer en Angleterre, et comme le confirme l'observation journalière, que la diminution de l'urine indique souvent une forte irritation ou même un état inflammatoire des reins, tandis qu'une simple surexcitation de ces organes détermine en général l'accroissement de leur sécrétion. Mais on rencontre, à cet égard, les plus nombreuses variations. Il est digne de remarque aussi qu'un haut degré d'irritabilité d'autres systèmes peut être accompagné d'une véritable diurèse. Ainsi plusieurs maladies du système nerveux et certaines affections morales entraînent un flux d'urine, parfois très abondant. Souvent encore l'augmentation ou la diminution de ce liquide a lieu sans qu'on puisse en soupçonner la cause. J'ai été à portée de faire quelques observations au sujet de l'influence que l'affection calculeuse et les différentes maladies de la vessie exercent sur l'action des reins. Ainsi j'ai constaté qu'ordinairement une légère irritation du col vésical est accompagnée d'une copieuse sécrétion d'urine, tandis que ce liquide diminue ou même se supprime pendant un certain laps de temps, lorsque l'irritation vésicale devient vive et se prolonge. En général, ces vicissitudes dans la quantité de l'urine s'allient à une telle multitude de circonstances, qu'on ne saurait mettre trop de réserve à en tirer des conséquences pratiques.

La diminution de la chaleur animale chez le vieillard a été présentée comme étant propre à favoriser le développement de l'acide urique et la formation de la gravelle. Mais d'abord on pose ici un fait contraire à ce qu'apprend l'expérience et à ce qu'ont établi les documents de statistique : car la gravelle est beaucoup plus commune chez l'adulte que chez le vieillard, et toutes les expérimentations imaginables ne sauraient faire que ce qui est ne soit pas. Laissant de côté des différences peu explicables qu'on remarque dans plusieurs localités, en ce qui concerne la fréquence proportionnelle de l'affection calculeuse, il est démontré que, généralement parlant, la pierre est plus commune chez l'enfant et le vieillard que chez l'adulte, et que celui-ci est incomparablement plus exposé à la gravelle. Tous les relevés dressés en Allemagne, en Italie, en Angleterre et en France, le mettent hors de doute. Sur quoi donc repose l'opinion contraire, qui sert de base à la nouvelle doctrine ? Personne ne cite d'autorités : on se contente de dire que le dîner est l'acte le plus important de la journée, pour les vieillards surtout, et que ceux-ci sont affectés spécialement de la gravelle parce qu'ils ne peuvent se résoudre à diminuer la quantité et la succulence des mets servis sur leur table. Mais, aujourd'hui, nous ne nous contentons plus d'assertions ; nous voulons aussi des preuves.

Passons maintenant en revue les moyens proposés pour combattre la gravelle, d'après la théorie qui vient d'être examinée. On a établi quatre indications.

1° *Diminuer la quantité d'acide urique que forment les reins.* Partant de ce principe, que l'existence de l'acide urique dans l'urine est liée à l'usage des substances animales ou végétales azotées pour nourriture, les partisans de la nouvelle théorie sont naturellement conduits à proscrire les aliments de cette sorte, et à les remplacer par d'autres. En preuve de l'efficacité du moyen, on cite les cas de quelques gastronomes, grands mangeurs de viande, qui se sont mieux portés en devenant plus sobres et faisant usage d'une alimentation moins excitante ; qui, dans le même temps, ont cessé de rendre du gravier, sont devenus plus agiles, ont recouvré un sentiment de bien-être, de légèreté et de liberté d'esprit qu'ils ne connaissaient pas auparavant. Voilà certes des remarques fort justes, et qui ne trouveront pas de contradicteurs, surtout lorsqu'elles s'appliquent, comme on l'a dit, à des personnes mangeant cinq ou six fois plus qu'il ne faut pour se nourrir convenablement. Mais on conviendra aussi qu'elles n'ont d'autre portée que celle de faire ressortir les inconvénients des excès de table et les avantages de la tempérance. Il y a des cas où se présente une particularité qu'on avait déjà remarquée dans les expériences faites sur les animaux, et qu'alors on avait attribuée à l'alimentation peu ou point azotée; c'est que l'urine devient fort abondante et hors de proportion avec les boissons prises. Mais il n'y a rien là non plus qui sorte de l'observation journalière. Les praticiens trouvent à chaque instant l'occasion de constater les plus grandes variations dans la quantité de l'urine, sans que le fait puisse être rattaché à aucune circonstance spéciale. Ne sait-on pas, d'ailleurs, que, dans beaucoup de cas d'urine rare, le surplus des boissons s'échappe par la perspiration cutanée et pulmonaire, tout aussi bien que par les reins? Nous avons vu enfin que l'accroissement de la sécrétion rénale ne peut point être considéré comme une conséquence du régime non azoté, puisqu'il tient à des causes infiniment variées. Au reste, on semble avouer ceci, du moins d'une manière tacite, en établissant la seconde indication, que voici :

2° *Augmenter la quantité de l'urine.* Les moyens qu'on propose sont fort simples, et ils n'ont rien de neuf. Tout se borne à boire beaucoup, à choisir la boisson aqueuse et diurétique qui convient le mieux, et en même temps à s'abstenir de liqueurs spiritueuses. Mais il n'est point rare de rencontrer des graveleux dont l'estomac ne supporte pas les boissons abondantes, et c'est d'ailleurs au moment où l'on en sentirait le plus la nécessité, qu'on est privé de cette ressource; nous avons vu, en effet, que, pendant les coliques néphrétiques, les vomissements sont fréquents, et qu'alors même qu'il n'existe pas de nausées, l'estomac refuse souvent de se charger d'eau. Par bonheur, le praticien a d'autres ressources que de faire prendre chaque jour cinq ou six pintes, soit de décoction de chiendent ou de queues de cerises, soit d'eau de Spa, de Luxeuil, de Contrexeville, de Bussang. Si la préoccupation d'une théorie chimique n'avait pas fait perdre de vue les circonstances, autres que le régime azoté, qui sont propres à influencer la sécrétion urinaire, on ne se serait pas emprisonné dans ce cercle étroit de moyens, à l'aide desquels on parvient sans doute à satisfaire le théoricien et le malade, surtout quand on a soin de les encadrer méthodiquement et de rattacher une vertu spéciale à chacun d'eux, mais dont les besoins de la pratique ne sauraient se contenter.

3° *Saturer l'acide urique.* L'impuissance du sucre et de l'eau de chiendent pour guérir la gravelle a conduit nos modernes expérimentateurs à faire intervenir la chimie, afin, disent-ils, de combiner l'acide urique avec des bases alcalines ou terreuses, de manière à former des sels beaucoup plus solubles qu'il ne l'est lui-même. Tel est le point de départ de tout ce qu'on a imaginé, d'abord seulement pour prévenir la formation de la gravelle, puis bientôt pour dissoudre les calculs eux-mêmes. Mais nous devons voir là un jeu de l'esprit plutôt que le résultat de l'observation directe. Il n'est pas rare que, pour guérir une maladie, on en fomente d'autres. J'ai cité, dans le Traité, plusieurs faits qui tendent à prouver que, pour combattre une disposition morbide de l'appareil urinaire, on avait donné la pierre à des malades qui n'en étaient pas atteints, et je reviendrai sur ce point. On n'aurait pas besoin de se livrer à de longues excursions dans la pratique pour trouver des faits analogues, qui constateraient les suites fâcheuses d'une médecine trop expérimentale ; mais, ce qu'il est difficile de concevoir, c'est qu'on veuille s'étayer d'événements isolés, dont l'explication nous échappe, et de quelques expériences, qui prêtent le flanc à mille interprétations diverses, pour établir une loi d'affinité de combinaison à laquelle on prétendrait ensuite soumettre les actes de l'économie animale, en faisant, pour ainsi dire, abstraction des lois vitales, qui seules président à l'accomplissement de nos fonctions. Une telle prétention ramènerait l'abus qu'au dernier siècle les médecins ont fait de la chimie. Certainement les connaissances chimiques sont d'un grand secours dans l'art de guérir, spécialement en ce qui concerne l'affection calculeuse, où elles servent souvent de guide dans des questions importantes, mettent à même d'éviter des écueils, et fournissent les moyens de remplir quelques indications ; mais, sans contester le moins du monde les immenses services que la chimie rend tous les jours, il ne faut pas lui soumettre les phénomènes de la vie, dont elle-même est forcée de convenir qu'elle ne peut expliquer ni la marche, ni les résultats, ni les produits.

Cependant on a voulu aller plus loin encore. On sait que plusieurs substances impriment à l'urine un mode particulier de coloration et d'odeur; on sait aussi que divers sels alcalins en modifient la nature de manière à la rendre alcaline, d'acide qu'elle est habituellement. Des faits déjà anciens et d'autres surtout recueillis par les modernes, le prouvent de la manière la plus positive. C'est là une connaissance importante, dont la pratique retirera sans doute de grands avantages, et qui peut-être même eût conduit à de meilleurs résultats si l'on avait su ne pas tomber dans l'exagération. Je me contenterai de faire remarquer ici qu'au lieu d'examiner le fait sous toutes ses faces, de l'apprécier dans sa circonscription naturelle, et en tenant compte de l'inaliénable influence de la vie, on a pensé que les carbonates alcalins passaient de l'estomac dans les voies de l'urine, qu'arrivés là, ils étaient décomposés par l'effet d'une réaction chimique, l'acide urique se portant sur l'excès des bases, et formant des urates, dont on prévient la précipitation en ayant soin d'entrenir un excès d'alcali dans l'urine. On a donc cru pouvoir opérer dans le rein comme dans une cornue, et varier les résultats au gré de l'opérateur. Successivement on a expérimenté les alcalis purs, les carbonates et les bicarbonates, à des doses déterminées. Sous le point de vue théorique, rien n'a manqué; expériences sur les animaux, faits tirés de la pratique des anciens, faits empruntés à celle des modernes, tout a été coordonné pour dissiper les doutes que devait susciter une telle prétention. De pas en pas même on en est venu à ne plus vouloir seulement prévenir la formation d'un gravier, mais à se dire en mesure de détruire les calculs déjà produits. Je reviendrai sur

ce dernier objet, il ne s'agit ici que du traitement de la gravelle.

La théorie était séduisante au plus haut degré. Comment ne
pas recourir à un traitement si simple, si facile, si inoffensif,
pour se débarrasser d'un mal grave et en prévenir le retour?
On a donc essayé les substances alcalines à toutes les doses et
sous toutes les formes. Quelques malades s'en sont bien trouvés, d'autres en ont souffert, plusieurs n'ont éprouvé ni bien
ni mal. On a vu ainsi se reproduire absolument les mêmes
phénomènes que ceux dont nous rend témoins toute substance
quelconque employée à titre de médicament. D'ailleurs la question n'est point encore résolue, de l'aveu même des plus enthousiastes, et finalement les physiologistes sont loin de s'entendre sur la véritable manière dont l'action des alcalis s'exerce
dans cette circonstance. Mais ce qu'on ne peut contester, c'est
que le traitement de la gravelle est devenu la proie de l'empirisme. Les praticiens ne sont pas plus d'accord que les physiologistes; les uns veulent la potasse ou la soude pure, les
autres donnent la préférence aux carbonates, parmi lesquels
ceux-ci vantent les carbonates de potasse et de soude, ceux-là,
les carbonates de magnésie ou de chaux; car tous ces moyens
ont trouvé des partisans exclusifs et chaleureux; chacun d'eux
a vu sa réputation s'établir sur des faits, et cependant tous ont
fini par tomber dans le discrédit, malgré les efforts périodiquement renouvelés pour les mettre en vogue.

4° *Favoriser l'expulsion du sable et des calculs.* Ici on se
montre très facile. On ne fait que prescrire des boissons diurétiques, en quantité plus ou moins grande, ajoutant que cette
précaution a suffi dans beaucoup de cas, que même, à sa faveur,
certains graveleux ont pu, sans de graves inconvénients, continuer leur régime succulent et jouir de tous les plaisirs de la
table. Ainsi ce n'est pas seulement avec le ciel qu'il y a des
accommodements. Toutefois, dit-on, des cas rebelles se rencontrent, et l'on parle d'exemples authentiques de malades

chez lesquels les uretères se sont complétement obstrués par la seule accumulation de graviers très fins. J'avoue que j'eusse été flatté de connaître les détails de ces observations. Du reste, on ne propose aucun moyen spécial pour favoriser la sortie des graviers, si ce n'est cependant que, quand ils sont engagés dans l'orifice de l'uretère ou dans une excavation de la vessie, on veut que l'homme de l'art les déplace avec le doigt introduit par l'anus, ou en portant une sonde ordinaire dans la vessie. Ceux qui conseillent de telles manœuvres n'ont certes jamais eu occasion de les mettre en pratique, autrement ils se seraient bien gardés d'en faire un précepte. J'en dirai autant des pressions méthodiques qu'on prescrit d'exercer sur le trajet de l'uretère, afin de faire sortir les graviers qui y seraient engagés. Toute cette chirurgie nous rejette à plusieurs siècles en arrière. Le choix des instruments propres à opérer l'extraction des graviers n'est pas plus heureux, car le brise-coque de M. Heurteloup, qu'on propose, est si défectueux que personne ne s'en est servi, pas même son inventeur, et l'espèce de lardoire préconisée par M. Amussat, le plus mauvais des moyens connus, n'a été adoptée par aucun praticien. Quant à la pince de Hunter, dont on dit qu'un célèbre chirurgien anglais s'est servi pour extraire un grand nombre de petits calculs vésicaux, personne n'ignore que ce n'est point à cet instrument, mais à un autre, imaginé par Astley Cooper, qu'on a eu recours dans les cas auxquels il est fait allusion.

II. Parmi ceux qui ont mis le plus d'empressement à propager les opinions dont je viens de faire l'examen, eu égard à la cause et au traitement de la gravelle, M. Ségalas s'est surtout fait remarquer. Dans diverses pièces adressées à nos académies, et dans un ouvrage récent, ce médecin les a reproduites presque toutes, sans même se donner la peine de vérifier les faits les plus vulgaires. En effet, dès le début de son livre, il s'écrie : regardez les graveleux, ils sont la plupart replets, peu agiles, et se livrent rarement aux exercices du corps. Or, quiconque a vu trois malades, sait très bien que cette assertion est inexacte, et si M. Ségalas avait coordonné ses souvenirs, il aurait trouvé que, sur trois graveleux, deux au moins sont en dehors des conditions qu'il assigne.

J'aurais beaucoup à relever dans les publications de mon confrère, quant à la doctrine, et quant aux moyens qu'il emploie pour la soutenir. Mais sa doctrine n'est qu'une pâle imitation de celle à la critique de laquelle je viens de me livrer, et ses moyens sont à peu près tous étrangers à la science. Il m'est pénible d'avoir à signaler des actes dont M. Ségalas n'a sans doute pas calculé la portée, et qui déjà lui ont attiré de peu flatteuses admonitions. Si je suis bien informé, il se montre maintenant tout disposé à rentrer dans les voies de la science, et à reconquérir la dignité qui convient à un chirurgien. En s'adonnant à la lithotritie, il veut désormais attacher son nom à cette opération par des travaux sérieux, qui servent l'art, en même temps qu'ils élèvent l'artiste, au lieu de s'égarer dans les petites combinaisons de ce qu'on nomme vulgairement le savoir-faire. Il est membre de sociétés médicales, et ce titre, à la faveur duquel plus d'une erreur a pu s'impatroniser dans un certain monde incompétent, imposera, je me plais à le croire, des bornes aux velléités d'industrialisme. Déjà les critiques amies, en rendant compte de son livre, au lieu d'en donner une analyse rigoureuse, se sont exprimées de manière à laisser croire que l'auteur fait bien, et lui ont indiqué par là ce qu'il devrait faire. C'est une façon délicate de donner des conseils à ses amis, et certainement M. Ségalas en profitera. Si mon espoir était déçu, malgré les rapports de bonne confraternité qui ont toujours existé entre ce médecin et moi, et malgré toute la répugnance que j'éprouve à mettre au grand jour des actes qui rabaissent les hommes de notre profession, je n'hésiterais pas un instant à livrer à la publicité les faits nombreux dont je suis en possession, et qui prouvent que la vérité, la science et l'humanité n'ont pas été respectées comme elles devaient l'être, soit dans les communications aux académies et à la presse périodique, soit dans des ouvrages spéciaux.

Il y a pour moi un devoir qui impose silence à toute autre considération : c'est de faire triompher la lithotritie, et d'écarter tout ce qui pourrait nuire à son entier développement. M. Ségalas doit à cette méthode tout ce qu'il est, et c'est là pour lui un motif puissant de ne pas la décréditer. Tel serait cependant l'infaillible résultat d'une marche extra-scientifique et d'une série de mesquines combinaisons dans les détails desquelles je ne veux pas entrer ici. Plus d'une fois, mon confrère s'est laissé entraîner dans cette fausse voie, et il a dû éprouver de vifs regrets en voyant des opinions erronées et des pratiques vicieuses se propager sous le patronage de son nom. J'en citerai un exemple tout récent.

J'ai dit que M. Ségalas avait tout fait pour donner une tournure scientifique à un livre essentiellement destiné aux gens du monde, et qu'ainsi ce livre pourrait entraîner à des méprises les praticiens inexpérimentés entre les mains desquels il tomberait, par la raison toute simple qu'il ne saurait entrer dans la pensée de personne qu'on écrive un pareil ouvrage dans d'autres vues que celle d'exposer la science telle qu'elle est. Je reçois à l'instant l'un de nos journaux, dont le rédacteur a donné contre l'écueil que je viens de signaler : en rendant compte du livre de M. Ségalas, ce sont précisément les principales erreurs qu'il contient que l'on reproduit. Ainsi, dans l'indication des causes de la gravelle figurent celles dont je me suis attaché à démontrer le défaut de portée réelle, et M. Ségalas lui-même sera d'autant moins flatté d'avoir contribué à propager cette doctrine fausse, que, pour en apprécier le peu de fondement, il lui suffira de peser la valeur respective des preuves alléguées pour et contre, et même de s'en tenir à ses propres observations.

M. Ségalas s'est donné pour l'inventeur d'un instrument

spécial servant à pratiquer la lithotritie et à extraire les graviers. Tous ceux qui sont au courant de la question savent
qu'il n'a pas d'instrument qui lui soit propre, que les modifications qu'il a faites à ce qu'on nomme les volants, sont
sans portée, depuis surtout qu'on a bien établi que les volants
eux-mêmes, quoique applicables dans certains cas, étaient défectueux, comparativement à d'autres moyens dont l'art est
en possession aujourd'hui. Mais ceux qui liront l'ouvrage de
M. Ségalas, sans excepter ceux qui en rendent compte, ne con-
naissent point toutes ces particularités, et propagent, sans le
vouloir, des assertions tendant à faire croire ce qui n'est pas. On
ne se borne même point là : dans l'analyse dont je viens de parler, il est dit que l'auteur n'a pas rencontré un seul cas réfrac-
taire depuis cinq ans qu'il se sert de cet instrument. Une
pareille citation suffira sans doute pour faire sentir à mon
confrère combien sa pensée a été mal interprétée, et combien
il contribue, sans le vouloir, à répandre les plus graves erreurs.
On a parlé aussi de la haute réputation dont cet instrument
jouirait, dit-on, en France et à l'étranger. Or, M. Ségalas
est, je crois, le seul qui emploie encore les volants, parce
qu'ils ont, je le répète, l'inconvénient de prolonger la durée de
l'opération, et cela sans nul avantage. Quant à la réputation
européenne dont parle le journaliste, je ne sais trop ce qu'il
veut dire, à moins qu'il ne prenne pour étant de bon aloi des
éloges officieux que la poste se charge de nous faire revenir
des pays étrangers à Paris.

L'industrie en médecine, généralement bornée au débit de
remèdes secrets, consiste à donner la plus grande somme
possible d'attraits à des drogues auxquelles on attribue une
action déterminée, et dont la nature et la vente sont d'ailleurs
soumises à la surveillance de l'autorité, de sorte qu'une partie des dangers se trouve par là évitée, et qu'au bon sens public seul il reste à se garantir des autres. Mais l'industrialisme
a voulu pénétrer aussi dans la chirurgie, et de nos jours, il s'y

permet des envahissements contre lequels on ne saurait trop prémunir l'opinion ; car ce n'est pas par de belles paroles, par du savoir-faire, qu'on donne à une opération chirurgicale la précision qu'elle exige, et quand cette précision manque, la vie d'un malheureux malade se trouve compromise. Dans un pareil sujet, qui est soumis à des règles fixes, il n'y a qu'une marche à suivre ; en pratique, c'est de faire mieux que les autres, s'il se peut ; en théorie, c'est d'exposer l'état de la science sans nulle restriction, en rendant à chacun ce qui lui appartient, en assignant à chaque chose le rang qu'elle mérite. Un écrivain qui, à l'exemple de M. Ségalas, ne reproduit pas toujours sans l'altérer ce qui a été fait avant lui, qui ne dit que ce qui peut tourner à son avantage personnel, qui donne de l'importance à des choses auxquelles on en chercherait vainement une, rend un très mauvais service au genre humain, et les amis sincères de la science, de l'humanité, doivent s'empresser de signaler ses écarts.

III. Il vient de paraître une seconde édition d'un ouvrage qui, en raison du vaste sujet qu'il embrasse et du poste élevé qu'occupe l'auteur, ne peut manquer d'exercer une certaine influence. Je ne puis donc omettre de présenter ici quelques remarques à son égard, me réservant de discuter à fond, dans un autre travail, plusieurs des assertions, manifestement inexactes, qui s'y trouvent consignées. Je veux parler de la *Médecine opératoire* de M. le professeur Velpeau, et seulement de la partie qui est relative à l'affection calculeuse. Tous les praticiens qui liront ce long chapitre éprouveront, comme moi, le regret que notre savant confrère ait oublié qu'il faisait un traité dogmatique, dans lequel ne devaient paraître ni ses préventions ni ses sentiments personnels. Malheureusement les uns et les autres y tiennent une grande place, et ils ont aveuglé l'auteur au point de ne pas lui permettre de s'apercevoir des pauvretés auxquelles par moments il descendait. Je me borne à énoncer le fait ; car, les dénis de justice de

M. Velpeau frappant principalement sur moi, mes remarques pourraient prendre le caractère de récriminations, et je veux lui laisser tous les avantages de ce genre.

Déjà j'ai signalé une omission grave dans la Médecine opératoire. Elle concerne l'un des points les plus embarrassants de la chirurgie, le cas d'un gravier ou d'un calcul arrêté derrière un rétrécissement de l'urètre. M. Velpeau glisse sur cette circonstance, comme s'il s'agissait de la chose la plus simple. Et dans les cas les plus fréquents, ceux où le canal n'est point rétréci, il fait ressortir avec prédilection les procédés qui présentent le moins de certitude; ainsi, pour citer un exemple, il conseille d'extraire les calculs de la partie spongieuse de l'urètre avec l'anse de Marini ou avec des pinces à pansement.

C'est lorsque les graviers ou les calculs sont arrêtés dans la partie membraneuse de l'urètre, qu'on éprouve, dit M. Velpeau, le plus de difficultés pour les extraire sans recourir à l'incision. J'en demande humblement pardon à mon confrère; mais son assertion est démentie d'une manière formelle par l'expérience, car tous les jours on retire, et sans trop de difficultés, de cette région du canal soit des graviers ou de petits calculs, soit des fragments de pierre. Or l'anatomie rend parfaitement raison du fait, la structure de la partie membraneuse de l'urètre lui permettant de se prêter sans peine aux manœuvres nécessaires non seulement pour saisir les calculs, mais même pour les écraser quand on en éprouve le besoin. On conçoit que je ne parle ni des cas de grosses pierres, ni de certains faits exceptionnels, dont l'auteur s'appuie pour établir sa pratique générale.

Dans le tableau qu'il trace des signes rationnels de la pierre, M. Velpeau se borne à répéter ce qu'ont dit avant lui mille écrivains, tant anciens que modernes. Mais l'expérience établit qu'on ne retrouve pas ces signes au lit du malade. J'en avais fait depuis longtemps la remarque. En appelant l'attention des praticiens sur les véritables signes du calcul vésical, j'ai prouvé que les auteurs qui nous ont précédé s'étaient mépris à cet égard. M. Velpeau pouvait très bien ne pas s'en rapporter à mon dire; en examinant les quelques cas de pierre que sa clinique lui a offerts, il se serait promptement convaincu que les signes énumérés par lui ont presque tous été créés par l'imagination, qu'ils sont de pure convention, et qu'ils se rattachent aux théories diverses dont l'affection calculeuse a fait surcharger la pathologie. La question est si grave qu'elle méritait assurément qu'on s'y arrêtât, car c'est l'appréciation des véritables symptômes de la maladie qui conduit à l'emploi des moyens d'exploration propres à fixer la conviction du chirurgien. J'ai prouvé, en outre, que cette question avait acquis de nos jours une nouvelle importance, puisque, de l'opportunité des explorations vésicales, dépend le choix de la méthode curative.

Tout ce qui est relatif aux explorations a été traité par M. Velpeau avec une étrange légèreté. Au lieu de s'attacher à faire ressortir les avantages des nouvelles ressources dont l'art est aujourd'hui en possession, il se livre à de sérieuses discussions sur le poids des sondes et sur le métal dont on les confectionne; il parle de ces instruments comme s'il n'en existait que d'une espèce, avec une seule et même courbure, avec des dispositions toujours identiques.

On ne reconnaît pas davantage le praticien dans l'appréciation de quelques moyens insignifiants, propres, dit-on, à rendre les explorations vésicales plus faciles et plus sûres. Je noterai, entre autres, les procédés de l'auscultation et les injections d'air dans la vessie, substituées à celles d'eau, pour mieux faire juger du contact de la sonde avec la pierre. Le soin avec lequel M. Velpeau discute ces inutilités, et le silence qu'il garde sur plusieurs autres précautions incontestablement utiles, prouvent qu'il n'a pas assez étudié un si important sujet. A l'entendre, on doit introduire le doigt dans l'anus, *pour aller soulever le bas-fond de la vessie;* il faut que mon confrère ait des doigts d'une longueur remarquable, et qu'il ait agi sur des sujets choisis tout exprès ; car, si le malade n'est pas épuisé, et si, comme il arrive très fréquemment chez les calculeux, la prostate est volumineuse, le doigt ne saurait atteindre jusqu'au bas-fond de la vessie.

Ainsi, tout ce qui concerne les moyens de reconnaître la pierre et surtout la gravelle, d'en apprécier le volume, la forme, la situation, etc., laisse beaucoup à désirer dans un ouvrage fait par un professeur de clinique chirurgicale, et les praticiens qui le prendraient pour guide seraient exposés à commettre de funestes erreurs.

J'en dirai autant des dispositions organiques acquises, qu'il n'est pas rare d'observer chez les graveleux et chez les calculeux, et qui exercent une si grande influence tant sur le diagnostic de la maladie, que sur la détermination à prendre de la part du praticien.

L'auteur a suivi le même système en ce qui concerne les moyens curatifs. Ces moyens sont choisis et appréciés sans discernement, des futilités sont vantées outre mesure, et des choses vraiment utiles ne sont qu'indiquées. M. Velpeau dira peut-être qu'ayant embrassé la médecine opératoire entière, il ne s'est pas trouvé à même d'en approfondir toutes les parties, et que, d'après cela, on ne doit pas être surpris des lacunes, même des erreurs, qui déparent son livre. Mais, comment expliquer la prédilection décidée avec laquelle il préconise les moyens thérapeutiques les plus aventureux, ceux à l'égard desquels l'expérience est encore restée muette, si même elle ne ne s'est élevée contre eux ? Pourquoi lui, qu'on n'accusera certes pas d'ignorance, au lieu de s'appuyer des autorités les plus marquantes, s'attache-t-il à celles qui ont le moins de poids ? J'avais communiqué à l'Académie des sciences le résumé de quelques recherches sur les corps étrangers servant de noyau à des pierres. Ce travail fut publié en extrait par les journaux. Je l'ai reproduit complet, détaillé, et par conséquent plus utile aux praticiens, dans mon Traité de l'affection calculeuse; or, M. Velpeau, qui a bien voulu dire que j'avais rassemblé cent soixante-six cas de pierres développées sur des corps étrangers, donne comme source la Gazette médicale, où ne se trouve qu'un aperçu très sommaire de mon travail. Il en est de même pour une foule d'autres points. On dirait que notre savant confrère semble craindre de faire connaître les origines de quelque valeur.

C'est principalement lorsqu'il s'agit d'apprécier les méthodes curatives employées contre l'affection calculeuse, que M. Velpeau laisse percer ses préventions. Il ne tient compte ni des leçons données par l'expérience, ni des sages avertissements qu'il a déjà reçus de ses confrères et de l'Académie elle-même. Son parti est pris une fois pour toutes, et si l'on peut conclure de l'avenir par le passé, on prévoit déjà qu'il n'y aura pour lui rien de plus difficile que de renoncer à son système de fausses interprétations et d'assertions que la politesse me commande de dire hasardées.

Aussi longtemps que la connaissance de la lithotritie fut peu répandue, il n'était pas surprenant qu'à l'exemple de ce qui s'est passé dans nos académies, quelques personnes eussent la bizarre pensée de considérer comme calculeux tous les malades qui recherchaient les conseils d'un chirurgien livré à la pratique de la nouvelle méthode, et d'admettre que tous les calculeux avaient été traités par celle-ci. C'est avec de pareils éléments, et à force d'interprétations plus inexactes les unes que les autres, qu'on était parvenu à mettre en crédit les erreurs dont cette branche de l'art chirurgical est encore semée. C'est aussi sur ces erreurs, amoncelées dans sa Médecine opératoire, que M. Velpeau établit ses préceptes. Déjà, en 1835, pour donner quelque apparence de fondement à ses attaques contre la lithotritie, il avait non seulement affecté de confondre les explorations avec les opérations proprement dites, mais encore présenté comme morts après l'application de la nouvelle méthode des malades qui n'avaient pas été opérés, quelques-uns même qui n'avaient point la pierre, et afin qu'aucun doute ne subsistât sur la vérité des faits qu'il alléguait, il déclara à l'Académie, séance du 5 mai, *qu'il était allé consulter les documents adressés par moi à l'Institut.* Malheureusement pour lui, ces documents m'avaient été remis longtemps auparavant, et depuis ils ne sont pas sortis de mon cabinet. Je ne reviendrai pas sur les efforts que fit alors M. Velpeau pour faire adopter ses opinions par l'Académie, qui les repoussa; cette question a été amplement traitée dans le Parallèle; mais je noterai que ni le vote négatif de l'Académie, ni les éclaircissements qui ont été fournis, ni les nouveaux faits qui ont été recueillis, et qui réfutent les opinions de M. Velpeau, n'ont rien pu contre la pertinacité de ce professeur.

Pour l'urètre comme pour la vessie, pour les graviers comme pour les calculs, notre confrère affectionne l'instrument tranchant. Libre à lui sans doute de préférer la taille à la lithotritie, et de l'appliquer aux calculeux qu'il parvient à convaincre de la prééminence et des bienfaits de cette opération. Ses convictions lui appartiennent, et l'on doit les respecter. Mais ce qu'on est en droit d'exiger de lui, c'est que, quand il cherche à les faire passer dans l'esprit de ses lecteurs, il n'altère pas la vérité et ne se joue point du sort des malades. Savant, praticien, professeur, il va jusqu'à faire abnégation et de sa science et de sa pratique, tant l'aveuglent des préventions que je m'abstiens de qualifier. Il faut l'entendre dans ses conférences cliniques pour se faire une idée des moyens plus qu'étranges qu'il emploie à l'appui de son système. Les personnes mêmes ne sont point respectées, et les attaques dirigées contre elles sont proportionnées à l'influence qu'elles exercent dans la lithotritie. C'est sur moi principalement que tombe la colère de M. Velpeau. C'est à ma pratique que s'adressent ses critiques passionnées. Je m'en console en voyant cette colère et ces critiques demeurer sans portée quant à ce qui concerne ma position personnelle, et, ce qui m'intéresse bien plus vivement encore, quant à la marche générale de la lithotritie. En effet, cette méthode devient chaque jour de plus en plus un sujet sérieux d'étude pour les praticiens distingués de tous les pays, et les résultats qu'ils obtiennent d'elle contrastent d'une singulière manière avec ceux qui découlent de la théorie et surtout de la pratique du chirurgien de la Charité.

QUATRIÈME PARTIE.

DE LA DISSOLUTION DE LA PIERRE DANS L'INTÉRIEUR DU CORPS VIVANT.

CONSIDÉRATIONS PRÉLIMINAIRES.

On ne saurait mettre en doute que des moyens dont j'ai parlé dans la seconde partie de cet écrit, ont une grande utilité, soit qu'il s'agisse de combattre les dispositions et les états morbides des organes sécréteurs de l'urine, et de prévenir ainsi la formation de la gravelle; soit que les efforts du praticien tendent à favoriser l'expulsion de graviers déjà formés, en augmentant la force expulsive de l'appareil et en écartant les obstacles qui existent dans l'urètre ou le col vésical; soit enfin qu'il ait seulement intention de préparer le malade à une opération. Ces mêmes moyens trouvent encore une application souvent utile, à titre de palliatif, lorsque les circonstances empêchent de recourir à aucun traitement chirurgical. Voilà des données incontestablement acquises à la science; les fait nombreux que j'ai cités contribueront, je l'espère, à dissiper quelques préventions dénuées de fondement, ou qui du moins reposent sur de simples théories. Mais, quelque grands que soient déjà de tels résultats, ils ne suffisent pas à toutes les ambitions. Retiré dans son laboratoire, le chimiste peut attaquer, dissoudre ou disgréger les calculs urinaires : pourquoi ne pas essayer d'arriver là dans l'intérieur même du corps ? Cette idée n'est pas neuve, car elle perce jusque dans les ouvrages les plus anciens. On nous a fait connaître aussi avec beaucoup d'exactitude les diverses tentatives qui ont pour but de la réaliser. Mais, ce qui est d'une plus haute importance, c'est qu'on croit aujourd'hui avoir découvert la cause de la non-réussite des essais antérieurs à ceux de l'époque actuelle, et qu'on est parti de là pour donner un vernis de nouveauté à la vieille question, tant et si souvent débattue déjà, de la dissolution des calculs dans l'intérieur de l'économie. On en est venu ainsi à regarder l'expérience des temps passés comme non avenue, sans songer qu'on opérait cependant avec les mêmes éléments curatifs, sur les mêmes produits morbides, et dans les mêmes organes. Et il n'y a rien là de bien surprenant, puisqu'on a poussé la légèreté jusqu'à dédaigner d'étudier la disposition des molécules qui constituent les calculs par leur aggrégation. Cette question, qu'on croyait jugée en dernier ressort, exige donc qu'on la reprenne aussi sérieusement que si elle n'avait jamais été agitée.

Cent fois déjà la possibilité de dissoudre la pierre dans le corps vivant a été mise à l'ordre du jour, et chaque fois ce grand problème a soulevé de longs débats, a provoqué des travaux parmi lesquels il s'en trouve de fort importants ; mais constamment aussi les expériences se sont ressenties de l'influence des théories sous l'inspiration desquelles on les avait entreprises. Les uns ont considéré l'économie vivante comme un récipient inerte, comme une espèce de laboratoire de chimie, et l'expérience du siècle passé avait si bien fait ressortir le néant de leurs prétentions, qu'on ne devait guère s'attendre à les voir reparaître sur le théâtre de leurs nombreuses défaites. Les autres se sont emparés d'une idée hasardée, et au moyen de quelques expérimentations sur les animaux vivants, qu'ils ont eu soin d'interpréter dans le sens de cette idée, ils sont parvenus à créer une théorie qui a servi ensuite de base à un traitement curatif.

Chaque époque a ses opinions dominantes et ses ressources pour les soutenir. Nos prédécesseurs avaient employé, pour accréditer l'efficacité prétendue des dissolvants de la pierre, des moyens qui sont usés aujourd'hui. En ce moment, l'expérimentation est à la mode, et chacun s'y jette à corps perdu, sans s'inquiéter même s'il réunit les conditions nécessaires pour la faire réussir. Elle ne pouvait donc pas manquer de s'introduire dans l'histoire de l'affection calculeuse, et d'y amener toutes les conséquences qui marchent à la suite d'une chose bonne ou mauvaise suivant la manière dont elle est conduite. Les expériences qu'on fait valoir à l'appui de la théorie de la dissolution des calculs sont les unes incomplètes et les autres sans valeur. Leurs auteurs semblent l'avoir aperçu eux-mêmes; mais, au lieu de renoncer à une théorie qui s'écroulait de toutes parts, ils se sont livrés à des explications et à des commentaires à perte de vue, ou ont fait intervenir des considérations étrangères à la science, qui par là se trouve dénaturée au point qu'on a de la peine à s'y reconnaître. Je m'empresse toutefois de proclamer hautement que presque tous les écrivains dont j'aurai à combattre les opinions, ont obéi à de louables inspirations; mais ils se sont trompés, en croyant trop facilement à un résultat impossible, et prenant des rêves pour des réalités. En pareil cas, l'erreur est l'effet d'un enthousiasme qui honore le cœur alors même qu'il trahit la raison, et il y a là certainement plus qu'il n'en faut pour faire pardonner ces formules hasardées, sinon dangereuses, auxquelles, par une précipitation peu digne du médecin, on a voulu attacher une infaillibilité à laquelle elles n'ont aucun droit.

J'ai signalé, dans ma cinquième Lettre, les nouvelles tentatives qu'on faisait de nos jours pour remettre en crédit les dissolvants des calculs urinaires, tant de fois déjà prônés, et toujours repoussés par l'expérience. La question a grandi depuis

1837, et les motifs réels qui l'avaient fait replacer sur le tapis, se sont déroulés aux yeux des hommes impartiaux. Je disais alors que les travaux récents n'avaient rien ajouté à ce qu'on savait déjà, que le petit nombre de faits allégués à l'appui d'une théorie nouvelle n'avaient aucune valeur, que c'était seulement par une interprétation forcée qu'on était parvenu à leur donner une apparence de signification, et qu'en réalité ils étaient absolument sans portée. Il n'en fallait pas davantage pour soulever les réclamations des partisans à tout prix des préparations alcalines. On a eu recours à divers moyens, les uns tendant à faire ressortir les avantages attribués à ces préparations et à les disculper des reproches qui leur avaient été adressés, les autres ayant pour but de mettre en relief les diverses circonstances propres à faire ressortir la nécessité de s'occuper encore une fois de la dissolution. Les moyens de la première série seront examinés dans le cours de ce travail ; mais je dois d'abord présenter quelques remarques sur ceux de la seconde, parce qu'ils n'ont de scientifique que l'apparence. Je veux parler des motifs qu'on a mis en avant pour rappeler l'attention sur les substances médicamenteuses décorées du nom de lithontriptiques.

A toutes les époques, les partisans des moyens proposés pour la dissolution de la pierre, se sont attachés à faire ressortir, même en les grossissant, les inconvénients des procédés chirurgicaux. C'est une marche trop généralement suivie dans les sciences médicales, où chaque moyen nouveau qu'on met en avant ne semble trouver crédit qu'à la faveur d'une double exagération, soit qu'on expose les effets qu'il produit, soit qu'on apprécie ceux de la médication qu'il est appelé à remplacer. Aussi longtemps que les calculeux furent réduits à l'opération de la taille pour se délivrer de leurs maux, on ne pouvait certainement s'empêcher de méditer sur la gravité de cette terrible opération, et cependant on était d'autant moins fondé à en grossir les douleurs et les dangers, qu'elle demeurait toujours comme dernière ressource, quand d'autres moyens avaient échoué. La lithotritie, à son tour, ne devait point être épargnée, et dans l'espoir sans doute d'appeler plus fortement l'attention sur les effets des dissolvants, les personnes qui ont pris ces moyens sous leur patronage, n'ont point hésité à reproduire, comme autant de vérités démontrées, les attaques inconsidérées dirigées contre la nouvelle méthode par des chirurgiens prévenus ou trop exclusifs. C'est par là que commence la relation de leurs expériences, et, à les entendre, ils n'auraient été conduits à s'y livrer que par les malheurs de la lithotritie. Dans un travail lu à l'Académie de médecine, en 1835, et inséré parmi les Mémoires de cette société, dans le Parallèle, et aussi dans ma cinquième Lettre, j'ai mis en parfaite évidence l'erreur dont sont frappées les assertions de MM. Velpeau, Sanson, etc. , erreurs que ces chirurgiens avouent eux-mêmes, au moins d'une manière tacite, car ils sont aujourd'hui les premiers à mettre en pratique la méthode contre laquelle ils s'étaient prononcés avec tant de violence, et l'un d'eux, M. Sanson, étant venu à être atteint de la pierre, s'est empressé d'y recourir pour obtenir guérison. Mais, parce que ces messieurs n'ont point eu le courage de faire publiquement amende honorable, on reproduit leurs anciennes objections , comme si je n'en avais pas démontré le manque total de fondement, et l'on part de là pour soutenir que la lithotritie ne suffit pas aux besoins de l'humanité souffrante. Telle est, en effet, la pensée qui domine dans les publications faites par MM. Petit et Chevallier. Si ces honorables confrères n'avaient point eu le temps de se mettre au courant de l'état de la science, ils ont eu tort d'écrire sur des matières qui leur sont inconnues, car je ne puis supposer qu'ils aient agi en connaissance de cause, et que, pour mettre plus en relief leurs recherches sur la dissolution de la pierre, ils aient , de propos délibéré, reproduit des assertions qu'ils auraient su être erronées.

Quoi qu'il en soit, nos chimistes ont pris au sérieux les attaques dont la nouvelle méthode venait d'être l'objet, et, alarmés sur le sort des calculeux, ils se sont évertués à chercher un fondant. L'un d'eux prit même le parti d'oublier tout ce qu'il savait, comme le fit un jour Descartes pour arriver à établir les principes de sa méthode : il se procure quelques fragments de calculs humains, les enferme dans des sacs, prend la poste, et va les plonger dans les sources de Vichy; puis il se repose de ses fatigues pendant quelques jours, revient à ses sacs, trouve les calculs diminués de volume et de poids, et revient en toute hâte à Paris pour y proclamer la solubilité de certaines pierres vésicales de l'homme dans les eaux alcalines. On lui a objecté que le fait était connu depuis longtemps, que son expérience n'apprenait absolument rien de neuf, qu'il avait eu même tort de se déranger, et que, sans sortir de son laboratoire, il aurait obtenu une démonstration non moins catégorique; on lui a fait observer de plus qu'il n'avait point agi d'une manière conforme aux règles de la physique expérimentale. Ces remarques ont été inutiles; l'auteur avait pris son parti; une méthode de traitement bien supérieure à la lithotritie devait sortir de la reprise d'expérimentations surannées, et il adressa une admonition sévère à ceux qui s'étaient permis d'en douter. Mes occupations trop sérieuses ne m'ont pas laissé le temps d'entreprendre avec lui une guerre de journaux, et d'ailleurs, les critiques insérées dans ma cinquième Lettre conservaient toute leur force. Je n'avais donc d'autre parti à prendre que d'attendre les nouvelles observations qui nous étaient promises. Mais M. Chevallier ne les a point encore publiées, ou du moins il s'est contenté de présenter à l'Académie de Médecine quelques remarques suggérées par des rapports ou des communications sur cette matière, et qui prouvent que ses opinions ne se sont point modifiées, quoique de nouveaux faits soient venus confirmer ce que les faits anciens avaient appris, savoir que la destruction des calculs vésicaux par des moyens chimiques n'est qu'un rêve de la philanthropie.

Quelques médecins, entre autres M. le sous-inspecteur des eaux de Vichy, se sont commis dans la même arène; mais la manière dont ils ont procédé, la classe de lecteurs à laquelle ils se sont spécialement adressés, l'assurance avec laquelle ils ont tranché des questions jusqu'ici insolubles, et les attaques dirigées par eux contre les praticiens qui ne partagent pas la même opinion, donnent à leurs écrits un caractère qui a déjà valu à l'un d'eux des qualifications peu flatteuses, parce qu'il laisse apercevoir un but dont les médecins à principes sévères ont toujours eu soin de s'écarter, dans la crainte, peut-être fondée, que la science ne fût, ou du moins ne parût être sacrifiée à des vues d'un autre ordre. Les faits publiés sous une telle influence ont en général peu de valeur; c'est pour ce motif, je l'avoue, que je me suis décidé, dans le Traité de l'affection calculeuse, à les laisser de côté, ne trouvant pas qu'ils remplissent toutes les conditions qu'on est en droit d'exiger. Ici je dois les analyser, les discuter, les apprécier, avec d'autant plus de soin qu'ils ont servi d'appui à plusieurs fausses interprétations. Les auteurs se sont évidemment trompés; mais j'aime à me persuader que leur erreur a été involontaire, et je pense d'ailleurs qu'en imprimant une direction plus scientifique aux travaux, on pourra leur donner une utilité qu'ils n'ont point eue jusqu'à ce jour. De plus, on finira sans doute par sentir qu'affecter un ton dogmatique et tranchant dans des questions au moins problématiques, est une mauvaise manière de prouver qu'on les connaît bien; on comprendra également que des traits malins dirigés contre des confrères, tantôt ouvertement, tantôt sous le voile de l'anonyme, peuvent bien égayer un instant les esprits superficiels, mais qu'un moment arrive toujours où ils retournent à leur point de départ.

Ces réflexions étaient nécessaires. Elles expliqueront certaines particularités qui ne seraient pas comprises si je ne faisais préalablement ressortir la manière dont quelques partisans de la nouvelle théorie, et surtout M. le sous-inspecteur des eaux de Vichy, ont procédé pour combattre les objections qui leur avaient été faites, et pour donner à leurs expériences et observations les dehors d'une importance qu'elles n'ont point.

Plusieurs prétextes sont employés pour décliner la compétence de ceux qui hésitent à croire au pouvoir dissolvant des alcalis et spécialement de quelques eaux minérales. On dit leur opinion sans valeur dans des questions qui se rattachent à la chimie. On leur reproche de ne pas être allés à Vichy s'assurer des effets miraculeux de l'eau des Célestins. Enfin on les représente comme se laissant entraîner par des vues d'intérêt personnel.

Loin de moi la prétention de m'attribuer l'*espèce d'aptitude qui convient aux recherches chimiques*, aptitude qui cependant ne me semble pas différer de celle que possède tout homme adonné à l'art d'observer, et qui d'ailleurs ne doit pas être chose bien rare, si l'on en juge d'après le nombre de ceux qui couvrent tous les échelons de la hiérarchie chimique. Mais je pense que M. Chevallier ne sera pas tenté de me contester, non plus qu'à tout autre médecin, le droit d'appliquer les faits *notoires* de la chimie à la thérapeutique, ni celui de juger si les applications qu'en font les personnes étrangères à tous les faits physiologiques et pathologiques, sont ou non d'accord avec les lois de la biologie, qui jusqu'à présent n'ont point encore été ramenées à celles de la chimie et de la physique. Libre à chacun, assurément, d'écrire tout ce qui lui passera par la tête ; mais libre aussi à la critique d'examiner les produits de sa plume, de dire si ce qu'il lui plaît de mettre en lumière est neuf et susceptible d'être adopté.

En ce qui concerne le second reproche, il est vrai que je n'ai point fait à Vichy des observations et des expériences semblables à celles dont on se prévaut. Mais, depuis quinze ans,

je vois tous les jours des malades qui ont passé maintes saisons
à ces eaux, et qui me font un tableau exact de ce qu'ils ont
éprouvé, de ce qu'on a tenté sur eux, de ce qu'on a obtenu.
C'est d'après ces récits, dont on ne saurait contester l'exactitude, que ma conviction s'est formée. A Vichy, on ne voit les
malades que pendant qu'ils prennent les eaux; moi, je les vois
avant qu'ils y aillent et après qu'ils en sont revenus. Or, les
uns en rapportent leur pierre, qu'ils avaient cru y laisser,
quelquefois avec des douleurs beaucoup plus vives qu'auparavant, et avec des lésions organiques assez avancées pour qu'il
ne soit plus possible de songer à leur porter aucun secours :
les autres continuent de rendre des graviers et d'éprouver des
coliques néphrétiques; enfin, il y en a un certain nombre qui
ont éprouvé un véritable soulagement, mais c'était seulement
lorsqu'il s'agissait de combattre une disposition morbide, ou
d'expulser quelques graviers.

On récuse les chirurgiens parce que, dit-on, ils sont intéressés dans la question; on laisse entrevoir, sans le moindre
ménagement, que des motifs étrangers à la science les empêchent et d'ouvrir les yeux sur les graves méprises dans lesquelles on les accuse de tomber, et d'adopter, comme autant
de vérités démontrées, les spéculations de nos modernes expérimentateurs. Il faut que l'on suppose aux chirurgiens dont on
parle, et auxquels on accorde cependant quelque mérite et un
caractère honorable, il faut, dis-je, qu'on leur suppose des
vues bien étroites, des combinaisons bien mesquines, pour
penser un seul instant qu'ils veuillent sacrifier leur position
dans la science et leurs devoirs d'honnête homme, afin d'empêcher un nouvel astre de venir éclairer le monde. Nul doute
que les chirurgiens ne soient fortement intéressés dans la question de la dissolution des calculs vésicaux; mais il ne s'agit là
pour eux que de l'art et de l'humanité. Eux seuls peut-être,
ou du moins mieux que toute autre personne, sont en position
d'apprécier les résultats qu'on prétend avoir obtenus des fon-

dants; car aujourd'hui déjà, comme dans les temps passés, les malades auxquels on disait avoir dissous ou disgrégé la pierre, viennent, malheureusement presque tous trop tard, réclamer leur assistance. Quant aux motifs extra-scientifiques qui ont été mis en avant, je ne puis les comprendre. J'ignore si mes confrères sont susceptibles de ressentir l'aiguillon de la jalousie ; je ne sais pas davantage si la position d'un sous-inspecteur des eaux minérales de Vichy peut être un sujet d'envie pour quelqu'un d'eux; mais, ce que je puis affirmer, c'est que jamais pensée de cette nature n'est entrée dans mon esprit. En vérité, il faut que M. le sous-inspecteur de Vichy ait une bien singulière idée de ma position pour y avoir songé un seul instant, et je ne saurais douter qu'il a caressé cette chimère, puisqu'il s'en est expliqué d'une manière catégorique. Je n'ai vu qu'une seule fois ce médecin, et j'étais loin de m'attendre que j'aurais un débat à soutenir contre lui; mais il a pris soin de nous faire connaître ses motifs secrets. A ses yeux, c'est un tort impardonnable que de dire à un malade : Si vous avez la pierre, il faut recourir d'abord à une opération chirurgicale, et dès que vous serez débarrassé, un traitement médical, spécialement par les eaux de Vichy, pourra être utile pour attaquer le principe de la maladie et prévenir le retour de celle-ci. Ce langage, que j'ai tenu, dit M. Petit, *à son nez et à sa barbe*, sans la moindre précaution oratoire, l'a horriblement choqué. En vérité, je suis au désespoir d'avoir blessé sa susceptibilité, mais je ne conçois pas qu'en une telle circonstance il pût attendre autre chose d'un chirurgien qui ne lui a pas donné le moindre droit de suspecter sa loyauté.

On a cherché à faire croire que les *succès* des fondants feraient diminuer le nombre des opérations, et que c'était là le motif pour lequel les chirurgiens s'élevaient contre leur emploi. C'est pousser bien loin une sollicitude au moins prématurée. Il ne s'agit encore que d'un rêve, comme ceux dont on s'est amusé tant de fois en pareille matière, et qui ont con-

stamment conduit les calculeux à la nécessité d'être opérés ;
seulement les illusions dont ils s'étaient bercés les avaient, par
la perte d'un temps précieux, rendus un peu plus malades et
placés dans des conditions plus défavorables à l'opération.
Voilà pourquoi les chirurgiens ne sauraient s'élever avec trop
d'énergie contre l'emploi des dissolvants, anciens ou modernes ;
car, au milieu de tout le bruit qu'on s'efforce de faire, qu'a-
t-on obtenu des nouveaux fondants ? Il serait impossible de
citer un seul exemple de guérison constatée ; je le démontrerai.

Jusqu'ici je n'ai parlé que des prétendus fondants administrés
par la voie de l'estomac, et j'ajouterai que, malgré quelques
essais sur la possibilité d'alcaliser l'urine par l'action seule des
bains, essais curieux sans doute, mais dont le résultat était
connu depuis longtemps déjà, on n'a point encore suffisamment expérimenté ce mode d'application. Le procédé des
injections était certainement le plus rationnel pour obtenir la
destruction des calculs vésicaux. Cependant c'est celui sur
lequel on a le moins insisté, sans doute parce qu'il prête moins
que les autres aux interprétations forcées, et surtout parce
qu'il exige des manœuvres que certains praticiens jugent
difficiles et que la plupart des malades trouvent pénibles. En
effet, il faut introduire une sonde dans la vessie, adapter un
appareil, en diriger et régler l'action ; il y a là tout un travail
qui demande du temps et de la dextérité ; d'ailleurs tous les
malades ne peuvent pas supporter assez longtemps l'emploi de
ce moyen pour en retirer de l'avantage. Je prouverai que les
injections et les irrigations vésicales sont beaucoup trop né-
gligées dans le traitement des maladies de l'appareil urinaire.
Mais s'agit-il de les considérer comme moyen dissolvant ou
disgrégateur ? les faits qu'on cite sont trop peu nombreux et
surtout trop peu concluants pour permettre de se prononcer.
Fût-il même démontré qu'on parvient à obtenir la destruction
de quelques calculs par ce procédé, auxquels les Anglais at-
tachent une certaine importance, il resterait encore à exa-

miner si d'autres procédés ne méritent pas la préférence. Jusqu'ici ceux qui ont abordé cette question ont pris pour point de départ la chirurgie telle qu'elle était avant la découverte de la lithotritie, et si parfois ils ont fait entrer cette dernière en ligne de compte, ce n'était qu'après l'avoir présentée sous un faux jour, de sorte qu'il n'y avait réellement point de parallèle à établir. Que les partisans de la dissolution par la voie des injections mettent en regard les uns des autres les faits sur lesquels ils s'appuient, et ceux, en très grand nombre, dont j'ai donné les détails : si ce simple aperçu ne suffit pas pour les faire revenir de leurs préventions en faveur des fondants et des disgrégateurs poussés dans la vessie, je m'engage à leur faire une démonstration qui dissipera tous les doutes ; jusque là, elle serait anticipée, et très probablement je serai dispensé plus tard de l'entreprendre.

Mais revenons à l'histoire des dissolvants en France, dont m'a éloigné cette digression sur la manière dont plusieurs praticiens distingués de l'Angleterre les mettent en usage. Il y a, à Vichy, un médecin chargé du service de l'hôpital depuis plus de quinze ans. Continuellement sur les lieux, M. Noyer a conservé les traditions du pays, et fort, non seulement de sa propre expérience, mais encore de celle de Lucas, dont il a suivi la pratique pendant douze années, il a publié quelques observations sur la manière dont ces eaux agissent contre l'affection calculeuse. Il a cru aussi devoir signaler les vices de la direction qu'on a imprimée, dans ces derniers temps, aux travaux sur cette matière. M. Noyer a vu, dans cette direction, des combinaisons industrielles plutôt qu'un but scientifique, et il l'a dit franchement ; mais il n'a pas tardé à s'apercevoir qu'aujourd'hui on ne saurait, sans de grands risques, dévoiler des manœuvres qui semblent peu compatibles avec la dignité de notre profession. Les libelles anonymes, qui ne lui ont pas été épargnés, ont dû lui prouver qu'il avait fait vibrer une corde fort sensible. Je ne me ferai pas l'écho de tout ce qu'on a dit et publié à cet égard, puisqu'il ne s'agit là que de considérations purement personnelles ; mais je dois emprunter quelques citations aux écrits de M. Noyer, afin que le lecteur impartial puisse juger par lui-même si c'était bien le cas d'employer contre ce médecin l'arme à deux tranchants du ridicule. M. Noyer est mu d'ailleurs par les intentions les plus louables ; son unique désir est de fixer l'opinion des praticiens sur les propriétés réelles d'un agent thérapeutique qu'il a étudié pendant longtemps, et au sujet duquel il s'est livré à des expériences qui l'ont conduit à des résultats différents de ceux qu'ont annoncés d'autres médecins, en même temps qu'elles l'ont mis à portée de signaler des erreurs d'autant plus nuisibles, qu'on a cherché, dit-il, à les propager dans des vues spéculatives, et qu'elles sont exploitées par le charlatanisme. Du reste, en réfutant les opinions contraires à celle qu'il professe, il se tient dans une ligne convenable : il expose les faits tels qu'il les a observés, puis les rapproche de ceux dont la science était en possession et avec lesquels ils s'accordent : les uns et les autres le conduisent à démontrer que les nouveaux expérimentateurs se trompent en soutenant que l'action de l'eau de Vichy est purement chimique, et qu'elle porte sur la concrétion, au lieu d'intéresser les organes qui la recèlent. Il a reconnu d'ailleurs, avec les autres observateurs, que cette eau donne aux fluides, et spécialement à l'urine, un caractère qui la rend propre à prévenir la formation de certains sables ou graviers. Il insiste beaucoup sur la portée de ce résultat, mais ajoute qu'il y a loin de là à une action neutralisante, à une action dissolvante. Or, c'est cette dernière action qu'on proclame à haute voix de nos jours, et qui est contestée tant par M. Noyer que par les praticiens dont il invoque le témoignage. Ce médecin s'appuie d'un fait capital qu'ont perdu de vue les expérimentateurs modernes de Vichy, c'est qu'on n'opère pas dans l'estomac et la vessie comme dans une cornue et un laboratoire, et à cette occasion, il relève l'inexactitude

d'une expression qui n'a pas été sans influence. On a dit effectivement avoir trouvé un dissolvant pour les calculs de la
vessie, tandis qu'il s'agissait de dissoudre les calculs dans la
vessie ; or, les dissolvants des calculs vésicaux ne sont pas
rares, il s'en faut de beaucoup, et l'on ne peut pas citer un
seul fait authentique de dissolution d'une pierre dans la poche
urinaire.

M. Noyer s'est trouvé conduit de la sorte à l'examen d'un
travail de M. Chevallier tendant à prouver la solubilité des
calculs dans l'eau de Vichy, et à relever diverses circonstances
qui ont été, dit-il, des sources d'erreurs pour ce chimiste distingué. Il signale, entre autres, des observations publiées par
M. Petit, que M. Chevallier, en sa qualité de pharmacien, ne
pouvait guère apprécier, et qu'il a considérées comme d'importants résultats, tandis qu'elles sont incomplètes et absolument sans valeur en ce qui concerne le pouvoir dissolvant des
eaux de Vichy.

A l'occasion des expériences propres à M. Chevallier, dont
j'ai parlé dans ma cinquième Lettre, et que j'aurai souvent occasion de citer, parce que c'est sur elles principalement qu'on
s'appuie aujourd'hui, M. Noyer fait ressortir quelques particularités dont il importe de tenir compte. D'abord, parmi les
calculs dissous, il s'en trouvait plusieurs qui n'étaient pas de
nature à être attaqués par l'eau de Vichy, même de l'aveu des
partisans de la doctrine nouvelle, et cependant ils ont fondu
comme les autres. Ensuite, à ces expériences de M. Chevallier,
M. Noyer en oppose d'autres qui lui sont propres, et dans
lesquelles la dissolution n'a point eu lieu, même pour des calculs d'acide urique. C'est en rapprochant ces faits qu'il a été
conduit à penser que les pierres employées par le pharmacien
de Paris avaient été attaquées physiquement plutôt que chimiquement. On voit, en effet, dans les détails de l'une de ces
expériences, que le sac de toile de coton contenant la pierre
avait été placé sous la chute de l'eau. Ailleurs, M. Chevallier

dit qu'un petit calcul de phosphate fut mis sur une assiette, et qu'à l'aide d'un tube effilé on laissa tomber dessus de l'eau de Vichy froide pendant quinze jours, après quoi il fut reconnu que le point sur lequel celle-ci avait ainsi agi de haut était rongé, et présentait des cavités qui n'existaient pas dans les autres points. M. Noyer ne pense pas qu'on puisse tirer de pareilles expériences des conclusions propres à établir la possibilité de dissoudre un calcul dans la vessie, et par suite il combat les conséquences que M. Chevallier en a déduites. Il affirme que le faible degré d'alcalinité communiqué à l'urine par l'eau de Vichy ne saurait la rendre capable de dissoudre un corps dur contenu dans nos organes; mais il fait à cette eau une part d'action aussi large que le permet l'état actuel de nos connaissances, car il reconnaît qu'elle détruit les conditions de l'urine sous l'influence desquelles certains graviers se forment, les considère comme très utiles pour prévenir la formation ou la récidive des concrétions calculeuses, et déclare que si l'on s'en était tenu à ce degré d'importance des eaux de Vichy admis par les praticiens les plus expérimentés, il aurait réuni ses efforts à ceux de ses adversaires actuels pour propager cette vérité.

Je le répète, M. Noyer s'appuie toujours sur l'opinion de ses devanciers et sur ses observations personnelles pour prouver que l'eau de Vichy ne possède point la propriété dissolvante qu'on s'efforce de lui attribuer, mais qu'elle agit spécialement sur les organes, et qu'elle les rend plus aptes à chasser les graviers retenus. Cela est si vrai, qu'elle n'exerce pas de pouvoir dissolvant sur les graviers de phosphate ou d'oxalate calcaire, et que cependant elle en fait rendre à certains malades, ce dont on possède des exemples anciens, et d'autres recueillis depuis peu.

M. Noyer ne craint pas de faire connaître l'impression qu'il a reçue de toutes les manœuvres qu'on a employées sous ses yeux pour attirer les calculeux à Vichy, et comme elles ne lui ont paru propres qu'à tromper le public, à faire rétrograder la science, et finalement à décréditer les eaux de Vichy en leur prêtant des propriétés que l'expérience ne confirmera pas, il les a qualifiées d'industrie appelant la médecine à son aide, il a dit que le charlatanisme exploitait les erreurs qu'on avait tenté d'accréditer. Serait-il possible d'en douter, lorsqu'on jette les yeux sur les annonces périodiques dont la maison de commerce qui exploite spécialement les eaux de Vichy remplit les journaux de médecine et autres. S'il ne s'agissait que d'industrie, il n'y aurait là rien de répréhensible, ou du moins rien qui fût en dehors de nos usages. Mais pour donner plus de resplendissement à ces annonces, on y met la science à contribution ; tantôt c'est un savant honorable dont on reproduit les opinions, avec des commentaires qui en changent entièrement la portée; tantôt ce sont des faits insignifiants qu'on cite à un public incapable d'en apprécier la nullité complète ; constamment enfin on présente la propriété attribuée à l'eau de Vichy d'agir sur l'appareil urinaire, comme une découverte nouvelle au dénigrement de laquelle l'envie se serait attachée, et l'on insinue que ce sentiment n'est pas non plus étranger à certaines critiques, tendant à modérer l'élan qu'on veut donner à l'opinion par rapport à la vertu de cette eau. Je demanderais volontiers sur quoi pourrait porter l'envie dont on se plaint d'être la victime, mais la question serait presque naïve. L'effet de tels moyens est à peu près certain sur l'esprit du vulgaire, car nous voyons encore quelques malades qui affirment sans rire que les médecins sont jaloux de la vaccine, ou même du remède Leroy. Quoi qu'il en soit, il m'a paru bon de signaler l'espèce de pacte conclu entre les fermiers des sources de Vichy, qui n'ont à s'occuper que des moyens d'accroître le débit de leur marchandise, et certains hommes qui cherchent à faire tourner au profit de la raison commerciale tout ce qui, dans l'observation médicale, peut lui procurer secours et appui. Les uns et les autres, d'ailleurs, ne reculent pas devant les coutradictions, et l'intérêt leur fait soutenir le pour ou le contre selon le besoin ; ainsi, ils ne tarissent point en éloges de la chimie tant qu'elle veut bien parler des fondants de la pierre ; mais ils la tancent vertement dès qu'elle s'exerce à reproduire l'eau de Vichy, la déclarant impuissante pour saisir et imiter le principe médicamenteux de cette eau minérale.

Comme le fait observer M. Noyer, la plupart des écrits publiés dans ces derniers temps sur la propriété des dissolvants s'adressent d'une manière spéciale aux malades, et malgré le vernis scientifique dont plusieurs sont décorés, on ne tarde pas à découvrir quelle est leur véritable destination. Voilà ce qui explique le ton de suffisance et de forfanterie que les auteurs ont jugé à propos de prendre, et qui peut passer pour du savoir aux yeux de certains lecteurs, mais que d'autres, plus sévères, jugent différemment.

Néanmoins ce genre de succès n'a pas toujours paru suffisant. L'un des auteurs auxquels je fais allusion s'est adressé directement aux Académies des sciences et de médecine pour se plaindre de deux confrères qui partageaient autrefois ses opinions relativement à la propriété dissolvante des substances alcalines, et que des observations plus attentives ont amenés à changer d'avis.

M. le sous-inspecteur de Vichy croit pouvoir en finir avec l'opposition qu'il rencontre, en jetant à la tête de ses antagonistes l'épithète d'ignorants. Je ne sais s'il a réfléchi à toutes les conditions qu'un homme doit réunir pour être reçu à peser le savoir d'un autre, à l'égard duquel l'urbanité lui interdit d'ailleurs, en tout état de choses, l'emploi de formes qui effarouchent les oreilles civilisées ; mais, en parcourant les brochures à la tête desquelles son nom se trouve placé, on n'y découvre rien qui justifie sa prétention de manier si rudement le fouet d'Aristarque. Il ne s'est pas donné la peine d'examiner les grandes collections de calculs, ses connaissances au sujet du développement, de la marche et des symptômes de l'affection calculeuse sont plus qu'imparfaites, et l'étude superficielle qu'il a faite de la structure et des caractères extérieurs des pierres, l'entraîne à des erreurs auxquelles il tient d'autant plus qu'elles sont plus palpables. Certes, c'est bien là le cas de se montrer modeste et réservé, à moins, ce qui est peut-être trop généralement vrai, que la présomption ne soit en raison inverse du savoir.

Je ne pousserai pas plus loin ces remarques sur la direction donnée aux observations et expérimentations relatives à l'eau de Vichy, et sur la forme peu scientifique dont on les a revêtues. Si M. le sous-inspecteur n'a pas pris définitivement le parti de nier l'évidence, il a eu le temps de bien se convaincre qu'il s'était fourvoyé. Déjà quelques médecins qui lui avaient momentanément prêté leur appui font défaut, et s'élèvent avec force contre une doctrine qui les avait séduits au premier aperçu, comme le constatent les déclarations publiques qu'ils ont faites, et que je reproduirai dans ce travail. D'autres témoignages ont également manqué au moment où l'on s'y attendait le moins, et j'aurai soin aussi de le dire en temps et lieu.

Il paraît qu'on a attaché quelque importance à l'opinion que j'ai émise, dans ma cinquième Lettre, sur l'efficacité des eaux de Vichy, et pour me guérir de l'incrédulité dont j'avais fait preuve, on m'a proposé d'envoyer mes malades à ces eaux. Je transcris la proposition telle qu'elle m'a été faite dans un journal de médecine, attendu qu'à plusieurs égards elle est curieuse. « Comme vous voyez un grand nombre de calculeux, adressez-« m'en quelques-uns, *de ceux même*, si vous voulez, *chez les-* « *quels vous n'oserez pas tenter une opération*, pourvu toutefois « qu'ils soient encore en état de supporter les eaux, et je n'ex-« cepte que les calculs de phosphate et d'oxalate de chaux purs, « *qui sont rares* (!), et les seuls contre lesquels l'action des « eaux de Vichy soit douteuse. Vous constaterez vous-même « la présence de la pierre, et *vous prendrez son diamètre* avant

« de commencer le traitement. J'aurai le soin de vous les ren-
« voyer ensuite pour que vous les sondiez de nouveau, et, cela
« fait, je m'en rapporterai à vous pour proclamer le résultat. »

J'aurais très volontiers et avec empressement accepté cette
proposition, si je n'avais tenu compte que de la forme sous
laquelle on me la présentait. Mais, à côté des faits que M. Petit
a publiés comme concluants, et que je démontrerai n'avoir pas
même l'ombre de ce caractère, il y en a d'autres dont on ne parle
point, qui établissent que les fatigues du voyage et le temps
perdu à Vichy ont été une cause de mort. Cette particularité,
mise à côté du ton d'assurance avec lequel un résultat heureux était promis, même dans des cas défavorables, dans des
cas inabordables à la lithotritie, devait faire naître quelques
doutes dans mon esprit. J'avais remarqué, dans les publications
de M. le sous-inspecteur, qu'il avait des notions fort imparfaites et souvent très inexactes au sujet de l'affection calculeuse. En voyant, par exemple, qu'il donnait comme une preuve
de l'action dissolvante des eaux ce qui n'est réellement qu'une
disposition normale de certaines pierres, et comme guéris par
l'usage de ces mêmes eaux des malades chez lesquels on n'avait
pris aucun soin ni de constater la présence de la pierre avant
le traitement, ni de vérifier l'état de la vessie après, je ne pouvais en aucune manière partager les illusions de ce médecin,
puisqu'il était évident pour tout homme éclairé par la pratique,
qu'on avait procédé d'une manière tellement légère et si contraire à la marche reçue dans les sciences expérimentales, qu'il
n'y avait pas le moindre fond à établir sur les faits dont on
cherchait l'appui. Sous aucun rapport donc, la proposition de
M. Petit ne m'offrait assez de garantie pour que je l'accep-
tasse sans examen. D'un autre côté, M. le sous-inspecteur
n'avait pas dû penser un seul instant que je fusse assez peu soucieux de mes malades pour les exposer, de but en blanc, et sur
la foi d'une hypothèse qui n'a pu se soutenir dans aucun
temps, aux chances aventureuses d'une expérimentation qui,

pas plus aujourd'hui que jadis, ne réunit aucune preuve sérieuse en sa faveur.

D'ailleurs, j'avais devant les yeux un fait qui suffirait, tout incomplet qu'il est, pour résoudre la question. Je vais le rapporter ; le lecteur en appréciera la portée, et jugera les motifs qu'on a allégués pour disculper la pratique de Vichy.

J'avais cité, dans ma cinquième Lettre, le cas de la comtesse de Latour-Maubourg, qui rendait des graviers depuis longtemps, et qui eut ensuite la pierre. On conseilla à cette dame d'aller à Vichy, où, au lieu de soulagement, elle ne trouva que l'accroissement de ses souffrances, qui persistèrent même après qu'elle eut rendu une assez grande quantité de graviers. Cette expulsion fut considérée comme un bienfait ; on se félicita d'avoir été à Vichy, et l'on se promit d'y retourner l'année suivante. Mais, cette fois, il n'y eut point de graviers rendus ; les douleurs étant excessives, on chercha à les calmer par tous les moyens possibles, qui ne procurèrent que quelques instants de répit. La malade dépérissait de plus en plus ; je fus appelé auprès d'elle ; la vessie contenait plusieurs pierres, mais la santé était si mauvaise et la constitution si épuisée, que je ne crus pas pouvoir tenter une opération. Dans une consultation avec MM. Andral, Chomel et Lebreton, il fut arrêté qu'on chercherait d'abord à rétablir les forces ; mais, au lieu de se relever, elles tombèrent chaque jour de plus en plus. Peu de jours après, la malade expira au milieu d'angoisses inexprimables.

Je faisais remarquer, dans ma Lettre, que si, au lieu de bercer madame de Latour-Maubourg d'un chimérique espoir, on avait d'abord exploré la vessie et constaté l'existence de la pierre, la lithotritie aurait pu être appliquée avec autant de facilité que de succès ; la malade aurait évité les fatigues de quatre voyages pénibles, et dix-huit mois de douleurs incessantes, qui l'ont conduite au tombeau. Après l'opération, elle aurait pu se rendre à Vichy sans fatigue ni danger ; elle aurait fait avec fruit un traitement propre à prévenir la formation d'une nouvelle pierre, et toutes les indications eussent été remplies, à la satisfaction générale. On m'a répondu que la malade redoutait l'opération et même la sonde, et que ce fut pour éviter l'une et l'autre qu'elle alla à Vichy. Si on ne lui avait pas insinué que les eaux la guériraient, elle ne serait point allée les prendre, et sa répugnance prétendue insurmontable pour une opération aurait été écartée, comme elle le fut plus tard, quand on lui en fit sentir l'absolue nécessité. La sonde lui causa moins de douleur qu'elle n'en ressentait en finissant d'uriner, et quant à l'opération, au lieu de la redouter, la malade, la famille et les médecins la demandaient avec instance; mais il était trop tard, on avait épuisé les sources de la vie à force de temporiser, et cette fois, comme dans tant d'autres occasions, il ne fut pas donné à la chirurgie d'arrêter les progrès du mal causé par les fausses théories de la médecine.

On croirait peut-être que les faits de ce genre, qui sont malheureusement trop nombreux, vont refroidir le zèle et apaiser l'enthousiasme des partisans de la dissolution. Point du tout ; ils chercheront, au contraire, à démontrer que si les sources de Vichy ont échoué, et si les malades sont morts, ce n'est ni la faute des eaux, ni la leur. M. Petit dira, par exemple, que *madame de Latour-Maubourg avait soixante-dix-sept ans*, laissant à penser qu'il n'y a plus qu'à mourir quand on est parvenu à cet âge. Il ajoutera que cette dame *était extrêmement irritable et très sujette aux inflammations, et que l'état dans lequel je l'ai trouvée avait presque toujours été le même ; qu'on supposait d'ailleurs l'existence de quelques maladies graves des reins ou de la vessie ; que la malade, à cause de son irritabilité, n'avait pu prendre qu'une petite quantité d'eau de Vichy, et qu'on s'était borné à la baigner.* A tout cela il est facile de répondre. On opère souvent, même par la taille, des malades plus âgés, et qui guérissent. En ce qui touche la lithotritie, l'âge de soixante-dix-sept ans n'aurait diminué en rien les chances de succès. Si la malade avait été aussi irritable et aussi sujette aux inflammations qu'on le dit ici, pour disculper le traitement de Vichy, elle n'aurait pas supporté impunément deux voyages, surtout ayant plusieurs pierres dans la vessie, qui la faisaient beaucoup souffrir. Ce viscère était irrité au plus haut degré quand je l'ai exploré, et cependant le cathétérisme n'a point rendu la position plus grave. On assure que l'état dans lequel j'ai trouvé la malade avait toujours été le même; ceci est plus que difficile à croire, car comment veut-on qu'une personne si irritable, si sujette aux inflammations, qui souffre horriblement de la pierre, qu'on fait voyager, et sur laquelle on expérimente, supporte tout cela, pendant la longue durée de dix-huit mois, sans que sa santé et sa constitution en souffrent? En vérité, c'est le cas de dire que qui veut trop prouver ne prouve rien, et M. Petit ne trouvera aucun lecteur d'une foi assez robuste pour ne pas douter. Quant aux lésions présumées des reins et de la vessie, par lesquelles on cherche à expliquer la non-réussite du traitement conseillé, je n'en ai trouvé aucun indice, même au dernier moment où j'ai visité la malade, et cependant elles auraient nécessairement dû faire des progrès, si elles eussent existé dès le principe. On nous dit que madame de Latour-Maubourg pouvait à peine boire quelques verres d'eau de Vichy, et qu'on n'avait fait que la baigner. Mais n'a-t-on pas donné pour guéris des malades qui n'avaient pris l'eau de Vichy que pendant quelques jours? Ne nous a-t-on pas affirmé que les bains suffisaient pour alcaliser l'urine, et dès lors pourquoi cette urine alcalisée n'a-t-elle point dissous précisément une pierre dont l'existence a été bien constatée, qui s'est montrée assez rebelle pour amener la mort plutôt que de se résoudre en liquide ou en fragments?

Je ne pousserai pas plus loin mes remarques. Toutes ces allégations, qui ne signifient rien, toutes ces explications, plus fautives les unes que les autres, prouvent à quel point on se fait illusion au sujet tant de la prétendue action dissolvante des alcalis, que des dangers d'un traitement palliatif. Je le répète, rien n'eût été plus facile que d'opérer et de guérir madame de Latour-Maubourg, si, au lieu de se soumettre aux expérimentations de Vichy, elle se fût adressée de suite à un chirurgien. J'ajouterai même que le traitement par la lithotritie eût été court et peu douloureux, et j'en ai pour garant l'état dans lequel j'ai trouvé la malade, alors même que la vie était épuisée en elle. Mais ce fait, tout concluant qu'il est, n'a d'autre portée que de confirmer une vérité démontrée par une foule d'autres victimes des spéculations de nos théoriciens.

J'ai envoyé des malades à Vichy, comme j'en ai envoyé à Contrexeville, à Carlsbad et à plusieurs autres sources ; mais c'étaient des sujets atteints seulement de la gravelle, ou des calculeux que j'avais opérés et débarrassés de leur pierre. En leur prescrivant ensuite un traitement médical, et spécialement les eaux minérales, j'avais en vue de prévenir la récidive du calcul et de combattre la disposition morbide des organes. J'étais d'ailleurs en parfaite sécurité au sujet du voyage ; car j'avais la certitude qu'en pareil cas il ne pouvait rien arriver de nuisible, du moins pour ce qui concerne l'affection calculeuse. Je conseille encore les eaux, celles de Contrexeville surtout, contre la gravelle que je puis supposer arrêtée dans les reins ou les uretères, et celles de Vichy pour apaiser les douleurs qu'éprouvent certains calculeux chez lesquels l'opération est intempestive ou impossible. Quant à ceux chez lesquels une opération, notamment la lithotritie, est praticable, que l'on peut sûrement délivrer de la pierre par un traitement dont la durée moyenne ne dépasse pas un mois, dont les douleurs sont très supportables, et sur le résultat duquel on peut à peu près compter, à l'égard de ceux-là, la proposition qui m'a été faite ne pouvait être acceptée sans manquer à un devoir sacré, sans se faire un jeu de la vie des hommes, qu'un inexplicable caprice jetterait ainsi au milieu des chances d'une expérimentation aventureuse, qui ne compromet que trop souvent l'existence des malheureux calculeux.

M. Petit ne s'est point arrêté en si beau chemin. Cette année, il s'est adressé au ministre du commerce et à l'Académie de médecine, pour obtenir que des calculeux chez lesquels on aurait constaté la présence de la pierre, son volume et l'état de la vessie, fussent mis à sa disposition, s'engageant à les renvoyer après le traitement, afin qu'on pût statuer sur le résultat. C'était renouveler sur une plus grande échelle la proposition qu'il m'avait déjà faite. Quelques nouvelles observations étant jointes à la demande, je les examinerai, avec les faits anciens de M. Petit, dans le cours de ce travail, et je n'aurai pas de peine à démontrer qu'il s'est fait illusion en donnant pour un effet spécial de l'eau de Vichy des phénomènes qu'on observe, même très fréquemment, chez des malades qui ne subissent aucun traitement. Mais l'espèce d'accueil que l'Académie de médecine a fait à la proposition de M. Petit, en priant le ministère d'y accéder, parce que, suivant elle, l'expérimentation, par laquelle seule peut être décidée la question, ne paraît point offrir de dangers, exige que je présente ici une sorte d'aperçu sommaire des idées principales qui seront développées plus loin.

On a dit : beaucoup de calculeux éprouvent au moins une diminution de souffrance pendant qu'ils sont soumis à l'usage des substances alcalines, notamment des eaux de Vichy ; si leur pierre ne se dissout pas, rien ne paraît indiquer qu'elle augmente de volume ; il n'y a donc aucun inconvénient à expérimenter, puisque, d'un côté, le calcul ne grossit pas, et que, de l'autre, le malade souffre moins. Posée de cette manière, la question n'admettrait assurément pas l'ombre même d'un examen. Si les choses se passaient comme on le dit, et j'ai la conviction que la plupart des promoteurs de ce genre d'expériences sont persuadés qu'il en est ainsi, tout praticien consciencieux se ferait un devoir de mettre ses malades à l'usage longtemps continué des eaux alcalines. Malheureusement on s'est souvent fait illusion, et l'on s'est exagéré de beaucoup l'amélioration que les alcalis sont susceptibles de produire. Il est vrai que certains calculeux obtiennent une diminution, parfois très notable, de leurs souffrances, soit pendant le traitement, soit après, et pour un laps de temps plus ou moins long ; mais il en est d'autres, et en bien plus grand nombre, qui n'éprouvent pas le moindre soulagement. Souvent aussi, à l'amélioration qu'on avait obtenue les premiers jours, succède une exaspération des phénomènes morbides qui force de suspendre le traitement, et par suite de laquelle la position du malade se trouve considérablement aggravée. D'ailleurs, on s'est mépris tant sur la véritable cause que sur la portée de l'amendement, quand il a lieu. Je prouverai qu'on peut l'obtenir de plusieurs manières diverses. Mais l'expérience a mis hors de doute qu'il n'était réellement utile qu'autant qu'il facilitait et secondait l'emploi d'un traitement plus efficace. Quant à la diminution des douleurs, on s'est mépris sur la portée de ce résultat : j'ai fait voir que souvent elle devient une source de malheurs chez les calculeux qui doivent être soumis à une opération, et jusqu'ici tous les faits, sans exception, ont établi qu'en définitive il fallait constamment en venir là. Cette diminution des souffrances, à laquelle on attache tant de poids, n'est donc en réalité qu'un événement insidieux : parce que le malade souffre moins de sa pierre, que son état général semble par suite s'améliorer, que cette amélioration peut même devenir notable et se soutenir quelque temps, on temporise, et d'autant plus qu'on croit pouvoir éviter une opération ; cependant les crises de douleurs reviennent, et cela infailliblement ; mais les organes sont usés, la constitution a été ébranlée jusque dans ses fondements, et toute opération est impossible.

La pierre, dit-on, ne grossit pas pendant l'emploi des substances alcalines, et sous ce rapport le malade sera dans le même état après les expériences qu'avant. Ici on pose en fait ce qui est plus que contestable, ce qui est même en opposition avec les résultats de l'observation. En étudiant la couche grise des calculs chez les malades soumis à l'usage des alcalis, je démontrerai qu'elle est de nouvelle formation, et quelque mince qu'elle puisse être, elle ajoute toujours au volume du corps étranger. D'ailleurs, je ferai voir qu'il paraît extrêmement probable qu'une pierre peut même se former de toutes pièces par la seule influence des préparations alcalines.

On s'appuie encore sur ce que certains malades, après avoir fait usage des eaux alcalines, rendent des graviers qui ne sortaient point auparavant. Je ne dois pas revenir sur ces expulsions de graviers : il suffit de rappeler que les causes auxquelles le phénomène peut être attribué sont nombreuses, et qu'on n'a pas besoin, pour l'expliquer, de recourir à une prétendue disgrégation, que rien d'ailleurs n'établit.

On propose aujourd'hui de mesurer la pierre avant le départ du malade pour les eaux et après son retour, afin de déterminer si elle a perdu de son volume. D'abord cette précaution doit exciter quelque surprise, puisque les personnes qui la conseillent ont commencé par affirmer que pendant l'usage des eaux la pierre ne grossissait pas. J'ajouterai que c'est aller tout à coup bien loin dans les voies de la résipiscence, quand naguère encore on ne se donnait point la peine de sonder les malades, ni avant ni après le traitement, ce qui n'empêchait pas de les dire guéris d'une maladie qui pouvait ou n'avoir pas même existé, ou n'avoir fait que se taire momentanément. Est-ce que les partisans des eaux de Vichy auraient songé à une mystification? on serait presque tenté de le croire d'après le sérieux avec lequel la proposition a été faite et le parti qu'on a déjà tiré d'un simulacre d'expérience. N'a-t-on pas parlé, en effet, d'un octogénaire chez lequel, six mois après la lithotritie, une exploration de la vessie avait fait reconnaître un calcul, ayant huit lignes dans un sens et six dans l'autre, qui, après la mort survenue au bout d'un mois, présenta, mesuré avec le même instrument, une diminution d'une ligne en tous sens, attribuée à ce que le malade avait avalé vingt-six bouteilles d'eau de Vichy? Les explorations vésicales, celles même qui sont faites avec le plus de soin, ne sauraient fournir des données assez exactes pour fixer l'opinion relativement à l'augmentation ou à la diminution possible d'une pierre pendant la durée d'un traitement médical. Il faudrait avoir l'objet sous les yeux, et non le mesurer dans la vessie, pour arriver à la précision mathématique sans laquelle toute expérience sera complétement illusoire, mais à laquelle la forme irrégulière des pierres et la nature des instruments explorateurs ne permettent point d'atteindre. Les explorations, telles qu'on les pratique, suffisent pour faire apprécier des différences considérables de volume, pour procurer les renseignements dont on a besoin quand il s'agit de prendre un parti à l'égard du choix et de l'application d'un procédé chirurgical; mais, dans le cas dont il s'agit ici, elles ne peuvent qu'induire en erreur, parce qu'elles donnent l'apparence d'un caractère rigoureux à une expérimentation que la force même des choses retient dans un vague qu'il n'est point en notre pouvoir de faire disparaître.

Il faut avouer qu'une singulière fatalité s'attache à toutes les démarches de M. Petit. Ce médecin demande aujourd'hui l'impossible, tandis qu'autrefois il refusait le nécessaire. Il veut maintenant qu'on explore avec assez de précision pour déterminer géométriquement le volume des pierres, et naguère encore il rejetait avec un dédain superbe jusqu'à la précaution de constater la présence réelle des calculs avant de procéder à l'administration des prétendus fondants. En effet, il a eu le courage de soutenir que les symptômes de la pierre vésicale sont tellement caractéristiques qu'on ne pourrait s'y tromper, et il est parti de là pour déclarer toute exploration de la vessie inutile, pour rejeter celles même qui sont faites avec le plus de précautions, comme n'étant propres qu'à aggraver l'état du malade. C'était la première fois peut-être qu'on voyait un médecin s'élever contre le principe fondamental de toute médecine rationnelle, la nécessité de commencer par établir rigoureusement le diagnostic.

Quoi qu'il en soit, l'Académie n'ayant vu aucun inconvénient à ce que des expériences fussent faites, le ministre a décidé que plusieurs malades attaqués de la pierre seraient envoyés à Vichy, et l'administration des hôpitaux a désigné une commission, composée de MM. Bérard, Blandin et moi, pour déterminer les conditions de ces malades au départ et au retour.

Jusqu'ici les calculeux n'ont pas mis beaucoup d'empressement à voyager aux frais de l'administration; il ne s'en est présenté qu'un seul. C'est un homme de cinquante-trois ans, d'une bonne constitution; souffrant de la pierre depuis quelque temps, il se présenta à l'hôpital Beaujon, où M. Laugier fit l'essai de la lithotritie, à laquelle il crut ensuite devoir renoncer, à cause, dit-on, des accidents qui étaient survenus. Ce fut alors qu'on songea à mettre ce malade à l'usage des eaux de Vichy transportées, qu'il a prises à l'hôpital pendant plusieurs mois. Lorsqu'il nous a été présenté, le 18 juin 1830, nous avons constaté chez lui l'état de choses suivant : santé générale bonne, embonpoint conservé, besoins d'uriner rares et faciles à satisfaire; il y a très peu de douleurs; les urines rendues sont de bonne nature; au moment de l'exploration nous en avons trouvé, dans la vessie, une quantité assez grande pour dispenser de faire une injection. La pierre a été reconnue de suite au moyen de la sonde : elle a paru volumineuse; nous avons introduit immédiatement un instrument courbe, et, dans l'espace de quelques minutes, nous avons saisi le calcul neuf fois; nous avons trouvé son diamètre de douze lignes la première fois, de neuf et demie la seconde, de douze la troisième, de neuf et demie la quatrième et la cinquième, de onze la sixième, de sept la septième, de huit et demie la huitième, et

de dix-sept et demie la neuvième. Il serait d'autant plus difficile d'en déterminer rigoureusement le volume et la forme,
qu'ayant été divisé à la première séance de lithotritie faite à
l'hôpital Beaujon, il a pu prendre par là une figure anormale,
acquérir des saillies, des aspérités, qui ont fourni des points
d'appui à l'instrument, et qui ont donné de cette manière des
mesures sans doute éloignées des diamètres réels de la pierre.
En effet, les calculs irréguliers, à aspérités plus ou moins aiguës,
se placent quelquefois en biais dans l'instrument, de telle sorte,
par exemple, que leurs points les plus saillants s'étendent du
talon de la branche femelle à l'extrémité libre de la branche
mâle, ou qu'ils soient disposés dans le sens diamétralement opposé, c'est-à-dire du talon de la branche mâle à l'extrémité
libre de la branche femelle. Or, suivant qu'alors le biais est
plus ou moins prononcé, les dimensions données par l'instrument s'éloignent aussi plus ou moins de la vérité. De ces positions variées et nombreuses, que le hasard donne à la pierre,
dans l'instrument, surtout quand celle-ci est irrégulière, il
résulte des mesures fausses, qu'on ne retrouve plus ensuite,
même en mesurant le calcul sur table. C'est sans doute ce qui
eut lieu chez le malade de Bicêtre dont je viens de parler, et
après la mort duquel on trouva la pierre plus petite d'une ligne
qu'elle n'avait semblé être lorsqu'on l'avait mesurée dans la
vessie.

Quant au malade qui a été soumis à notre examen, il ne sera
pas inutile de noter quelques particularités qui mettront à
portée d'apprécier les résultats qu'on pourra obtenir, et les
conséquences qu'on pourrait déduire de ces résultats. Je répète, et j'insiste beaucoup là-dessus, que les mesures qui ont
été prises ne sauraient avoir autant de portée qu'on l'espérait.
Il est de toute évidence, effectivement, que, pour en tirer des
conclusions légitimes, il faudrait pouvoir saisir de nouveau la
pierre dans les mêmes sens et de la même manière. Si donc,
lorsqu'on fera la nouvelle exploration, au retour du malade, il

y avait quelques lignes ou de plus ou de moins, cette circonstance ne prouverait pas que le calcul eût éprouvé la moindre modification dans son volume. La pierre se morcellerait, et le malade en rendrait des éclats pendant qu'il fera usage des eaux de Vichy, qu'il n'y aurait non plus presque aucune conclusion à tirer de là, puisque ce corps étranger a déjà été divisé par les instruments lithotriteurs, et que l'urine en a entraîné plusieurs fragments. Or, on voit, de loin en loin, des malades dont le traitement par la lithotritie a été suspendu pendant quelque temps, rendre plus tard, et spontanément, des éclats de calculs, sans qu'ils soient soumis à aucun traitement spécial. Ce phénomène serait même d'autant plus possible dans le cas présent, que les secousses du voyage et la quantité d'eau qui s'introduira, soit par les boissons soit par les bains, sont des circonstances favorables à l'émission des fragments calculeux. Du reste, le malade mériterait bien de laisser sa pierre à Vichy; car il a déjà bu je ne sais combien d'eau minérale, pendant près d'une année qu'on la lui a fait prendre; il a passé sept ou huit mois à l'hôpital, et il va subir les fatigues d'un long voyage. Mais je suppose que l'essai réussisse : qu'on mette alors en parallèle tout ce qui se sera passé et ce qu'il aurait fallu faire en ayant recours à la lithotritie, que le sujet aurait parfaitement supportée, puisqu'il n'a rien éprouvé de grave après l'exploration à laquelle il a été soumis, qu'immédiatement après il retourna à Beaujon, du Parvis Notre-Dame, où elle avait été faite, et que cette exploration a, de toute nécessité, été beaucoup plus fatigante et plus longue que ne l'eût été l'opération elle-même.

Je dois encore ajouter que, dans l'exploration, on s'est contenté de saisir la pierre sans exercer la moindre compression, qui aurait pu en fragmenter le restant; si le calcul avait été entier, on n'aurait pas pris cette précaution, et l'on aurait même cherché à déterminer la dureté du corps étranger.

Je ne saurais trop répéter que l'insuffisance des explorations vésicales dans le cas qui nous occupe, n'a plus aucune portée lorsqu'il s'agit d'une opération chirurgicale, à moins toutefois qu'il ne soit question de la prétention qu'ont plusieurs confrères d'assigner un nombre rond de lignes à chaque pierre qu'ils détruisent par les procédés de la lithotritie. Chez le malade exploré le 18 juin, la pierre a été saisie neuf fois, et toujours assez solidement pour qu'elle ne s'échappât point, de sorte que chaque fois on aurait agi sur la portion embrassée par l'instrument, aussi bien que si le calcul eût été saisi par le milieu. Il ne faut pas perdre de vue que la tendance essentielle de la lithotritie est de morceler la pierre ; peu importe dès lors qu'on attaque celle-ci dans un sens ou dans l'autre. Le point important est qu'elle ne s'échappe pas, et aussi de savoir le diamètre suivant lequel on la prend dans le moment présent, afin d'appliquer le mode le plus favorable ; or, ce diamètre, on l'obtient toujours de la manière la plus certaine : il suffit pour cela de regarder l'échelle graduée de l'instrument.

Les remarques que je viens de présenter contre les partisans exclusifs de la dissolution de la pierre dans la vessie, ne s'appliquent point à tous ceux qui ont écrit sur cette matière. Plusieurs n'ont pas dépassé les bornes avouées par la raison. Tel est, entre autres, Marcet, qui a été un des premiers, dans ces derniers temps, à appeler l'attention sur le traitement médical des calculeux, en essayant de faire l'application des principes de la chimie moderne à cette branche de la médecine pratique. Voici comment il s'exprime : « On ne « peut pas raisonnablement s'attendre à ce que des calculs « logés dans les organes urinaires, et déjà trop gros pour « être rendus par les voies naturelles, puissent être effecti- « vement dissous par aucun mode de traitement interne. Le « seul secours que nous puissions, avec quelque confiance, « espérer de la médecine dans cette maladie, est, ou de pré- « venir l'accroissement des calculs déjà formés, ou, ce qui est « plus important encore, de prémunir la constitution de ceux

« qui y sont sujets, contre l'influence des diathèses ou affec-
« tions particulières qui donnent naissance à la maladie. »
Ainsi Marcet était resté dans les limites d'une sage application, la seule qu'un praticien éclairé puisse approuver. Qu'il y
a loin de ces vues philosophiques aux prétentions ambitieuses
de ceux qui exploitent, en les dénaturant, les opinions de l'écrivain anglais! N'oublions pas non plus qu'après avoir causé tant
de bruit dans le monde, le remède Stéphens a cessé de faire
des miracles quand il n'a plus été couvert d'un voile mysté-
rieux; qu'à tous les fondants, sans excepter ceux qu'on préconise aujourd'hui, les alcalis, ont été, à une époque ou à
l'autre, attribués des effets tenant du prodige, et que cependant, en dernière analyse, tous ces moyens sont tombés dans
l'oubli, ce qui prouve ou une grande inconstance de la part
du public, ou une bien coupable exagération de la part des
expérimentateurs.

Après ces considérations générales, qu'il n'a pas dépendu
de moi d'abréger, je passe à la démonstration.

§ 1.

*Examen des principales circonstances qui se rattachent à l'affection
calculeuse, et par rapport auxquelles les partisans de la dissolution
sont tombés dans des méprises ou dans des illusions.*

A. Expulsion de sable ou de graviers pendant que les malades sont soumis à
l'usage des fondants, ou qu'ils prennent des eaux minérales.

La pratique présente chaque jour des cas dans lesquels certains sujets expulsent spontanément des graviers, qui probablement séjournaient depuis quelque temps dans la vessie, et
qui, sans des circonstances adventices, ne seraient peut-être
pas sortis. J'en ai rencontré un certain nombre, de plusieurs

desquels j'ai publié les détails. Ce qui a lieu partout, et au milieu des chances les plus ordinaires de la vie, peut très bien se présenter quand le malade est soumis à un traitement spécial, ou qu'il visite une eau minérale. C'est, en effet, ce qu'on a vu souvent à Carlsbad, à Vichy, à Vic, à Saint-Nectaire, à Recoaro, et surtout à Contréxeville. Les observations recueillies, tant de nos jours que pendant les siècles passés, en font foi. Je pourrais citer, entre autres, celles qu'ont publiées les anciens inspecteurs de Carlsbad et de Vichy, mais je ne m'arrêterai ici d'une manière spéciale que sur celles qui nous ont été communiquées par nos contemporains. En rapportant ces faits, les anciens avaient rarement résisté au désir de faire ressortir l'influence qu'avaient pu exercer les eaux. Toutefois, la plupart s'étaient maintenus dans certaines limites, et tout au plus pouvait-on leur reprocher un peu d'exagération. De nos jours, certains médecins ont cru pouvoir s'affranchir de toute réserve, et l'expulsion de quelques graviers rendus pendant l'usage des eaux ou d'un traitement médical, est devenue, pour les partisans de la dissolution, notamment pour M. Petit, une preuve irrécusable de la toute-puissance des moyens qu'ils préconisent. J'ai prouvé précédemment qu'il y a plusieurs causes puissantes de la rétention des graviers dans la vessie, et qu'il ne dépend pas de l'action des eaux de les faire cesser, et néanmoins, dans le fait de l'expulsion des graviers, on n'a voulu voir que l'action de l'eau minérale. C'est ce que prouvent surtout les observations rédigées par M. le sous-inspecteur de Vichy; mais, lorsqu'on les soumet à un examen sévère, on ne tarde pas à se convaincre que la conséquence qu'on en a tirée est forcée, remarque déjà faite par M. Noyer, qui a été en position de voir plusieurs de ces expulsions, et qui cite, par exemple, la suivante :

Vers la fin de 1835, le docteur Viguerie vint à Vichy, où il espérait se débarrasser d'un gravier qu'il croyait engagé à l'orifice inférieur de l'uretère, et qui le fatiguait beaucoup. Dans l'espace de deux jours, il prit environ quatre pintes d'eau, et rendit ensuite un gravier. Mais la sortie de ce corps étranger ne le délivra point, puisqu'il fut obligé plus tard de recourir à la lithotritie. Évidemment, il n'y avait là qu'une coïncidence fortuite, car la quantité d'eau prise était trop faible pour qu'on pût lui attribuer de l'influence, à moins qu'elle ne soit de la nature de celle qui fit rendre à une femme, dont parle Morand, une grosse pierre au moment où l'on allait la tailler, de celle encore qui, dans deux cas rapportés par Olaüs Borrich, fit expulser un calcul à la réception d'une nouvelle heureuse et à l'annonce d'un incendie.

Ces coïncidences, dont les anciens avaient donné des interprétations forcées, qu'on reproduit de nos jours, en les brodant encore, sont devenues la source d'erreurs d'autant plus préjudiciables, que l'espoir d'un résultat analogue entraîne un certain nombre de malheureux malades dans des voies où ils trouvent la ruine complète de leur santé : nous verrons plus loin de quelle manière. Fort souvent, on ne découvre aucune circonstance à laquelle l'expulsion spontanée des graviers se rattache ; tout ce que nous pouvons dire à cet égard, c'est qu'il suffit que la sécrétion rénale augmente, que la vessie se contracte avec plus de force, que le col vésical soit soumis à une constriction moindre, ou que le malade change de position, et qu'à cet instant le hasard amène un gravier vers l'orifice interne de l'urètre, pour que l'expulsion de ce corps étranger ait lieu. Si les nouveaux partisans de la dissolution des calculs avaient tenu compte de ces particularités, ils se seraient abstenus de fausses inductions qui annoncent ou une étrange prévention, ou une ignorance complète des phénomènes les plus ordinaires de l'affection calculeuse.

Il n'est pas rare de voir des malades rendre spontanément de gros graviers, surtout à la suite d'un voyage, de fatigues, de secousses, de boissons abondantes, etc., et parfois aussi sans qu'on puisse rattacher le fait à aucune circonstance particulière. Ce phénomène semblait naguère encore inexplicable ; mais on s'en rend parfaitement raison depuis que la pratique de la lithotritie a mis dans la nécessité de mieux étudier les dimensions de l'urètre, et de mieux apprécier la puissance expulsive de la vessie. Quoi qu'il en soit, le volume de certains graviers expulsés naturellement paraît énorme. J'en ai cité plusieurs cas curieux, dont j'aurais pu aisément grossir la liste. Cette circonstance a été une nouvelle source d'erreur pour les partisans de la dissolution, notamment pour M. Petit, qui n'ont voulu y voir qu'un résultat de l'action miraculeuse des alcalis. J'ai dit précédemment en quoi les eaux alcalines sont réellement utiles dans de pareils cas.

Ces gros graviers, principalement ceux qui ont une forme allongée, paraissent avoir séjourné longtemps dans l'uretère, et plusieurs d'entre eux présentent des sillons, qu'on attribue en général au passage de l'urine, mais que M. Petit, à l'exemple de quelques anciens et des partisans actuels de la dissolution, regarde comme trace d'un commencement de dissolution opérée par l'eau de Vichy. Je ferai quelques remarques à mesure que les faits se présenteront.

J'ai indiqué, dans la seconde partie de ce travail, les divers états morbides de l'appareil urinaire qui mettent obstacle à la sortie des graviers. Au nombre de ces états se trouve la paresse ou paralysie incomplète de la vessie : la poche urinaire possède encore assez de force pour se débarrasser de la plus grande partie de l'urine, mais ce n'est qu'avec une difficulté extrême que les graviers sont expulsés. Que, par une circonstance quelconque, la contractilité du viscère vienne à s'accroître accidentellement, les graviers pourront être chassés. C'est aussi ce qui arrive fréquemment à presque toutes les sources d'eaux minérales, celles même qui paraissent le moins propres à produire cet effet, et l'événement n'a pas peu contribué à leur valoir la réputation de lithontriptiques, qu'on leur prodigue avec tant de libéralité. Mais ce qu'il y a de certain, c'est que plusieurs eaux minérales, notamment celles de nature sulfureuse, paraissent exercer la plus heureuse influence sur la contractilité vésicale, et c'est là un point sur lequel on ne saurait trop appeler l'attention des observateurs. Or, en faisant cesser l'atonie, la paresse du réservoir de l'urine, on guérit souvent le catarrhe, et l'on préserve le malade de la pierre, comme aussi de beaucoup d'autres affections de l'appareil urinaire.

Ces sortes d'expulsions de graviers, qui n'offrent en réalité rien d'extraordinaire, avaient été observées, je le répète, par la plupart des médecins inspecteurs d'eaux minérales, et notées comme des faits utiles à enregistrer. On n'en est pas resté là de nos jours; on a cru voir partout une action dissolvante, surtout lorsqu'il s'agissait d'eaux alcalines. D'après cette nouvelle interprétation, les graviers restent dans la vessie, non pas parce que ce viscère ne les chasse point, ou parce qu'il existe, soit à la prostate, soit à l'urètre, un état morbide qui met obstacle à leur expulsion, mais parce qu'ils ont trop de volume : l'usage des eaux minérales leur enlève, nous dit-on, une partie de leur substance, et, devenus dès lors plus petits, ils peuvent franchir l'urètre. L'explication est plausible, mais elle n'est pas vraie. On part d'une simple supposition, et l'assertion est complètement dénuée de preuves : ce qui le démontre surtout, c'est qu'en ranimant la contractilité vésicale par tout autre moyen que par l'administration des alcalis ou des eaux minérales, on obtient le même résultat. J'en ai donné la preuve par les faits nombreux cités dans l'un des précédents chapitres.

Parmi les cas sur lesquels on s'est appuyé pour établir la propriété fondante des sels alcalins, je rapporterai le suivant, qui a été communiqué à l'Académie de Médecine, par le docteur Génois. Un homme de cinquante-deux ans avait les symptômes de la pierre : on le sonde, et on reconnaît plusieurs calculs, dont on évalue le volume à celui d'une noisette. On lui fait prendre par jour deux gros de bicarbonate de soude. Au huitième jour, douleurs vives pour uriner : un calcul est engagé dans l'urètre, on le repousse dans la vessie. Au bout d'un mois, le malade rend onze calculs du poids de quatre grains, et composés d'acide urique. Les douleurs cessent, la sonde ne découvre plus rien dans la vessie, et la guérison est déclarée complète.

On voit que les partisans de la dissolution ne sont ni difficiles en fait de preuves, ni réservés en fait d'inductions. Sur quoi se fonde-t-on pour dire que les calculs avaient le volume d'une noisette ? Est-ce sur la sensation qui résultait de la collision ? Mais tout le monde sait qu'avec la sonde on ne saurait jamais arriver à une telle précision. Et sur quoi s'appuie-t-on pour déclarer la guérison complète ? sur l'exploration avec la sonde. Mais on n'ignore pas non plus que les praticiens les plus expérimentés ne parviennent pas toujours à découvrir, avec cet instrument, des calculs même volumineux. Je ne répéterai pas ce que j'ai dit touchant la cessation des douleurs, qui n'a aucune valeur, comme signe. On laisse croire que, sous l'influence du bicarbonate de soude, les calculs ont été réduits au petit volume qu'ils avaient lors de leur expulsion ; mais il n'y a pas la moindre preuve d'un tel résultat, dont mille autres faits constatent l'impossibilité. Notons que le traitement n'a duré qu'un mois, et que le poids des calculs rendus était de quatre grains seulement. Ce n'est pas sans motif qu'en tête de ce travail j'ai dit ce qu'il fallait entendre par sable, gravier, calcul et pierre ; la substitution d'une de ces expressions à l'autre n'est point une chose indifférente dans une circonstance où le volume du corps étranger joue un si grand rôle, et lorsqu'on parcourt les écrits de M. Petit, par exemple, on est tout surpris de voir que les *pierres* qu'il dit avoir été rendues sous l'influence des eaux de Vichy, ne dépassent pas les dimensions d'une *lentille*, ou d'*un grain de millet*, quand toutefois il juge à propos d'en mentionner la grosseur.

Dans quelques cas, l'expulsion du sable ou des graviers a lieu, comme je viens de le dire, au moment même où le malade commence à faire usage des eaux ou à subir tout autre traitement spécial. Les interprétations sont alors moins plausibles. Aussi, n'est-ce pas sur les faits de cette série qu'elles portent spécialement. C'est, au contraire, sur ceux dans lesquels l'expulsion des graviers s'accomplit après un traitement plus ou moins long. Or, ces cas ne sont pas rares : j'en ai cité plusieurs, et j'ai d'autant moins besoin de les multiplier, qu'il ne s'agit point là d'un fait contesté. Mais, ce qui surprend tout homme impartial, ce sont les commentaires vraiment curieux auxquels ils ont donné lieu, et dont voici un échantillon tiré des brochures de M. Petit.

Un malade, M. de Montenon, âgé de cinquante-deux ans, eut la gravelle en 1826 ; pendant quelque temps il rendit des graviers, mais d'autres restèrent dans la vessie, où ils formèrent des calculs. En 1829, j'opérai ce malade par les procédés de la lithotritie. Je reconnus en même temps qu'il y avait chez lui une disposition défavorable à l'expulsion spontanée des graviers et des calculs, et qui devait rendre aussi la manœuvre de l'opération douloureuse. Le malade guérit. Mais la gravelle reparut plus tard, et, en 1835, les symptômes acquirent de l'intensité. M. de Montenon se rendit à Vichy ; il y prit cinq à six verres d'eau et un bain par jour, et après dix jours de ce traitement, il rendit *trois débris ou noyaux de pierres très petits, mais qui, à en juger par les différentes couches qu'on apercevait très distinctement sur les faces qu'ils présentaient, avaient évidemment appartenu à des calculs plus volumineux.* A dater de ce moment, il n'éprouva plus d'accidents. Il ne rendit également plus de graviers pendant son séjour à Vichy. « Depuis cette époque, dit M. Petit, le malade «a vu parfois reparaître quelques graviers, mais toujours «il les a combattus avec succès à l'aide du régime et du bi- «carbonate de soude, et il ne s'est pas formé de nouveaux

« calculs. » L'auteur ajoute qu'il crut inutile de sonder le malade ni avant ni après le traitement. « Il me semble évident, « ce sont ses expressions, qu'il y avait là trois petits calculs, « ou un seul un peu plus volumineux, qui se sera divisé sous « l'influence du traitement. »

Si je ne citais pas textuellement, on pourrait croire que je n'ai point compris l'auteur, que je l'ai mal interprété. Comment a-t-il pu entrer dans un esprit sain qu'un pareil fait parlât en faveur de l'opinion exhumée par M. le sous-inspecteur de Vichy ? Parce qu'un graveleux aura rendu trois graviers après avoir bu cinquante à soixante verres d'eau, on affirme que ces graviers étaient des noyaux de pierre, qu'évidemment ils avaient fait partie de calculs plus gros, et pour preuve on allègue les couches distinctes qu'on apercevait sur leurs faces ! Mais si mon confrère avait eu occasion d'examiner quelques graviers rendus spontanément et sans que le malade eût subi aucun traitement, si seulement même il avait pris la peine de jeter les yeux sur une collection tant soit peu garnie de calculs vésicaux, il se serait bien gardé d'avancer de si étranges assertions. A la vérité, ce médecin a protesté depuis qu'il avait amplement étudié la matière, et qu'il savait fort bien qu'on voit des malades rendre des graviers sans avoir pris les eaux ; mais il a affirmé cette fois que les graviers expulsés par les malades de Vichy étaient bien différents de ceux-là, et qu'on ne se permettait d'élever des doutes à cet égard que parce qu'on ne les avait point vus, parce qu'on n'avait pas expérimenté soi-même. Il insiste principalement sur ce que ces graviers portent des traces de l'usure produite par l'eau. Je veux bien croire que ces traces sont évidentes pour lui, mais elles le sont pour lui seul ; car il m'a montré plusieurs graviers qu'il disait en présenter, et auxquels je n'ai trouvé rien absolument de particulier. Mais le parti est pris et bien arrêté : M. Petit découvre sur tous ses graviers des preuves irrécusables de l'action de l'eau : ils sont *entamés, corrodés, usés,* car les variantes ne manquent pas ; plusieurs même représentent des *débris*, des *écailles* ; en un mot, ils offrent tous les genres possibles de destruction, et cette destruction a été l'affaire de quelques heures, de quelques jours ; M. de Montenon en fut quitte au bout de dix jours : un autre malade n'en eut que pour cinq, et un troisième pour deux. En rapportant le cas d'un homme qui rendit trois graviers après de vives douleurs, M. Petit dit que ces graviers avaient été *usés* par l'action de l'eau ; mais les détails du fait n'apprennent rien qui explique sur quoi repose cette assertion. Les graviers étaient granuleux, lisses, polis et d'apparence marbrée ; serait-ce donc à leur poli, à leurs marbrures, qu'on aurait connu l'action de l'eau ? Mais que, du moins, on prenne la peine de se mettre en accord avec soi-même ! car partout ailleurs la même opinion repose sur les anfractuosités et les inégalités des graviers. Serait-ce à leur granulation ? mais rien de plus commun que les graviers granulés. Revenons au fait de M. de Montenon.

On ne s'était point assuré d'avance s'il y avait ou non un calcul dans la vessie, et à la fin du traitement on n'explora pas non plus ce viscère pour savoir s'il était ou non entièrement débarrassé. Et puis l'on nous parle de dissolution, de disgrégation d'une pierre dont n'a pas même songé à constater l'existence ! et cela après dix jours de traitement, après une cinquantaine de verres d'eau ! En vérité, on ne sait ce qui doit surprendre le plus, ou de l'aveuglement de M. le sous-inspecteur, ou du peu de cas qu'il fait de la perspicacité de ses lecteurs. Remarquons que M. de Montenon avait rendu des graviers avant d'être lithotritié, qu'il en rendit avant d'aller à Vichy, qu'il en a encore rendu depuis, et que tout cela n'empêche pas qu'on nous dise hardiment que les substances alcalines, mais par dessus tout les eaux de Vichy, détruisent la diathèse calculeuse. Les mystifications dont le siècle dernier a été témoin, et dont l'agent était le même, puisqu'alors comme aujourd'hui il était question d'alcalis, n'ont donc pas suffi pour épuiser les mines de crédulité que renferme la cervelle humaine !

B. Cessation des symptômes chez les calculeux.

1° *Dans les cas simples*. — Dans le cas de M. de Montenon, et dans la plupart des autres faits analogues, sur lesquels je reviendrai, on a présenté, comme une preuve de l'efficacité des fondants, la cessation de la douleur et des autres symptômes de la pierre après l'usage, continué pendant quelque temps, de ces moyens, et l'on a considéré les malades comme guéris, par la seule raison qu'ils souffraient moins. C'est même là un des points sur lesquels on a le plus insisté, peut-être parce que c'est, en effet, le phénomène qui frappe le plus. Je dois donc m'arrêter un instant sur cette question, et avec d'autant plus de fondement, qu'elle a pour objet une particularité de l'affection calculeuse par rapport à laquelle il se commet chaque jour des erreurs, et qu'il ne faut pas chercher ailleurs la cause de la mort de plus d'un malade.

Les personnes attaquées de la gravelle et même de la pierre ne souffrent pas d'une manière continue. Pendant les premiers temps de la maladie, il y a, en général, des interruptions de souffrances, qui durent plusieurs semaines ou plusieurs mois ; ces interruptions sont fort souvent assez complètes pour que les malades se bercent de l'espoir d'être guéris, et s'imaginent que les chirurgiens qui leur avaient trouvé la pierre auparavant s'étaient trompés. D'un autre côté, chez la majorité des calculeux, les accès ne se rapprochent et les douleurs ne deviennent à peu près continues que quand la maladie a fait de grands progrès, et au moment où les organes commencent à subir de profondes lésions, provoquées spécialement par la présence de la pierre. Enfin, il y a des cas de maladie calculeuse ancienne dans lesquels les accidents, légers ou graves, après avoir été permanents, cessent tout à coup, même pour un laps de temps fort long. Ces diverses particularités ont été signalées par les plus grands chirurgiens, et j'en ai cité de curieux exemples, soit dans le Parallèle, soit dans le Traité, de sorte qu'il me suffit de les énoncer. La pratique journalière met à portée de les observer, même sur des sujets qui ne se sont soumis à aucune espèce de traitement, et l'on ne parvient pas toujours à s'en rendre raison, à moins qu'on ne veuille admettre, avec l'un de nos confrères, que les pierres vont se cacher dans les sinus de la vessie, qu'elles s'enchatonnent, et que, sous l'influence d'une secousse, elles sortent de leur loge pour aller tourmenter les malades. Laissons pour ce qu'elle vaut cette explication plus que hasardée, et rappelons certaines dispositions acquises de l'appareil urinaire qui peuvent contribuer à amener la cessation des symptômes de l'affection calculeuse.

J'ai longuement exposé, dans le Traité, ce qui concerne les vessies à cellules et l'enkystement des pierres. Toutes les fois qu'un gravier ou un petit calcul existe dans une vessie celluleuse, il peut séjourner tantôt dans la vessie elle-même, tantôt dans les cellules, et la durée de son séjour dans l'un ou l'autre lieu dépend entièrement des chances du hasard. Il est d'observation qu'en général les corps étrangers ne produisent ni douleurs, ni aucun symptôme spécial, tant qu'ils sont contenus dans les cellules. J'ai déjà cité plusieurs faits à l'appui de cette proposition, et j'ajouterai encore le suivant, rapporté par M. Brodie. Un homme de soixante-six ans éprouvait les symptômes de la pierre; on proposa d'explorer la vessie; mais, avant que le malade s'y décidât, les symptômes diminuèrent au point qu'il restait à peine de la douleur; l'exploration n'eut point lieu : dix-huit mois après, la mort arriva par l'effet d'une autre maladie; on ouvrit le corps, et l'on trouva, au fond de la vessie, dans une cellule, un calcul de la grosseur d'une noisette. Si cette pierre avait été reconnue d'abord, et que le malade eût été mis à l'usage des fondants, on n'aurait pas manqué d'attribuer aux médicaments la cessation des douleurs et la guérison, et cela avec d'autant plus de confiance que la sonde n'aurait pu faire reconnaître le corps étranger cantonné dans sa cellule. Ce sont des cas de ce genre qui, à la faveur d'une fausse interprétation, contribuent à mettre les prétendus dissolvants en crédit. C'est aussi en de telles circonstances que les explorations de la vessie peuvent laisser le praticien dans une grande perplexité, soit que la sonde ne retrouve plus le calcul, qu'elle avait d'abord fait constater, soit qu'elle n'en ait jamais dévoilé l'existence, bien que le sujet présente tous les signes rationnels de la maladie calculeuse.

Il y a des cas plus embarrassants encore, ceux dans lesquels non seulement la vessie est à cellules, et les calculs passent successivement de la poche dans les cellules, ou de celles-ci dans celle-là, mais encore le col vésical se trouve atteint de lésions plus ou moins graves, qui déforment l'urètre et donnent au bas-fond de la vessie des dispositions anormales d'autant plus défavorables à l'exploration, qu'elles sont mal appréciées sur le vivant. La réunion de ces circonstances rend l'exploration difficile, douloureuse, et fort incertaine, en même temps qu'elle modifie ou change les signes rationnels de la pierre. Souvent alors il devient nécessaire de multiplier les explorations pour découvrir la pierre, que très souvent même on ne retrouve plus après s'être bien convaincu de son existence. Si, dans un tel cas, le malade est soumis à un traitement médical, qu'il rende soit des graviers, soit des fragments de calculs, et qu'une diminution survienne dans les douleurs et les autres symptômes morbides, il sera bien difficile de ne pas attribuer l'effet qu'on observe à la médication, quoiqu'il en soit indépendant, et de ne pas considérer cet effet comme une véritable guérison.

Les douleurs de la pierre sont presque exclusivement, du

moins au début de la maladie, le résultat des contractions de la vessie et l'effet de l'application des parois de ce réservoir sur la surface du corps étranger, qui se trouve ainsi poussé contre l'orifice interne de l'urètre. Or, rien ne varie plus que la contractilité de la poche urinaire ; elle est tantôt fort énergique, tantôt très faible ; elle passe subitement, et souvent sans cause appréciable, d'un extrême à l'autre, sans qu'on puisse jamais déterminer le temps que durera la contraction ou l'atonie. Quelques états morbides du col vésical, les fongus, la tuméfaction de la prostate, etc., peuvent aussi produire l'atonie vésicale, qui durera alors d'autant plus que ces états eux-mêmes sont peu susceptibles de variation. Que la cessation des contractions vésicales, qui amène presque toujours la suspension des douleurs de la pierre, survienne au moment où le malade est soumis à un traitement médical, on attribuera encore à celui-ci un effet qui lui est étranger. Ce cas a souvent lieu ; Home et M. Brodie en ont fait la remarque, et je l'ai plus d'une fois observé chez des sujets qui n'avaient point pris de fondants. Si les partisans de la dissolution avaient connu cette particularité, ils n'auraient pas présenté comme une preuve de la puissance des alcalis ce qui n'est que le résultat d'une altération de la vessie, comme dans cette circonstance, ou de la marche ordinaire de l'affection calculeuse, comme dans la précédente.

Quoi qu'il en soit, il suffit que la suspension des douleurs arrive chez un calculeux qui prend une eau minérale, pour que l'on conclue de là que sa pierre a été dissoute ou disgrégée : et si le malade vient à rendre en même temps quelques granulations inégales, rugueuses, marbrées, aussitôt on crie au miracle. Ceci rappelle les calculeux qu'on soumettait jadis à l'action de l'eau de chaux, du carbonate de potasse ou du remède Stephens, et qui croyaient rendre leur pierre sous forme de *flocons*, dès qu'ils voyaient apparaître les moindres stries de mucosités dans l'urine. Mais laissons de côté les faits anciens, qui depuis longtemps sont appréciés à leur juste valeur, et examinons quelques-uns de ceux qu'on nous présente avec une confiance qui ferait presque croire qu'ils sont supérieurs à ceux de nos devanciers.

M. Petit parle d'un homme de soixante-quatorze ans, atteint d'une pierre qu'on reconnut à l'aide du cathétérisme; ce malade éprouvait de si vives douleurs, qu'il était décidé à se faire opérer. On le mit à l'usage du bicarbonate de soude, à la dose de dix grammes par jour, dissous dans deux pintes d'eau. Au bout de quelques jours, il éprouva un mieux progressif, et, un mois après, il se crut guéri. Cependant, il continua de boire un litre de solution chaque jour. Au troisième mois survinrent de vives douleurs à l'urètre; il sortit un peu de sang, et finalement le malade rendit un *calcul*, de la grosseur d'une *lentille*, composé d'acide urique. A la disposition des couches, dit l'auteur, on distinguait *nettement le noyau* d'une pierre plus volumineuse, qui avait été *usée, dissoute*. Les douleurs ayant cessé, *on ne jugea pas à propos* de sonder le malade. Ainsi, c'est uniquement d'après la cessation des douleurs et l'aspect du petit gravier rendu que M. Petit se croit fondé à dire qu'il s'agissait d'un noyau ayant appartenu à une pierre plus grosse, qui s'était dissoute. J'ai dit ce qu'on doit penser de la cessation des douleurs; et pour ce qui concerne les caractères du gravier, il faut ignorer jusqu'aux premiers éléments de l'histoire de l'affection calculeuse pour trouver là le moindre indice de l'action d'un dissolvant; on voit d'ailleurs que le malade n'a plus été suivi, qu'il n'a pas même été sondé après sa prétendue guérison. Ce cas ne diffère pas de ceux que j'ai précédemment relatés, où le calcul était compliqué de gravelle. Comparons-le avec quelques autres plus complets, en ce sens que la mort a permis de vérifier l'état des choses. Un homme de cinquante-cinq ans, sondé par M. Wilson, qui sent distinctement la pierre, refuse l'opération, et se met à l'usage des alcalis; il rend plusieurs graviers d'acide urique;

ses souffrances cessent, il se croit guéri : au bout de quelques années, les douleurs reparaissent, la sonde constate de nouveau l'existence d'un corps étranger, et ramène même quelques fragments engagés dans ses yeux; le malade meurt : on lui trouve une vessie à cellules, contenant deux calculs; les reins étaient pleins d'abcès et de pierres. Un autre calculeux voit ses douleurs se dissiper entièrement sous l'influence des alcalis, et la sonde ne fait même plus reconnaître aucun corps dans la vessie; on le juge guéri; après sa mort, M. Nourse trouve que la vessie présentait six cellules contenant neuf pierres. Ces deux faits sont plus concluants sans doute que celui de M. Petit.

Dans une autre observation du même médecin, on voit des conclusions analogues tirées d'indications non moins vagues. Il s'agit d'un homme de cinquante-six ans, qui rendait depuis longtemps des graviers rouges et un sédiment très abondant; des douleurs surviennent à la vessie, le long de la verge; le jet de l'urine est souvent interrompu : la marche et l'exercice sont pénibles, etc. On sonde, et on trouve un calcul qui semble petit. Le malade est mis à l'eau de Vichy; peu de jours après, étant au bain, il rend avec douleur un corps étranger, qui tombe dans la baignoire, et s'échappe par la soupape. Les accidents ne cessèrent pas entièrement : il y eut d'abord diminution des douleurs et des besoins d'uriner. Vingt jours après, lorsque le malade quitta Vichy, son état s'améliorait; il n'avait pas rendu de nouveaux graviers. Voilà un de ces faits qu'on ne craint pas d'alléguer comme une preuve de dissolution de la pierre et de guérison par les eaux de Vichy. On n'a même pas eu la précaution d'explorer la vessie pour savoir si elle ne contenait plus de corps étrangers, et si le sentiment de gêne douloureuse dans les reins, si le dépôt dans l'urine que le malade a conservés, ne se rattachaient pas à la maladie qu'on croyait avoir fait disparaître. Il y a eu suspension des douleurs, le malade dit avoir rendu un gravier, qu'on n'a même pas vu;

donc ce malade est guéri, donc sa pierre a été dissoute. En vérité, il faut être peu difficile pour se contenter de pareils raisonnements. Mais voici, du fait cité par M. Petit, une autre version, que m'a communiquée M. Noyer, médecin de Vichy, dans une lettre dont je rapporte le passage suivant : « M. Vallerix « était atteint de la pierre ; la présence du calcul fut constatée « en 1837, époque à laquelle le malade vint boire les eaux de « Vichy. Le 6 août, étant au bain, il sentit glisser le long du « canal quelque chose de plus consistant que l'urine, et que lui« même crut être *un phlegme, une mucosité* (ce sont ses expre« sions). Sous l'influence du traitement qu'il suivit à Vichy, les « douleurs se calmèrent, mais le bien-être ne data pas de l'ex« pulsion sus-mentionnée, il vint peu à peu. Néanmoins le ma« lade se trouva bien, et n'éprouva que de légères souffrances « jusqu'à son retour à Vichy en 1838, époque à laquelle je le « vis. J'appris de lui qu'il ressentait encore de temps à autre des « douleurs parfaitement analogues à celles qui le tourmentaient « l'année précédente, et que, depuis plusieurs jours, il souffrait « beaucoup pour uriner, dont le besoin se renouvelait fré« quemment. Le 20 août, un an après la première exploration « de la vessie, et longtemps par conséquent après sa prétendue « guérison, je le sondai de nouveau ; je reconnus un calcul, que « je jugeai très petit, et j'engageai le malade à tenter la dilata« tion du canal au moyen de bougies graduées, dont, le même « jour, je plaçai une n° 6, qu'il garda plusieurs heures ; le lende« main j'en introduisis une n° 10, qu'il retira bientôt, parce « qu'elle le gênait un peu ; sa surprise fut grande de sentir un « corps étranger suivre le trajet de cette bougie sans occasion« ner trop de douleur, et s'arrêter dans la fosse naviculaire ; il « m'appela sur-le-champ, mais, au moment où j'arrivai, il venait « de faire un violent effort pour uriner, et le calcul était tombé « dans le vase : il me le présenta quand j'entrai. Ce malade fut « soulagé presque aussitôt, et il ne resta plus que quelques jours « à Vichy. » On conçoit que je m'abstienne de toutes réflexions.

A l'occasion d'un autre calculeux, que M. Petit jugea guéri, parce que les accidents diminuèrent après la sortie d'un gravier, il se livre à des commentaires pour établir que les douleurs auxquelles ce malade était encore sujet, surtout en voiture, dépendaient d'une autre cause que de l'affection calculeuse. Du reste, ici pas plus que précédemment, il n'a été fait aucune exploration de la vessie.

Un homme vient à Vichy, en 1838. M. Petit reconnaît chez lui un calcul volumineux. Après vingt jours de traitement, le malade va se faire examiner à Clermont par le docteur Fleury, qui constate la présence d'une pierre dont la consistance lui semble assez grande et le volume assez considérable. Le malade revient à Vichy vers la fin de juillet. Dans les premiers jours d'août, M. Leroy lui saisit le calcul avec l'instrument à deux branches, et l'ayant pris en deux sens différents, a pour mesures un pouce dans un sens et cinq lignes dans l'autre. Le corps étranger est *un peu écorné* par l'instrument, et le malade rend quelques fragments. Le 2 novembre, il est de nouveau sondé par M. Fleury, qui est obligé de chercher le calcul; celui-ci lui parut long de dix lignes et de forme cylindrique, du volume d'un crayon de nitrate d'argent.

En lisant cette relation, et surtout la phrase qui termine, tout homme tant soit peu exercé est en droit de se demander si l'on cherche à l'abuser, ou si l'on s'abuse soi-même. Du reste, voici une autre version que m'a transmise M. Noyer :
« Le malade vint à Vichy, en juin 1838, atteint d'une dysurie
« parfois sanguinolente; il me consulta le 18 : les symptômes
« qu'il présentait me firent diagnostiquer la présence d'un cal-
« cul dans la vessie. Après avoir vaincu la répugnance qu'il
« avait à se faire sonder, je pratiquai cette opération, qui con-
« vertit mes doutes en certitude; je ne pus juger de la grosseur
« de la pierre, cependant elle me parut peu volumineuse. Ne
« croyant pas à l'action dissolvante de l'eau de Vichy, mais espé-
« rant qu'elle augmenterait l'énergie contractile de la vessie,

« je conseillai d'en boire cinq à six verrées chaque matin, plus
« quelques-unes dans la journée, et un bain par jour avec moi-
« tié eau minérale. Au bout de quelques jours le malade vint
« m'annoncer que ses douleurs avaient diminué ; je le perdis de
« vue ; mais, ayant pris plus tard des informations sur son
« compte, j'appris qu'il avait été traité chez M. Petit. Quand
« je le revis, il me dit qu'on l'avait de nouveau sondé ; qu'on
« pensait qu'il avait la pierre, mais que, pour mieux s'en assurer,
« il lui fallait aller à Clermont se faire explorer par le chirurgien
« en chef de l'hôtel-dieu. M. Fleury constata aussi la présence
« d'un calcul. De retour à Vichy, le malade continua l'usage
« des eaux, qui calmaient les douleurs qu'il éprouvait lors de
« l'émission de l'urine. Le 7 août, M. Leroy, après avoir rem-
« pli la vessie d'un liquide, y introduisit un brise-pierre, en
« laissant croire au malade que c'était une sonde ordinaire ;
« il saisit la pierre et la fragmenta. A peine l'instrument fut-il
« sorti, que le malade urina et rendit un fragment de son calcul.
« Dans la journée, il en expulsa encore sept à huit, mais plus
« petits. Cette opération fut suivie de quelques accidents inflam-
« matoires, qui durèrent huit jours. Après leur dissipation,
« le malade retourna dans son pays. Il revint encore à Vichy
« au commencement de septembre, époque à laquelle il me dit
« être guéri. Cependant il assurait à d'autres que toujours il
« souffrait de temps en temps. Je ne l'ai plus revu depuis lors ;
« mais voici ce que m'écrit, en date du 7 février 1839, un tiers
« à qui j'avais demandé des renseignements. Pirel n'a pas subi
« d'opération depuis qu'il a été sondé (il croyait n'avoir été
« que sondé) par M. Leroy. A son départ de Vichy, il souffrait
« beaucoup moins qu'à son arrivée dans ce lieu, et depuis son
« retour il n'éprouve plus aucune douleur, au point qu'il se
« croit guéri. Il n'est sorti de sa vessie aucun fragment de
« pierre, ce qui lui fait croire que le calcul est tombé en disso-
« lution par l'effet des eaux de Vichy, qu'il continue de boire ;
« cependant il veut revenir à Vichy pour donner le dernier de-

« gré de solidité à sa guérison, car, dit-il, il ressent encore
« quelques douleurs quand il se fatigue. »

Ainsi, d'après M. Noyer, le calcul primitif aurait été morcelé, les fragments auraient été expulsés, du moins en partie,
et nulle exploration ultérieure n'aurait été faite pour constater
la vacuité de la vessie, que le retour des douleurs par l'effet de
la fatigue rend fort douteuse. Le lecteur conciliera, s'il est
possible, ces deux relations. Quant au fait en lui-même, je
rappellerai seulement l'exemple, rapporté dans les Mémoires
de l'Académie des sciences pour l'année 1736, d'un homme
sondé et reconnu calculeux par le célèbre Hévin, qui crut devoir sa guérison au remède Stéphens, parce qu'il cessa de
souffrir après avoir rendu des graviers et des feuillets pier-
reux, mais à la mort duquel, douze années environ plus tard,
on trouva dans la vessie une pierre du poids de trois onces,
ayant deux pouces de long, sur un et demi de large et treize
lignes d'épaisseur.

Si l'on rapproche ces faits de celui de M. de Montenon,
que j'ai d'abord cité, et de plusieurs autres, dont j'aurai occasion de parler, on verra qu'il était difficile de procéder d'une
manière plus légère à la démonstration de l'efficacité des dissolvants. Sous le rapport de la cessation des douleurs, ces faits
ne prouvent absolument rien, et ce qui aurait dû suffire pour
mettre M. Petit en garde contre les conséquences forcées qu'il
persiste à tirer de ses observations, c'est que, dans plusieurs
des cas qu'il rapporte, notamment dans celui de M. Chau-
mont, la diminution, la cessation même des souffrances, de la
gêne, des cuissons, etc., eurent lieu avant que le malade eût
rendu le gravier, car il suit nécessairement de là qu'elles peuvent
avoir lieu indépendamment de l'expulsion du corps étranger,
ce que constate d'ailleurs l'observation de tous les jours.

On ne saurait trop se rappeler, en outre, que les eaux de
Vichy ont souvent pour effet de calmer les douleurs de la
pierre, et qu'elles peuvent même produire ce résultat dans des

cas de maladie avancée. Nul doute, à plus forte raison, qu'une pareille action ne soit fréquemment exercée par elles au début de l'affection calculeuse. Pourquoi seulement tirer de ce fait des conséquences qui n'en découlent point ? M. le sous-inspecteur de Vichy explique d'une manière curieuse la cessation des douleurs chez les calculeux ; « cela provient, dit-il, de ce qu'il « se forme à la surface du calcul, par l'action du bicarbonate « de soude sur l'acide urique, un urate alcalin, *qui est un sel* « *soyeux, très doux au toucher*, assez comparable, sous ce « rapport, à la craie de Briançon ; d'où il résulte que la vessie « est beaucoup moins irritée, et que les douleurs du malade « deviennent très supportables. » On regrette que M. Petit n'ait pas su que les calculs configurés comme ceux dont il parle sont précisément ceux qui occasionnent le plus de douleurs, pour peu que la vessie se contracte. En effet, toutes les pierres composées ou seulement recouvertes de cette couche grise, blanche ou cendrée, qu'il compare à un sel soyeux et très doux au toucher, donnent lieu à de vives douleurs, et entraînent les plus graves désordres ; ce sont là les cas dans lesquels les opérations réussissent le moins bien, et cela par une raison fort simple, dont l'évidence saute aux yeux, c'est que la formation de la substance grise ou blanche des calculs urinaires coïncide toujours avec un état morbide plus ou moins avancé de l'appareil urinaire.

Cette série de conséquences erronées que les nouveaux partisans de la dissolution tirent de la cessation ou de l'interruption des douleurs chez les calculeux, n'est que la reproduction de ce qu'on a vu soutenir à l'apparition de chaque nouveau foudant, le remède Stéphens, l'eau de chaux, la lessive des savonniers, et toutes les merveilles qui se sont succédé coup sur coup, au siècle dernier. Pendant l'engouement passager de la mode, la diminution des souffrances était regardée comme un premier bienfait, d'ailleurs très propre à encourager ; l'on porta l'aveuglement jusqu'à considérer aussi comme un résultat désirable les dépôts muqueux, souvent purulents, contenus dans l'urine, et l'on faisait croire aux pauvres calculeux qu'ils rendaient la pierre sous cette forme. Ainsi les moyens qu'on emploie de nos jours n'ont pas même le mérite de la nouveauté, ce qui n'empêche pas qu'on n'ait à craindre qu'ils ne fassent encore beaucoup de dupes. Pour un malheureux malade, placé entre les cruelles souffrances de la pierre et la perspective d'une opération grave, dont on lui exagère encore les douleurs et les dangers, une diminution des sensations pénibles qui l'accablent est l'affaire la plus importante de la vie; il irait au bout du monde afin d'en arriver là, et on le conçoit aisément; tout ce qui pourra calmer les souffrances du moment, sera l'objet de sa prédilection; en général, ses connaissances ne lui permettent pas de calculer les conséquences d'une médication, surtout lorsqu'elles se dessinent lentement, et que les effets matériels ne frappent point ses sens. D'ailleurs, il trouve au besoin des conseillers revêtus d'une sorte de sacerdoce, qui prennent soin de lever ses scrupules, car ils se sont donné la mission de propager l'erreur et d'aplanir le chemin qui y mène. Voilà l'histoire de tous les fondants de la pierre; on n'est parvenu à leur donner quelque vogue qu'en spéculant sur la crainte et l'ignorance des malades, et cherchant à capter leur confiance par toutes sortes de moyens, dont le plus puissant est l'allégement des douleurs sous l'influence des substances alcalines.

Lorsque les douleurs reparaissent, ainsi qu'il est arrivé jadis et que la chose a eu lieu chez quelques malades de M. Petit, on se tire d'embarras comme l'on peut. On a recours aux divers calmants que l'art possède, on cherche à prouver au malade que ses souffrances ont changé de nature; de cette manière le temps passe, et le calculeux périt, ou se soumet à une opération chirurgicale, avec moins de chances en sa faveur que s'il eût pris plus tôt son parti. Ainsi finit l'histoire de tous les anciens malades qu'on a essayé de traiter par les dissolvants ; les faits nouveaux sont encore trop récents et trop peu nombreux pour que l'occasion se présente, avant plusieurs années, de leur trouver, sous ce rapport, une similitude parfaite avec ceux dont nos livres fourmillent.

Toutefois ce n'est pas seulement par l'action des prétendus fondants que les douleurs ont cessé temporairement chez les calculeux soumis à l'usage des eaux de Vichy ou des préparations alcalines ; car, en même temps qu'on a employé ces moyens, on a prescrit un régime approprié, des bains et des lavements, on a cherché à régulariser les fonctions qui paraissaient être le plus dérangées. Par le seul fait de l'abondance des boissons, l'urine augmente de quantité et s'éclaircit ; or, on boit beaucoup aux eaux minérales. La perturbation qu'une grande masse de liquide détermine dans l'économie a d'ailleurs plus de portée qu'on ne pense. Ce sont là autant de circonstances qu'il faut prendre en considération. Dans une foule de cas, dont j'ai fait connaître les principaux, j'ai pu me convaincre qu'elles exercent une grande influence, dont j'ai même tiré une avantage immense pour disposer favorablement les malades à l'opération.

2° *Dans les cas compliqués.* — Si, par la marche naturelle de la maladie, ou par l'effet d'une médication spéciale, il arrive fort souvent que les douleurs propres à la pierre sont masquées ou cessent pour un laps de temps plus ou moins long, ce résultat peut être obtenu d'une manière encore plus certaine et plus soutenue lorsque l'affection calculeuse se trouve compliquée d'autres maladies, surtout quand ces dernières sont de nature à être utilement traitées par des moyens spéciaux du ressort de la médecine, et plus d'un calculeux se croit guéri parce qu'on a ainsi fait cesser les accidents dus à des complications.

Les chirurgiens savent qu'une névralgie de l'urètre, une irritation du col vésical, une atonie de la vessie, en un mot tout état morbide de l'appareil urinaire, par suite duquel la vessie éprouve de la difficulté à se débarrasser de l'urine, rendent pénibles les exercices du corps, notamment la marche et l'usage de la voiture, d'où il suit que l'urine acquiert des qualités anormales, que notamment elle prend une couleur plus foncée. Il est connu aussi que la présence de petits graviers dans une vessie paresseuse, avec tuméfaction de la prostate ou développement de tumeurs fongueuses au col vésical, provoque quelquefois une exhalation sanguine, ce qui peut également avoir lieu dans le cours d'un long voyage, alors même que la poche urinaire ne renferme point de corps étrangers. Ce sont là des particularités qu'aucun praticien n'ignore, et dont tous tirent d'utiles inductions : l'expérience prouve qu'il suffit de prescrire du repos, des bains et des boissons abondantes, de tenir le ventre libre et d'observer un régime doux, etc., pour faire cesser tous les accidents ; que, presque toujours, sous l'empire de ces moyens, l'urine redevient limpide, et que son excrétion rentre dans les conditions normales ; enfin que, s'il existe des graviers dans la vessie, l'urine, devenue abondante, les entraîne, avec d'autant plus de certitude qu'on a déjà obtenu la cessation de l'état spasmodique du col vésical et qu'on a ranimé la contractilité de la poche elle-même. Qu'on ait recours à l'eau simple, aux eaux minérales naturelles ou factices, acidules ou alcalines, qu'on fasse prendre des bains simples ou composés, le même résultat peut être obtenu. Il est facile, du moins dans une grande ville, d'acquérir chaque jour la conviction que je n'avance là rien qui ne soit conforme à l'exacte vérité ; je me borne à l'énoncer ici, elle serait au besoin appuyée sur les faits nombreux que j'ai cités, car ces faits constatent que les mêmes symptômes peuvent exister, qu'il y ait ou non complication des états morbides dont je viens de parler avec l'affection calculeuse, et que, malgré l'existence de cette dernière, on peut obtenir les plus heureux résultats des moyens que je viens d'indiquer.

Pouvait-on s'imaginer qu'on chercherait à nous faire voir

toujours dans ces simples troubles fonctionnels la preuve évidente de l'existence d'une pierre vésicale, et dans la cessation des accidents la preuve aussi de la dissolution de cette pierre par les eaux alcalines ? Assurément non. Il ne serait entré dans la tête de personne que, pour ajouter un rayon à la glorieuse auréole de Vichy, M. le sous-inspecteur ferait une si complète abnégation de soi-même, que de consentir à ignorer ce que sait tout praticien tant soit peu exercé. Or, si l'on prend la peine de jeter les yeux sur la plupart des faits cités par M. Petit, on sera étrangement surpris, et de la manière dont il explique les phénomènes, et de la singularité des commentaires dans lesquels il s'engage. Je n'examinerai ici que quelques-uns de ces faits, auxquels l'auteur attribue vraisemblablement le caractère de preuve décisive, car il dit, en terminant l'exposé de l'un deux : « Je le demande à tout médecin de « bonne foi, ce malade n'a-t-il pas été guéri par l'action des « eaux de Vichy ? »

Un homme de cinquante-huit ans s'aperçut, en 1829, qu'il rendait avec l'urine du sable et des graviers, parfois assez gros. Cet état continua : il s'y joignit une hématurie, qui revenait tous les mois, et qui était exaspérée par la marche et la fatigue. Bientôt on remarqua que l'urine contenait un dépôt nuageux. Le malade se rendit à Vichy le 15 juillet 1837. Quoiqu'il n'eût point été sondé, M. Petit crut reconnaître, dans les symptômes que je viens d'indiquer, *tous les signes* d'une pierre vésicale. Le malade fut mis à l'usage des eaux, dont il prit quinze verrées par jour, indépendamment des bains. Au bout de cinq jours, à la suite d'une promenade en voiture, le sang reparut dans l'urine ; l'accident se renouvela encore quelques jours après, par la même cause. Cependant, le traitement était continué avec activité. Le 12 août, vingt-huitième jour de l'usage des eaux, le malade, étant au bain, sentit un corps qui s'engageait dans l'urètre ; il fit des efforts, et, après d'assez vives douleurs, il rendit un gravier, que

M. Petit appelle le *noyau de la pierre*. Ce gravier ressemblait à une lentille, mais il était plus gros ; il était d'un gris jaunâtre, lisse d'un côté et poreux de l'autre. L'auteur dit qu'en l'examinant avec attention, il était impossible de ne pas reconnaître qu'une action dissolvante s'était exercée sur lui. Quoi qu'il en soit, le malade se trouva mieux ensuite. Le 20 mars suivant, il se disait content de sa santé depuis son retour de Vichy, bien que l'hématurie se fût reproduite plusieurs fois ; il est vrai, ajoute M. Petit, que c'était seulement à la suite de contrariétés, d'émotions vives, et non par l'effet d'une secousse mécanique quelconque.

On aura remarqué que, pour M. Petit, *tous* les signes rationnels de la pierre se réduisent à quelques symptômes qui ne sont pas exclusifs à cette maladie, tandis qu'il en omet d'autres qui sont beaucoup plus caractéristiques : en effet, il n'y avait de notable chez ce malade que l'émission de graviers, une hématurie périodique, et la présence du mucus dans l'urine. Je ne parle pas de quelques sensations pénibles dans le canal, d'un peu de gêne en marchant, etc., car ce sont là les effets ordinaires de la gravelle, de l'hématurie et du passage des mucosités dans l'urètre ; je ne parle pas non plus d'un léger trouble dans l'émission de l'urine. Ce malade rendait parfois des caillots de sang qui ressemblaient à des sangsues ; par conséquent le jet de l'urine devait être gêné, interrompu. Ces conséquences sont très naturelles, on les observe tous les jours, et cependant M. Petit ne voit que la pierre ; puis, comme l'hématurie se reproduit plus tard, il lui donne alors une cause purement morale. Le gravier rendu au vingt-huitième jour de l'usage des eaux était d'un gris-jaunâtre : cette teinte grise se remarque dans plusieurs graviers expulsés à Vichy ; si l'on rapproche ces cas de ceux qui ont été vus à Carlsbad, et surtout de ce qu'on observe constamment dans les circonstances que j'ai dit être propres à favoriser le développement de la couche grise des pierres, on sera peut-être conduit à penser que les substances alcalines ne sont point étrangères à la production de cette couche. Quant à retrouver le noyau d'une pierre dans ce gravier, je ne vois rien absolument qui y autorise : l'auteur n'a point jugé à propos de nous transmettre les motifs de sa conviction ; la chose en valait cependant la peine, car il s'agit là d'un véritable tour de force. Dans ce cas et dans la plupart de ceux où il suppose l'existence d'un calcul vésical, ce médecin donne pour preuve l'interruption du jet de l'urine, et il insiste beaucoup sur ce symptôme ; mais il ne fait en cela que reproduire une vieille assertion, qui n'est pas devenue plus exacte en passant par la bouche de quelques modernes. L'interruption du jet de l'urine n'a aucune valeur comme signe ; lorsqu'elle existe, ce qui est assez rare, elle indique moins la présence d'un corps étranger que l'existence d'états morbides au col ou au corps de la vessie.

Le fait suivant confirme ce que je viens de dire des interprétations fautives auxquelles s'est laissé entraîner M. le sous-inspecteur des eaux de Vichy. M. Demouy, sexagénaire, souffrit de coliques néphrétiques pendant seize ans, eut la pierre, et fut opéré par Dubois, qui lui retira deux gros calculs de la vessie. Le résultat de l'opération fut heureux, mais les coliques reparurent, et trois ans après, les symptômes de l'affection calculeuse avaient acquis un haut degré d'intensité : seulement ils étaient plus vagues que par le passé. Le malade fut soumis à un traitement médical par le bicarbonate de soude ; on commença par cinq grammes, et l'on augmenta jusqu'à douze ; mais cette dose lui faisant éprouver des picotements et de la chaleur dans l'estomac, on revint à dix grammes par jour. Il rendit une grande quantité de graviers, qui se mêlaient, au fond du vase, avec d'abondantes mucosités d'odeur ammoniacale et filantes. Un an après le commencement du traitement, le malade écrivait qu'il n'avait éprouvé aucune colique néphrétique, et qu'il pouvait se livrer à ses occupations ; de temps en temps il rendait encore des graviers et de petites pierres.

M. Petit assure qu'un rétablissement complet eut lieu plus tard.

On ne comprend pas qu'un tel fait puisse être invoqué en preuve de l'action dissolvante du bicarbonate de soude. Le malade souffrait de coliques néphrétiques, et il avait un catarrhe vésical très intense. Ces états, produits et entretenus sans doute par le mauvais régime que suivait habituellement M. Demouy (il se nourrissait de fromage et de cochon), avaient fini par attaquer vivement la constitution. Un régime plus convenable, des boissons plus abondantes, un traitement mieux entendu, et aussi l'usage du sel de soude, généralement utile contre la gravelle, amenèrent un changement favorable, et la guérison eut lieu. Il n'y a rien là qu'on ne soit chaque jour à même d'observer sous l'influence de ce traitement. Le malade dit avoir rendu beaucoup de graviers; mais rien n'annonce qu'il y eût réellement, dans la vessie, une autre pierre, qui se serait dissoute, ainsi qu'on le laisse entrevoir. Il y eut seulement expulsion de graviers, et cette expulsion continua longtemps après, malgré l'usage des alcalis. Quant à la disparition du catarrhe vésical et des coliques néphrétiques, elle n'a rien que de fort naturel; la prévention seule, aidée d'interprétations forcées, peut y trouver du merveilleux, et voir en elle un phénomène de l'action dissolvante des eaux de Vichy. D'ailleurs, pour ce qui concerne les coliques néphrétiques en particulier, il ne faut pas perdre de vue que leur apparition, leur marche et leurs symptômes varient à l'infini, chez les malades soumis à un traitement, comme chez ceux qui n'en font point, et que généralement elles diminuent d'intensité ou même cessent tout à fait quand l'affection calculeuse de la vessie a pris un certain développement. Quelles conséquences pourrait-on tirer de là en faveur des eaux alcalines?

Du reste, dans les faits que je viens d'indiquer, et dans ceux dont il me reste à parler, M. Petit est tellement préoccupé de l'aptitude des calculs urinaires à se dissoudre, à se disgréger, par l'action des préparations alcalines, qu'il admet des dissolutions spontanées de la pierre dans la vessie. De courtes remarques suffiront pour prouver combien il se fait illusion.

Tous ceux qui se sont occupés des concrétions urinaires ont été en position d'observer une particularité que certains calculs granuleux présentent dans leur mode de développement. Les grains, en s'accumulant au pourtour de la masse centrale qui constitue le noyau, ne se déposent point toujours d'une manière régulière ; fort souvent, au contraire, chacun d'eux va s'accoler à la partie la plus saillante, de manière à produire et les formes bizarres et les cavités ou anfractuosités sur lesquelles j'ai longuement insisté dans le Traité. Ces dispositions qui, je le répète, sont assez fréquentes, qui paraissent être le résultat des lois de l'affinité, mais qui ne se rattachent en aucune manière ni au régime, ni au genre de vie, ni à l'influence d'aucune médication, ont été citées par les partisans des fondants comme autant de témoignages irrécusables de l'action de ces remèdes, et quand elles se sont offertes dans des cas où il n'avait point été appliqué de traitement spécial, on a admis, pour les expliquer, la possibilité d'une dissolution ou d'une désgrégation spontanée de la pierre dans la vessie, déterminée, dit-on, par quelque changement survenu dans la nature de l'urine ou par une simple augmentation de la sécrétion de ce liquide, entretenue pendant longtemps. C'est à l'effet de cette prétendue dissolution qu'ont été attribués les sillons, les excavations et les anfractuosités que présentent certains calculs, car on prétend que les points les plus attaquables de la pierre ont été détruits, tandis que les autres ont résisté. On a encore invoqué à l'appui de cette prétendue dissolution l'état de mollesse, et presque de diffluence, dans lequel se présente quelquefois la matière calculeuse, notamment celle qui constitue la couche extérieure. M. Petit surtout s'est attaché à propager cette doctrine, en s'appuyant, dit-il, de l'opinion d'un de nos chirurgiens les plus instruits, qui n'a pas vu sans doute avec une grande satisfaction de semblables paradoxes mis en lumière sous la protection de son nom ; il est vrai que M. le sous-inspecteur de Vichy a peut-être cru lui offrir une sorte de dédommagement, en le décorant, quoiqu'à titre bien gratuit, du nom d'inventeur de la sonde à double courant imaginée par Hales.

Une théorie n'est guère difficile à construire quand on rapporte à une cause des effets qui s'observent aussi bien en l'absence qu'en présence de cette cause ; mais, par cela même, elle repose sur une base ruineuse, et si elle séduit quelques esprits, ce ne peut être que parmi les personnes auxquelles les circonstances n'ont pas permis de suivre la marche et les procédés de la nature. Que les granulations constituant les graviers chez les calculeux, au lieu de s'annexer à la pierre, demeurent isolées, qu'elles sortent ensuite avec le flot de l'urine, comme il arrive souvent sans que le liquide urinaire acquière la moindre alcalescence, et l'on aura tous les phénomènes de cette prétendue disgrégation spontanée d'un calcul, qui ne dépendent en rien de tel ou tel traitement, puisqu'ils ont lieu tout aussi bien chez les malades soumis aux médications les plus différentes, que chez ceux qui restent abandonnés aux seuls soins de la nature.

Dès qu'une pierre est formée, et qu'elle se développe dans un point de l'appareil urinaire, l'expulsion de sables ou de graviers qui avait lieu auparavant, cesse. C'est là ce qu'on observe dans la généralité des cas. Mais, j'ai dit qu'il y avait de nombreuses exceptions à cette règle. On voit des calculeux rendre, soit du sable rouge, jaune ou fauve, et quelquefois de gros graviers de même nature, soit des écailles, des plaques, des lamelles ou toute autre agglomération de matière grise, blanche, cendrée, plus rarement des grains noirs ou brunâtres, et quelque forme qu'affectent ces masses, elles varient singulièrement de consistance, depuis la mollesse, ou la liquidité presque complète, jusqu'à une excessive dureté. C'est là un fait que la pratique reproduit chaque jour, dont j'ai cité beaucoup d'exemples, et qui, on ne saurait trop le redire, se voit non seulement chez les malades mis à l'usage des prétendus fondants, mais encore chez les calculeux abandonnés à leur sort, de sorte qu'ici il n'y a pas moyen de considérer les expulsions de graviers comme l'effet d'une médication, ni la matière expulsée comme le résultat d'une dissolution ou d'une disgrégation de la pierre. Ce fait nous prouve qu'il n'y a pas moyen de s'arrêter dans la voie de l'erreur dès qu'une fois l'on s'écarte des données de l'observation pour s'abandonner aux calculs faciles de la théorie ; l'événement le plus simple, celui dont chacun peut chaque jour être témoin, se trouve entièrement dénaturé par de fausses interprétations, et bientôt il est invoqué avec une étrange confiance à l'appui d'opinions préconçues, sous le niveau desquelles tous les faits doivent se ployer.

C. Calculs à noyau excentrique.

Il est une autre particularité des concrétions urinaires, que j'ai exposée dans le Traité, et que je dois également rappeler ici. Je veux parler des calculs à noyau excentrique, et de la disposition qu'affectent alors les couches de la pierre, surtout à l'endroit où le noyau se rapproche le plus de la circonférence. Sur ce point, en effet, les couches vont en diminuant d'épaisseur, et quelques-unes même s'effacent entièrement. Cette particularité, dont les auteurs ont parlé, et que plusieurs calculs de ma collection offrent à un degré très prononcé, n'est point connue de M. Petit, qui ne la comprend pas, qui n'a même pas voulu que je lui en fisse la démonstration en divisant un gravier qu'il m'a mis sous les yeux et qu'il montre aux curieux pour prouver, à ce qu'il prétend, les merveilleux effets de l'eau de Vichy. Inutilement on lui a fait observer qu'il n'y a pas de raison pour qu'un calcul de nature uniforme puisse être attaqué d'un côté seulement, puisque le liquide a été en contact avec tous les points de sa circonférence; il n'en persiste pas moins à voir dans une disposition commune aux calculs dont le noyau n'occupe point le centre, un effet de son fondant chéri. De conséquence en conséquence, il est arrivé à se persuader que le gravier rendu par un malade, M. Longperrier, provenait d'une pierre qui avait *diminué* de volume, au point de pouvoir être enfin expulsée; qu'il constituait la base ou le noyau de ce calcul, et que c'était là une preuve incontestable de l'action des eaux de Vichy. Mais comme un peu de merveilleux ne nuit point à certaines relations, il ajoute que la pierre était primitivement adhérente à la vessie, qu'on a commencé à la détacher avec la sonde, et que l'eau de Vichy a achevé d'en rompre les adhérences. Certes il faut que M. le sous-inspecteur soit sous le charme d'une bien grande prévention, pour s'imaginer que les praticiens verront, comme lui, dans cet amas d'assertions étranges, toute une collection d'irréfragables preuves.

D. Couche grise des graviers et des calculs.

Il est une circonstance du plus haut intérêt, et qui aurait dû fixer l'attention des partisans de la dissolution. Les pierres urinaires se rapportent, comme on sait, à un grand nombre d'espèces, attaquables les unes par les alcalis, les autres par les acides, et ces dernières présentent plusieurs subdivisions, dont chacune réclame son acide, ou, si l'on aime mieux, son fondant. On ne peut jamais savoir exactement, sur le sujet vivant, quelle est l'espèce de pierre qu'on doit attaquer; il n'est possible d'acquérir à cet égard que des notions vagues et tout à fait insuffisantes pour guider dans le choix du remède. Dès lors, il arrive de deux choses l'une : ou les moyens qu'on va employer seront sans effet, et, dans tous les cas, le résultat est nul; ou bien ils ont une action réelle ; mais si l'on n'a pas rencontré exactement l'espèce de pierre à laquelle on croyait avoir affaire, au lieu d'attaquer, de dissoudre, de disgréger le corps étranger, on en favorise le développement. A quelques subtilités qu'on ait recours, on ne saurait sortir de ce cercle.

Je répète que nous ne possédons encore aucun fait complet et décisif en faveur de l'efficacité des dissolvants de la pierre dans la vessie. Mais nous en avons plus qu'il ne faut pour être convaincus que ces moyens prétendus curatifs ont fait beaucoup de mal. J'ajouterai qu'ils sont en général plus propres à augmenter qu'à diminuer le volume des pierres contenues dans la vessie, sinon en s'associant d'une manière constante à la masse déjà existante, du moins en développant divers états morbides de l'appareil urinaire sous l'influence desquels se produisent les couches grises ou blanches dont je vais parler. On est frappé de la fréquence de cette couche des pierres vésicales chez les personnes qui ont fait usage des substances alcalines.

Il importe d'autant plus d'insister sur ce sujet, qu'il est à peu près neuf, et que des faits récents se présentent en assez grand nombre pour renverser une théorie erronée, qui a déjà conduit aux plus fâcheuses conséquences. Les praticiens qui se sont occupés du traitement de la gravelle ont été à même de reconnaître l'utilité des préparations alcalines dans les cas où il s'agissait de combattre la gravelle d'acide urique : j'ai déjà fait ressortir les avantages de ce moyen, et de nouveaux développements à son égard seraient parfaitement inutiles. Mais on se demandera comment il a pu venir à la pensée de quelques expérimentateurs de prescrire le même traitement contre la gravelle phosphatique et contre celle d'oxalate calcaire ou de cystine; car, pour ce qui concerne la première surtout, en admettant comme fondée la doctrine qu'on s'efforce d'accréditer, ce traitement est plus propre à aggraver la maladie qu'à la guérir, et à favoriser la formation et le dépôt de nouvelles concrétions qu'à les prévenir et les combattre. La théorie déjà mène tout naturellement à ce résultat, qu'ont cependant laissé de côté les partisans de la dissolution ou de la disgrégation des calculs, qui veulent faire des alcalis un dissolvant universel.

Quelques modernes, notamment MM. Prout et Brodie, se sont occupés de l'état alcalin de l'urine et des circonstances qui peuvent le produire. De mon côté, je me suis, depuis longtemps, attaché d'une manière spéciale à appeler l'attention des observateurs sur l'influence que le degré plus ou moins avancé de l'état morbide des organes urinaires exerce par rapport à la composition de la pierre. Ayant longuement étudié cette particularité dans le Traité de l'affection calculeuse, il ne me reste ici qu'une seule chose à examiner, en quoi elle a pu contribuer à mettre en crédit des opinions erronées relativement à l'action prétendue des dissolvants. Citons quelques faits :

Un malade, M. Ballivet, âgé de quarante ans, était goutteux et graveleux depuis douze années, lorsqu'il se rendit aux eaux en 1836. Il avait éprouvé fréquemment des coliques néphrétiques, et rendu beaucoup de graviers, dont quelques-uns fort gros. Sept mois auparavant, à la suite d'une violente colique, *il sentit tomber* dans sa vessie un gravier, *qu'il jugea être de gros volume*, et qui ne sortit pas, quoiqu'il vînt souvent se placer à l'orifice de l'urètre, interrompre le jet de l'urine, et provoquer les symptômes ordinaires en pareil cas. Au cinquième jour de l'usage des eaux, il s'engagea dans le canal, et fut chassé jusqu'à la fosse naviculaire ; j'ai parlé ailleurs de ce qui fut fait à l'occasion de cette expulsion. Je me borne à noter ici la conséquence que M. Petit tire d'une couche grise qui recouvrait le gravier, et qui, assure-t-il, était formée d'urate de soude. Après avoir dit que ce calcul *ne présentait aucune trace de l'action dissolvante de l'eau*, il ajoute cette phrase :

« Cependant on voit qu'il commençait à être altéré, et il est même probable qu'il avait perdu de son volume lorsqu'il commença à s'engager dans l'urètre; *la couche blanche qui le recouvrait à la sortie en est d'ailleurs une preuve.* » Or, cette couche blanche, que notre confrère croit être une trace de l'action des eaux de Vichy, est uniquement le résultat d'un dépôt nouveau qui s'est formé sous l'influence de la phlegmasie que la présence des graviers, des calculs, ou toute autre cause, détermine, dans un point de l'appareil urinaire, chez les calculeux. C'est là un fait que la pratique démontre chaque jour, et de la manière la plus incontestable. Il est à regretter que M. le sous-inspecteur et les médecins qui ont adopté ses opinions l'aient ignoré. Pour en reconnaître l'exactitude, il suffit : 1° d'examiner la pierre d'un malade qui aura longtemps souffert, et chez lequel il sera survenu, quelque temps avant l'extraction du corps étranger, une phlegmasie un peu intense de la vessie; 2° de suivre le traitement d'un malade qu'on aura opéré par la lithotritie, et chez lequel une circonstance quelconque, accompagnée de la présence d'un catarrhe vésical, aura fait suspendre le traitement, de manière que des fragments de pierre aient fait un certain séjour dans la poche urinaire; 3° d'étudier la composition des calculs développés au pourtour d'un corps introduit du dehors dans la vessie, où il aura causé beaucoup d'irritation. Dans ces divers cas, et dans plusieurs autres qu'il est inutile d'énumérer, le dépôt que l'urine aura formé sous l'influence catarrhale sera une couche grise, blanche ou cendrée, quelle que soit d'ailleurs la nature de la substance que cette dernière couche recouvre, et cela sans que le malade ait été soumis à aucun traitement spécial, sans qu'il ait pris de bicarbonate de soude. En voici un exemple, entre mille que je pourrais citer.

Le 23 février 1839, il s'est présenté un cas dont j'ai déjà eu l'occasion de parler. La vessie était le siége d'un catarrhe purulent. Vingt-six calculs ou graviers trouvés dans ce viscère étaient tous recouverts d'une couche assez épaisse de matière cendrée. Ces calculs étaient d'ailleurs d'acide urique ou d'urate d'ammoniaque. Il n'y avait que des lésions très circonscrites dans les reins. Celui du côté gauche renfermait un si grand nombre de grains d'acide urique rouge, qu'il eût fallu un temps considérable pour les compter. Les plus gros ressemblaient à des têtes d'épingles. Tous ces grains étaient d'un rouge vif; aucun d'eux n'offrait la teinte grise des graviers vésicaux. C'est donc incontestablement à l'influence du catarrhe vésical que se rattachait la couche grise, puisqu'au fond tous les graviers étaient de la même nature, mais rouges dans les reins et gris dans la vessie.

Mais, sans aller chercher de nouveaux faits pour démontrer combien les partisans de la dissolution de la pierre sont peu au courant des questions qu'ils abordent avec tant de confiance, il suffirait de rappeler ce qui se passe quand on laisse pendant quelque temps une sonde dans la vessie. Par l'irritation qu'il détermine, l'instrument se couvre, notamment au pourtour des yeux, d'un dépôt gris ou cendré, entièrement semblable à la couche qui s'observe sur les calculs ou graviers qu'on nous donne pour avoir été attaqués par les alcalis. C'est là un phénomène pour ainsi dire journalier, et qu'aucun praticien n'ignore; mais il paraît que le parti est pris de mettre en oubli les faits les plus vulgaires pour accréditer bon gré mal gré les eaux alcalines. Cet effet de la présence des sondes a lieu avec d'autant plus de promptitude, qu'il existe déjà, soit à la vessie, soit à la prostate, un état morbide, dont la présence de l'instrument amène l'exaspération. Comme tous ceux qui s'adonnent au traitement des maladies de l'appareil urinaire, j'ai vu une foule de cas où l'on était obligé de changer la sonde tous les deux ou trois jours, ou du moins de la retirer pour la nettoyer, parce que le dépôt phosphatique était assez abondant pour l'obstruer, et qu'en agissant autrement, il aurait pu arriver que la masse se détachât au moment de l'extraction et devînt le noyau d'un calcul. Or, ce qui prouve sans réplique qu'ici la formation d'une incrustation phosphatique grise n'a pas d'autre cause que celle que je lui assigne, c'est que, pour la faire cesser, il suffit de suspendre l'usage de la sonde, comme je l'ai vérifié nombre de fois.

On voit avec quelle facilité un faux principe conduit aux plus graves méprises. J'aime à penser que désormais les inspecteurs d'eaux minérales, partisans de la dissolution des calculs, voudront bien tenir compte de ces remarques, et qu'ils ne nous donneront plus la couche grise comme une combinaison des principes alcalins des eaux de Carlsbad, de Recoaro, de Vichy, etc., avec la substance du calcul. Cette couche est une matière de nouvelle formation, développée sous l'empire des causes que je viens d'indiquer. Quant à l'action directe et spéciale des eaux minérales et de toute préparation alcaline introduite dans l'économie, relativement à sa production, c'est une question que j'examinerai plus loin.

En ce qui concerne le pouvoir dissolvant des eaux de Vichy, le fait que je viens de relater ne prouve pas plus que les autres. Et d'ailleurs, M. Petit n'a pas pu, là plus que partout ailleurs, s'empêcher de tomber dans l'exagération. Les graviers sont pour lui des calculs d'un gros volume, que le malade *sent tomber dans sa vessie,* et que même il juge être considérables. Ce malade n'avait pris l'eau que pendant cinq jours; or, dans le cas même où la puissance de celle-ci serait telle qu'on le dit, évidemment un effet sensible n'aurait pas eu le temps de se produire. L'auteur le reconnaît lui-même, car, dit-il, le gravier ne présentait aucune trace de dissolution; mais tout aussitôt il se ravise, et la couche grise lui suffit pour démontrer que ce corps commençait à être altéré, que très probablement il avait perdu de son volume. Or, je le demande, puisqu'il n'offrait aucun vestige annonçant qu'il eût été attaqué, ne serait-on pas bien plus en droit de soutenir le contraire, et de dire qu'au lieu de diminuer, il avait grossi de toute l'épaisseur de la couche grise.

Cette couche grise ou cendrée, qu'on remarque sur plusieurs graviers, ou éclats de pierre, rendus pendant l'usage des eaux de Carlsbad, Recoaro, Vichy, etc., et que les partisans de la dissolution considèrent comme preuve de l'action salutaire du traitement qu'ils conseillent, cette couche ne pouvait manquer d'attirer l'attention d'observateurs autres que ceux qui sont sous l'influence d'idées préconçues relativement à l'emploi des alcalis. J'ai dit qu'on la rencontrait fréquemment chez les graveleux et calculeux qui ont fait usage de préparations alcalines. En rapprochant les faits recueillis aux eaux de ceux que j'ai observés dans ma pratique et de ceux dont la science était déjà en possession, on ne peut s'empêcher de reconnaître entre eux la plus grande analogie. Or, si, dans les uns, la couche grise n'est qu'un dépôt nouveau formé à la circonférence de la pierre sous l'influence d'un état morbide de l'appareil urinaire, comme le prouvent les faits nombreux que j'ai rapportés, il était tout naturel de penser qu'une couche revêtue des mêmes caractères, et développée sous l'empire d'un traitement spécial, était de même nature, avait une cause analogue, c'est-à-dire qu'elle résultait d'un état morbide provoqué par les substances alcalines, et il n'était pas moins rationnel de croire qu'elle grossissait la pierre, au lieu de la diminuer, ainsi que le prétendent les partisans de la dissolution. Cette conséquence une fois admise, on se trouvait tout naturellement conduit à craindre que les préparations alcalines et les prétendus fondants, loin de détruire les calculs, ne fussent propres, au contraire, à en accroître le volume. L'analogie suffisait donc pour rendre ces préparations suspectes aux médecins non prévenus, et quelques observations pratiques sont venues prouver que leurs craintes n'étaient point chimériques. Voilà un fait bien établi aujourd'hui, et qu'on ne saurait contester d'une manière sérieuse; seulement l'explication qu'on en a donnée ne me semble pas exacte.

Rien ne prouve, en effet, que la substance alcaline des médicaments aille se combiner directement avec la couche extérieure de la pierre, pour l'attaquer et la dissoudre, suivant les uns, pour la rendre plus épaisse, selon les autres. Il est plus probable que les remèdes alcalins peuvent produire la pierre, ou favoriser son développement, en déterminant un état morbide de l'appareil urinaire sous l'influence duquel les urates alcalins prédominent assez pour se précipiter à l'état solide. D'après cette hypothèse, ils n'agiraient qu'en dérangeant soit la fonction, soit la texture de l'appareil, et la formation du calcul serait la conséquence du trouble amené par eux. Toutefois il importe de ne point perdre de vue que cet état morbide provoqué, à la faveur duquel la couche grise, blanche ou cendrée, semble se produire pendant le traitement par les alcalis, ne se décèle fort souvent par aucun symptôme spécial. Mais l'expérience nous apprend que la plupart des troubles fonctionnels survenus dans les reins, et même plusieurs lésions profondes du tissu de ces organes, ne se trahissent au dehors par nul signe particulier, et ce qu'il y a de plus remarquable encore, c'est que fréquemment aucun phénomène morbide appréciable ne se dessine chez les graveleux ou calculeux dont les substances alcalines ont ruiné la santé. Ainsi, on ne saurait se prévaloir de cette absence de symptômes pour nier l'existence d'un état maladif. Il y a d'ailleurs l'alcalinité de l'urine, qui s'observe également et dans le cas de lésions qu'on peut constater, et quand le malade est soumis à l'action des alcalis ; l'identité du phénomène dans l'une et l'autre circonstances mérite assurément d'être prise en considération. Je dois faire observer, au reste, que les dépôts muqueux ou purulents, si fréquents dans les cas d'alcalescence de l'urine, manquent souvent aussi, notamment lorsque les malades sont aux eaux, et qu'ils boivent beaucoup : leur apparition et leur disparition, subordonnées en général à des circonstances inappréciables, ont été une source de méprises pour les partisans de la dissolution ; cependant ces bizarres alternatives avaient été observées chez un grand nombre de malades dont j'ai publié l'histoire, et après la mort desquels l'ouverture du corps a fait découvrir des lésions profondes dans les reins. Quant à l'influence des boissons abondantes, indépendamment de leur nature, j'ai été souvent à portée de la reconnaître. Le résultat est pour ainsi dire constant. Si le malade peut se résoudre à boire pendant quelques jours une grande quantité d'eau simple, l'urine s'éclaircira sans cesser d'être alcaline ; le dépôt et l'état bourbeux reparaissent dès qu'il ne boit plus aussi abondamment. Dans quelques cas l'amélioration obtenue par les premières boissons ne se soutient pas longtemps, et les dépôts reparaissent dans l'urine, malgré les boissons abondantes. Ces particularités s'observent aussi aux eaux. Deux de mes malades qui viennent de Vichy se sont trouvés dans ce cas.

Je ne partage donc point l'avis ni des partisans de la dissolution, ni de leurs adversaires, qui pensent que la couche grise dont les calculs se couvrent pendant l'usage des alcalis, tient à l'action de ces derniers sur la substance préexistante, et qu'elle est produite par leur combinaison avec l'acide urique de la pierre elle-même. Mon opinion repose non seulement sur les considérations qui viennent d'être exposées, mais encore sur le fait même dans lequel on avait cru trouver la plus forte preuve à l'appui de l'hypothèse contraire. Plusieurs malades, soit à Carlsbad, à Recoaro, à Vichy, soit après avoir fait usage d'alcalis, ont rendu des fragments à bords arrondis, et l'on a conclu de là que le remède avait usé, émoussé les bords des morceaux de calculs. Cette explication est fautive, et l'application de la lithotritie le démontre chaque jour. Dès qu'une pierre vésicale est fragmentée, soit spontanément, soit par une action mécanique, pour peu que les fragments séjournent dans la vessie, et surtout que ce viscère soit frappé d'un état de surexcitation, un dépôt calcaire s'étend à leur surface, et les angles s'effacent alors d'autant plus que la nouvelle couche a plus d'épaisseur. Il n'y a point usure des angles, mais addition de substance, qui les enveloppe, et l'on ne conservera aucun doute à cet égard en brisant la croûte extérieure, qui est en général très molle, car on apercevra au-dessous d'elle le fragment entier, avec ses angles aigus et ses arêtes tranchantes. Quant à la consistance moindre de cette croûte, j'ai déjà dit qu'elle ne dépend pas de l'action des fondants, comme l'ont dit Marcet, M. Petit, et la plupart de ceux qui adoptent la nouvelle théorie, mais qu'elle tient tout simplement à ce que la croûte s'est formée d'une manière plus tardive, et qu'elle n'a point encore eu le temps de durcir.

On s'est fondé sur la limpidité de l'urine des malades qui prennent l'eau de Vichy, ou toute autre préparation alcaline, pour prétendre qu'il ne saurait s'y former de nouveaux dépôts. Mais personne n'ignore que l'urine la plus limpide peut très bien déposer des sels; les praticiens savent aussi que l'urine des calculeux est fort souvent claire comme dans l'état de santé, chez des sujets même où l'affection a pris un grand développement, ce qui ne l'empêche pas d'accroître la pierre de nouvelles couches. Il n'y a, en effet, de véritable sécrétion morbide, ayant des caractères spéciaux, que quand la vessie passe à l'état maladif, lorsqu'il existe une affection catarrhale, ou du moins une surexcitation prolongée, qui augmente et change le mode de sécrétion de la surface muqueuse du viscère. Or, qu'en pareille circonstance l'urine se charge de mucus, ou charrie des dépôts crétacés, loin de voir là un effet favorable des médicaments, quand on en administre, il faut bien se persuader que l'état du malade est devenu plus grave, et que, si les choses ne changent pas, sa vie court plus de dangers qu'il n'y en avait en jusque là pour elle.

Ce que l'analogie avait fait soupçonner, et ce que l'observation a démontré, quant à la véritable origine de la couche grise dont se couvrent tant de graviers et de calculs, la théorie l'avait déjà prévu, tout en l'expliquant d'une manière fort hasardée. Pour ce qui concerne la magnésie, nous voyons Marcet prévenir ses lecteurs que cette substance pourra devenir nuisible, en fournissant le principal élément du calcul de phosphate triple, et en neutralisant dans les premières voies toute portion d'acide libre au moyen de laquelle la matière calculeuse aurait pu être tenue en dissolution, sans préjudice des calculs intestinaux qu'elle peut produire, ainsi que Wilson et M. Brodie en ont cité des exemples. Si vous donnez trop peu d'alcali, dit ce dernier praticien, vous n'obtenez pas de résultat, et le dépôt lithique continue de s'opérer, tandis que si vous en faites prendre trop, vous alcalisez l'urine, et au sable rouge succède un sable blanc de phosphate ammoniaco-magnésien. « Lorsque l'acide urique de l'urine, ainsi s'exprime « M. Magendie, sera saturé, toutes les craintes ne seront pas « éloignées; car les urates ne sont solubles que dans un excès de « base, et ils sont tous décomposés par les acides les plus faibles. « Il faut donc entretenir un excès d'alcali dans l'urine, si l'on « veut que les urates ne se précipitent pas et ne forment point « une nouvelle espèce de gravelle, qui n'aurait pas moins d'in- « convénients que la gravelle ordinaire. »

Ainsi, voilà les partisans eux-mêmes de la théorie invoquée pour expliquer l'action dissolvante des substances alcalines sur les calculs urinaires, qui laissent entrevoir la possibilité d'engendrer la pierre si l'on ne fait pas parvenir dans les voies urinaires la quantité juste de réactif. Vient-il à manquer un atome de celui-ci, le traitement est inutile, et même vous pouvez produire la pierre. En donnez-vous trop, vous attaquez la constitution. Sans doute on répondra qu'il n'y a qu'à garder un juste milieu; mais alors il faudra qu'avant tout on veuille bien indiquer la formule. En supposant qu'on trouve une constitution assez robuste et un malade assez patient pour subir toutes les épreuves sans lesquelles on ne saurait atteindre à ce juste milieu, il restera encore à découvrir un guide sur lequel on puisse compter, pendant toute la durée du traitement, pour paralyser l'influence des lois qui régissent les fonctions de l'économie, en même temps qu'elles modifient si puissamment l'action des moyens curatifs. J'ai dit que la combinaison des éléments du calcul avec l'alcali de l'urine ne me paraît pas démontrée ; mais, en admettant qu'elle s'effectue, comme on le dit, on voit à quelles chances est exposé le malade qu'on soumet à l'usage des alcalis.

La justesse des réflexions que je viens de présenter est confirmée en tous points par les détails dont le temps a enrichi un fait devenu célèbre. J'ai parlé, dans ma cinquième Lettre, du docteur Bigel, médecin de Varsovie, qui, enthousiasmé d'avoir expulsé à Carlsbad, après avoir subi la lithotritie, des graviers blancs et peu consistants, au lieu des fragments bruns et durs qu'il rendit à la suite de l'opération, crut devoir, en 1835, prendre la plume pour ajouter aux vertus curatives déjà connues de ces eaux célèbres, celle d'attaquer la substance des graviers, de les polir, de les user, et de leur communiquer une friabilité qui en favorise l'expulsion. Son but, disait-il, était de faire monter cette intéressante vérité jusqu'aux chaires académiques, de la hauteur desquelles elle devait redescendre au sein de la société, pour consoler ceux que tourmente la cruelle maladie de la pierre. M. Bigel disait alors que ses graviers n'avaient pas blanchi seulement à la surface, mais que la couleur blanche pénétrait graduellement jusque dans leur substance intime, qui vraisemblablement l'eût acquise tout entière par un plus long séjour dans la vessie. Cependant le chimiste qui fut chargé de les examiner, M. Creuzburg, constata que la blancheur n'allait point au-delà de la croûte extérieure, que celle-ci se laissait aisément détacher avec l'ongle, qu'elle entourait un grain rouge, tellement dur qu'il fallait un marteau pour le briser ; enfin, que la limite entre les deux substances était nettement tranchée, tant sous le point de vue de la colo-

ration que sous celui de leur nature. Mais M. Creuzburg
n'avait pu d'abord soumettre les graviers qu'à l'épreuve du
chalumeau, de sorte que leur composition ne lui avait été re-
vélée que d'une manière fort incomplète. Depuis il les a ana-
lysés par la voie humide, et il a obtenu ainsi des résultats plus
positifs, que voici : Les graviers étaient de trois sortes, gris
rougeâtre, brun rougeâtre et blancs; les premiers se com-
posaient d'acide urique, d'urate d'ammoniaque, d'oxalate calcaire et d'un peu d'oxide de fer; quant aux blancs, leur noyau
était de même nature que les précédents, mais la croûte extérieure était formée presque en totalité de phosphate calcaire,
avec une petite quantité de phosphate de soude, d'urate d'ammoniaque et de mucus. Tous ces résultats sont précieux; le
dernier surtout annonce qu'il ne s'était passé, dans la vessie de
M. Bigel, rien autre chose que ce qui arrive chez les calculeux ou graveleux non soumis à l'action des eaux minérales.

D'un autre côté, M. Bigel lui-même n'a point tardé à revenir de l'enthousiasme dont il avait été saisi au premier abord.
Voici ce qu'il écrivait, en 1836, à M. De Carro, médecin des
eaux de Carlsbad : «Vous avez partagé avec moi l'agréable as-
« surance que j'avais quitté Carlsbad avec la vessie libre de
« tout calcul. Eh bien ! il en était autrement. J'ai éprouvé
« peu après vous avoir écrit ma première lettre, tous les symp-
« tômes d'un calcul, qui, en effet, s'était formé dans le court
« espace de deux mois, et qui, pour son entière destruction, a
« exigé dix-sept séances de lithotritie. Mais, voici bien autre
« chose ! il me descend des reins d'assez gros graviers, dont
« j'ai rendu trois depuis deux mois. La joie de pouvoir les ex-
« pulser était grande, mais un peu troublée par la pensée qu'il
« pourrait s'en trouver un assez volumineux pour ne pouvoir
« passer. Voilà, mon bon ami, à quelle enseigne je suis logé. »
L'année suivante, ce médecin s'exprimait encore de cette
manière : «Depuis mes dernières opérations, c'est-à-dire
« bientôt un an, mes voies urinaires paraissent délivrées

« de toutes concrétions calculeuses. De loin en loin, l'urine
« charrie encore quelques sables, dont l'expulsion semble prou-
« ver qu'une matière adhésive manque à leur agrégation. Le
« moule en est-il brisé ? C'est ce que l'avenir démontrera.
« Mais, sur le champ de bataille où j'ai combattu presque deux
« ans, il était difficile de ne pas laisser quelque chose. C'est la
« faculté de retenir à volonté mes urines et de les rendre sans
« ardeur. » M. Bigel, qui cette fois ne paraît plus croire aux
vertus dissolvantes des eaux de Carlsbad, attribue la cessation
de sa gravelle au retour d'un rhumatisme goutteux dans les
épaules, dont il avait souffert pendant trente années avant que
la maladie de vessie se déclarât, et dont le rappel lui semble
avoir été l'effet des eaux sulfureuses de Warmbrunn.

Ce fait remarquable n'est pas le seul dont la science se soit
enrichie depuis la publication de ma cinquième Lettre. Plusieurs praticiens en ont recueilli d'autres, qui viennent à l'appui de l'opinion que j'avais émise, et qui prouvent le danger
des substances alcalines. J'ai cité l'histoire de quelques malades qui ne rendent des graviers que pendant qu'ils sont aux
eaux, ou qu'ils en font usage. Ces cas ne sont point rares. Les
partisans de la dissolution n'y ont vu qu'un effet salutaire des
eaux, qui, à leur avis, dégageaient la pierre ou du moins
chassaient le sable et l'empêchaient de s'agglomérer ; en désespoir de cause, ne pouvant démontrer que les alcalis exercent sur la matière calculeuse proprement dite retenue dans
la vessie, une action prononcée comme celle qu'ils développent
dans un laboratoire de chimie, ils ont pris le parti de leur
attribuer aussi une influence de disgrégation, résultant d'une
autre action qu'ils exerceraient, suivant eux, sur le mucus ou
sur la matière animale servant de ciment. Mais, si l'on tient
compte de la promptitude avec laquelle ces graviers se forment et se développent dans un très grand nombre de cas, on
trouvera plus rationnel de penser que, sans le concours des
eaux, ils ne se seraient pas produits. Les faits que j'ai rap-

portés me paraissent lever toute incertitude à cet égard, d'autant plus qu'on a tenté quelquefois des contre-épreuves. Je rappellerai, par exemple, ce buveur des eaux de Vichy qui commença à rendre un gravier au bout de trois ou quatre jours ; comme les eaux l'incommodaient, il les discontinua, et la gravelle cessa : plus tard il les reprit, et la gravelle reparut ; les eaux de Bussang, dont il fit usage ensuite, n'amenèrent rien de semblable. Cet effet des eaux minérales, qui a été observé une multitude de fois, n'a rien de surprenant ; les eaux modifient l'action des reins, et, par suite de la perturbation qu'elles occasionnent dans l'économie, l'un des principes constituants de l'urine devient prédominant, d'une manière assez constante pour qu'il puisse en résulter la gravelle et même la pierre. Nouvelle circonstance prouvant la nécessité de ne point s'écarter de la marche des anciens, qui procédaient à l'administration des eaux minérales avec plus de réserve et de circonspection qu'on ne le fait aujourd'hui.

MM. Leroy et Ségalas qui, en 1837, admiraient avec M. Petit la puissance dissolvante de l'eau de Vichy, ont fait depuis des observations qui les ont conduits à changer d'avis. On en jugera par l'extrait d'une lettre que M. Leroy a adressée à l'Académie. Après avoir témoigné ses regrets de ce que, derrière la question de la dissolution des calculs par les carbonates alcalins, se trouvent mis en jeu des intérêts personnels, il établit : 1° « que, dans un grand nombre de circonstances, les graviers expulsés par les malades, après ou pendant un traitement alcalin, ne présentent aucune trace de dissolution ni de commencement d'action ; 2° que la substance blanche qu'on observe à la surface de certains calculs d'acide urique n'est pas seulement formée d'urate de soude, comme on suppose généralement, mais aussi d'urate de chaux, qui diminue la solubilité des premiers sels ; 3° que, dans certains cas, les carbonates alcalins favorisent et augmentent la déposition des phosphates triples sur les calculs d'acide urique, en sorte qu'ils font succéder une diathèse à une autre; 4° que parfois ils déterminent la précipitation d'un carbonate calcaire à la surface des calculs d'oxalate de chaux; 5° enfin, qu'ils peuvent donner lieu à la formation d'une gravelle de carbonate et d'urate de chaux.» Eu égard à ce dernier point, M. Leroy cite un malade chez lequel la pierre s'est reformée quatre fois en trois ans, et cela d'autant plus vite qu'il prenait de l'eau de Vichy en plus grande abondance : trois jours après son retour de Vichy, M. Leroy lui retira de la vessie plusieurs graviers que l'analyse prouva être composés d'urate et de carbonate calcaires, tandis que le calcul primitif était d'acide urique et d'ammoniaque, avec beaucoup de mucus. Notre confrère parle d'un praticien de Vendôme, qui pendant longtemps a espéré de guérir par l'eau de Vichy, mais chez lequel maintenant un catarrhe de vessie et l'intensité des douleurs de la pierre ont diminué les ressources chirurgicales, et il ajoute être en mesure de citer plusieurs autres faits du même genre.

Depuis, et à l'occasion d'un rapport lu à l'Académie de médecine, M. Leroy a formulé plus nettement encore sa nouvelle opinion. « Un certain nombre de calculs, dit-il, bien loin d'être dissous par les alcalis, pris en bains et en boissons, s'accroissent sous leur influence, tantôt par l'addition d'un sel double d'urate de chaux et d'ammoniaque, tantôt par la précipitation d'un urate de chaux, tantôt par la déposition plus rapide des phosphates de chaux, d'ammoniaque et de magnésie, tantôt, enfin, par la formation d'un carbonate de chaux, qui peut s'ajouter aux calculs déjà existants, ou même donner lieu à une gravelle d'espèce nouvelle. Or, le carbonate de chaux n'existant presque jamais dans les calculs urinaires, sa présence, fréquente après le traitement, ne peut provenir que du carbonate de soude, dont l'acide se combine avec la chaux du calcul et de l'urine. » Complétant ici l'énoncé un peu vague du fait contenu dans la précédente lettre, il affirme que c'est après avoir séjourné quarante jours à Vichy, après avoir, sous la direc-

tion de M. Petit, pris trente-neuf bains et bu deux cent qua-
tre-vingts verres d'eau de la source des Célestins, que les douleurs à la région des reins sont immédiatement survenues chez
le malade, et que la présence de petits calculs a été constatée
dans la vessie. A ce fait il en ajoute d'autres qui établissent non
seulement que des pierres vésicales ont résisté aux alcalis,
mais encore que, pendant le traitement, elles se sont recouvertes d'une couche, tantôt de carbonate calcaire, tantôt de
phosphates. Bien plus même, il rapporte le cas d'un malade
qui, après avoir été guéri de la pierre au moyen de la lithotritie,
n'en redevint pas moins calculeux, bien qu'il eût pris pendant
quatre années consécutives les eaux tantôt de Vichy et tantôt
de Contrexeville.

M. Ségalas a été plus positif encore que M. Leroy, dans une
lettre adressée à l'Académie de médecine, et dont je crois devoir reproduire l'extrait : Un homme croit remarquer quelques symptômes de gravelle, et reçoit d'un pharmacien, son
ami, le conseil de prendre le bicarbonate de soude, à la dose
énorme d'une once par jour. Dès la seconde dose, les urines
deviennent épaisses comme de la bourbe ; le malade voit là une
preuve que le remède opère, et il le continue sans relâche
pendant cinq mois : il prend ainsi cent cinquante onces de sel.
Après ce temps, il se sent bien, et cesse toute médication ;
mais bientôt il éprouve de nouveaux symptômes de gravelle,
et trois semaines sont à peine écoulées, qu'il rend deux petits
graviers rouges. Le lendemain, M. Ségalas explore la vessie,
y reconnaît une pierre, et procède de suite à la lithotritie. Les
détritus, de couleur blanchâtre, étaient composés de phosphates : ils contenaient aussi du carbonate de soude ou de potasse et de l'acide urique. L'auteur n'hésite pas à dire, qu'il
est hors de doute que cette pierre fut le résultat de l'emploi
abusif du carbonate de soude.

En rapprochant ces divers faits de celui du docteur Bigel et
d'autres, fort nombreux, que j'ai notés, on cessera sans doute

de s'élever contre l'opinion des praticiens qui ne partagent point l'engouement de nos modernes expérimentateurs. Chaque jour de nouvelles preuves viennent à l'appui de ce que j'ai dit, savoir qu'il n'existe jusqu'ici aucun exemple avéré de dissolution d'une *pierre* dans la vessie d'un homme *vivant*, mais qu'il y en a une foule attestant les inconvénients ou les dangers de l'emploi des prétendus fondants, et que même quelques-uns donnent à penser que ces moyens peuvent amener la formation d'un calcul chez un malade qui n'en serait pas atteint.

E. Fragmentation spontanée des calculs dans la vessie.

J'ai rapporté, dans le Traité de l'affection calculeuse, un grand nombre d'exemples de fracture spontanée de la pierre, empruntés à Borrich, Detharding, Geoffroy, Whytt, Tulpius, Deschamps, MM. Crosse et Rousseau, et offrant de notables différences, eu égard soit à la nature des calculs, soit au mode et aux résultats de la fragmentation. J'en ai moi-même observé beaucoup, dont plusieurs sont déjà publiés. Tous confirment pleinement ce que les faits anciens avaient appris, savoir, que certains calculs vésicaux peuvent se morceler dans la poche urinaire sans que le malade ait été placé au milieu de circonstances propres à rendre raison de ce phénomène. Plusieurs des malades qui me l'ont offert n'avaient fait aucun traitement médical; quelques-uns même ne savaient pas qu'ils étaient calculeux, et ils ne l'ont appris que par les fragments de pierres expulsés avec l'urine; d'autres souffraient depuis longtemps; ils connaissaient la cause de leurs maux, mais ils n'avaient rien changé ni à leurs habitudes, ni à leur régime, au moment où la fragmentation du calcul a commencé; rien de nouveau, rien de spécial non plus n'avait apparu eu égard à la santé générale, aux souffrances locales, à la nature de l'urine. Chez l'un de ces malades, qui s'est présenté dans le service des calculeux, la fragmentation a eu lieu pendant l'administration du sulfate de quinine contre une fièvre d'accès qui s'était déclarée peu de jours après l'admission du sujet à l'hôpital.

En février 1839, j'ai observé, aussi dans le service des calculeux, un homme âgé de soixante-huit ans, qui avait longtemps souffert de la gravelle, qu'il rendait difficilement : l'expulsion s'effectuait par boutades, et en une seule fois. Le malade employa plusieurs remèdes pour la combattre, mais sans succès : au contraire, sa santé allait en dépérissant. Les douleurs et les difficultés d'uriner s'étant accrues et compliquées d'un catarrhe vésical, il prit le parti d'entreprendre un traitement plus rationnel que ceux qui lui avaient été prescrits jusqu'alors ; mais le moment opportun était passé. Lorsque le malade entra à l'hôpital, il avait une fièvre continue ; l'appétit et le sommeil avaient presque entièrement disparu ; l'urine était purulente, mais non alcaline ; la vessie ne se vidait pas ; l'introduction d'une sonde de gomme élastique était fort douloureuse, et dès que l'urine cessait de couler, le sang paraissait ; il en sortait quelquefois une assez grande quantité. On fit quelques injections dans la vessie : les premières produisirent de bons effets, et firent perdre à l'urine une partie de ses caractères morbides ; mais bientôt ceux-ci reparurent, et il fut impossible de rien entreprendre, ni même de se former une opinion sur le moyen à mettre en usage pour extraire la pierre. Il survint subitement deux parotides, contre lesquelles on employa inutilement les moyens les plus énergiques ; le malade succomba au bout de quelques jours. On trouva dans la vessie, entre autres lésions sur lesquelles je reviendrai ailleurs, une tuméfaction du moyen lobe de la prostate, espèce de tumeur arrondie, du volume d'une petite noisette, qui obstruait pour ainsi dire l'orifice de l'urètre ; ou plutôt la tumeur et deux replis membraneux qui, s'étendant aux lobes latéraux de la prostate, produisaient une déviation en haut de cette partie de l'urètre, en sorte que l'urine et surtout les graviers devaient avoir beaucoup de peine à quitter la vessie. Aussi cette dernière, quoique hypertrophiée, n'était point parvenue à chasser les graviers, et l'évacuation de l'urine avait toujours eu lieu d'une manière incomplète. On trouva trente-cinq graviers vésicaux; un seul avait le volume d'une noisette; les autres étaient beaucoup plus petits, et presque tous offraient des facettes. Tous étaient d'acide urique, mais recouverts de la couche grise qu'on observe généralement lorsqu'il a existé une phlegmasie considérable. Les plus petits de ces graviers ne furent pas plus tôt exposés à l'air, qu'ils se divisèrent spontanément, et, par le seul fait de la dessiccation, la fragmentation devint presque générale; cependant ils avaient assez de consistance.

J'ai dit que ce malade n'expulsait pas les graviers à mesure qu'ils se formaient. Une fois, il en rendit soixante; la vessie s'était-elle trouvée alors sous l'influence d'une des violentes et spasmodiques contractions qu'il n'est pas rare d'observer? Tout semble se réunir ici pour faire admettre cette supposition. Du reste, la disposition de l'orifice interne de l'urètre rend parfaitement raison des autres phénomènes, et en particulier des difficultés d'uriner et de la rétention d'urine.

M. Deschamps, sexagénaire, colonel en retraite, d'une constitution forte, mais épuisée, souffrait depuis longtemps de la gravelle; il avait rendu du sable, des graviers, et même des éclats de calcul, dont quatre que je parvins à réunir de manière à reformer une pierre qui avait le volume d'une petite noisette, observation intéressante, en ce qu'elle ajoute un nouveau fait de ce genre à celui dont M. Crosse a publié les détails et la figure. Le malade avait une répugnance très prononcée pour toute espèce de traitement. Ce ne fut pas sans difficulté que je parvins à le déterminer à se laisser sonder. L'urètre était fort irritable, et je m'assurai que la vessie contenait un grand nombre de graviers et de petits calculs, dont l'extraction eût été facile; mais on avait tellement effrayé le malade des douleurs et des suites de l'opération, qu'il ne voulut point en entendre parler. Il se contenta de prendre des boissons abondantes, des bains tièdes, des lavements, et de garder le repos. Deux mois après, les douleurs diminuèrent d'une manière notable; M. Deschamps se crut guéri, et je cessai de le voir.

Holloville, ancien domestique, âgé de quatre-vingt-deux ans, souffrit pendant longtemps de la gravelle; il nous montra, lorsqu'il fut admis à l'hôpital, une pleine boîte de graviers qu'il avait rendus en différentes fois, et qui se faisaient remarquer par leur grosseur. L'un d'eux avait sept lignes et demie de long sur six de large et trois d'épaisseur; le malade n'était parvenu à l'expulser qu'après des douleurs atroces et qui avaient duré plusieurs jours. D'autres graviers, un peu moins volumineux, avaient été rendus aussi avec des souffrances vives, mais moins prolongées. Tous étaient d'acide urique. La plupart des plus gros avaient une forme allongée, mais ils étaient lisses et polis; quelques-uns se divisaient en éclats à la moindre pression. L'un d'eux avait pour noyau un caillot de sang desséché et réduit à une pellicule noire qui tapissait une véritable cavité centrale. Il n'y avait pas longtemps que le malade avait rendu les derniers graviers, et cependant sa vessie contenait plusieurs calculs, qui parurent volumineux, qui par conséquent existaient depuis longtemps dans le viscère. Le dépérissement de la constitution ne permettait pas de tenter une opération, et la mort eut lieu peu après l'admission à l'hôpital. La vessie renfermait onze pierres de même nature que les graviers rendus, mais couvertes d'une couche cendrée; les plus grosses avaient le volume d'une noix, et les plus petites celui d'une noisette; plusieurs de ces dernières étaient fragmentées. Ce que l'autopsie offrit de plus remarquable, ce fut la découverte, dans l'épaisseur des parois vésicales, de deux abcès qu'on n'avait pas soupçonnés pendant la vie. Il existait d'ailleurs, dans les deux reins, des lésions profondes qui auraient fait périr le malade alors même que, par une opération, on serait parvenu à le débarrasser de ses calculs vésicaux.

Cette observation mérite surtout de fixer l'attention à cause du volume des calculs expulsés naturellement, et de la facilité avec laquelle plusieurs d'entre eux se fragmentaient, tandis qu'en se desséchant, ils acquéraient une grande consistance. Si, au lieu d'être livrée à elle-même, la maladie avait été traitée convenablement et en temps opportun, si l'on avait diminué la sensibilité de l'urètre, si l'on avait ranimé la contractilité vésicale par l'emploi de quelques injections, au lieu de séjourner dans la vessie et d'y constituer de véritables calculs, tous les graviers seraient sortis comme ceux qui avaient été rendus spontanément, et le malheureux vieillard n'aurait pas succombé, après d'effroyables angoisses, aux désordres qui furent constatés par l'ouverture du corps.

Si, dans tous les cas, ces malades s'étaient trouvés aux eaux, ou avaient pris des alcalis, on aurait attribué chaque fragmentation et chaque expulsion de fragments à l'action disgrégatrice du remède. C'est effectivement ce qu'on ne manque pas de faire aujourd'hui, toutes les fois que l'une ou l'autre de ces conditions se rencontre. Cependant il n'y a là qu'une simple coïncidence, et l'esprit de système peut seul y voir une preuve de disgrégation. Quelques malades eux-mêmes ont adopté une explication qui flattait leurs désirs secrets : la plupart d'entre eux n'ont mis pour ainsi dire aucune mesure dans l'emploi des moyens que, sur le dire des bonnes-femmes, des routiniers ou des théoriciens, ils croient propres à réduire leur pierre en petits morceaux. Aussi presque tous ceux qui sont venus me consulter après avoir agi ainsi, se sont-ils trouvés hors d'état de subir aucune opération ; car ils n'avaient renoncé qu'à la dernière extrémité aux prétendus fondants dans lesquels ils avaient d'abord placé leur confiance. Cela se conçoit d'autant mieux que ceux qui conseillent, comme ceux qui emploient de tels moyens, ne sont jamais à court de motifs pour expliquer la non-réussite. La confiance des uns et la patience des autres sont inépuisables en pareille circonstance.

Quelques-uns de ces malades, notamment l'un de ceux dont j'ai parlé dans le Parallèle, ont commencé par rendre des éclats de calcul avant de suivre aucun traitement médical. L'indication de ce dernier se trouvait alors bien formulée ; aussi, fut-elle saisie avec empressement. D'après la nouvelle théorie qu'on cherche à accréditer, il n'y avait qu'à aider la nature, ou plutôt qu'à la suivre, car elle montrait le chemin. Les malades ont donc pris des substances alcalines en grande quantité, ou se sont rendus aux eaux. Mais il n'y a pas eu de changement appréciable, soit dans la quantité, soit dans la qualité des fragments. Sous ce point de vue, l'expérience est encore muette, à moins qu'on ne veuille adopter comme autant de démonstrations les interprétations forcées auxquelles se laissent si facilement entraîner les partisans à tout prix du système de la disgrégation. A la vérité, ceux-ci ne pouvaient pas choisir un terrain plus favorable, puisque toutes les apparences sont en leur faveur. Examinons donc les faits, et voyons ce qu'ils prouvent.

D'abord , je crois devoir faire observer que l'attention s'étant subitement portée sur les cas de fragmentation spontanée des calculs, on a fait des remarques fort extraordinaires. Ainsi, M. Ségalas parle d'un professeur de chant , âgé de soixante-douze ans, qui n'avait éprouvé aucun des symptômes de la pierre, et qui, malgré son âge , donnait des leçons dans tous les quartiers de Paris. Cet homme ressentit tout à coup les douleurs propres aux calculeux, et succomba au dixième jour. La pierre qui, dit-on, était auparavant lisse et arrondie , se morcela spontanément, sans cause appréciable ; et l'auteur attribue les douleurs, ainsi que la marche rapide des accidents, à l'action des fragments anguleux. Il est au moins étonnant que des praticiens de nos jours, surtout parmi ceux qui se sont occupés de la lithotritie, invoquent encore, pour expliquer certains phénomènes, notamment la subitanéité des sensations douloureuses, une circonstance qui est si bien appréciée aujourd'hui, et qui ne se comporte jamais comme cause de tels effets. Depuis Marcet principalement, on sait que les pierres les plus inégales, les plus anguleuses, ne sont pas toujours celles qui entraînent les plus graves accidents. Lorsque des désordres ont lieu, dans la vessie en particulier, ce n'est qu'à une époque très avancée de la maladie, chez les sujets dont la poche urinaire hypertrophiée se contracte avec force et d'une manière permanente sur la pierre. Si, par suite de l'application de la lithotritie, on a vu, comme dans des cas analogues à celui qui vient d'être cité, les fragments du calcul provoquer plus d'accidents que n'en déterminait la pierre entière, cela tient surtout à des circonstances que j'ai indiquées dans le Parallèle, et sur lesquelles il serait inutile de revenir ici.

M. Harding rapporte le cas d'un coiffeur octogénaire, qui souffrait de la pierre, sans avoir jamais voulu se soumettre à aucune opération. Ayant trouvé l'urine acide, le médecin prescrivit, tantôt de la liqueur de potasse, avec la jusquiame, tantôt de la soude, avec la morphine. Les douleurs se calmèrent à deux reprises, et d'une manière notable. Mais le malade mourut de vieillesse. On trouva cinquante calculs dans la vessie, qui était fortement hypertrophiée et très contractée sur les corps étrangers. Plusieurs de ceux-ci ressemblaient à des morceaux de coquille, et constituaient évidemment des fragments d'une grosse pierre. Ils pesaient trois onces, et consistaient en phosphate calcaire. Les reins étaient atrophiés, surtout le gauche. Ici on a procédé comme il est d'usage de le faire ; le malade ne voulant pas être sondé, on administra des fondants ; en sorte que si, au lieu de succomber avec de nombreux calculs dans la vessie, le sujet eût continué de vivre, et rendu une petite quantité de fragments, chose très possible, aussitôt on aurait crié au miracle. Or, les calculs étaient pré-

cisément de l'espèce contre laquelle, au dire des partisans de
la dissolution et de la disgrégation, les substances alcalines
ont peu d'action, et le malade eût-il subi un long traitement,
ce qu'on ne sait pas, il y aurait dès lors impossibilité d'attribuer la fragmentation à l'influence des moyens employés.

On a présenté, en 1835, à l'Académie de médecine, une
vessie, qui est déposée dans le musée Dupuytren, et dont
la paroi postérieure contient une pierre enchatonnée. Cette
vessie à cellules contenait, en outre, plusieurs calculs fragmentés. Cependant le malade, âgé de soixante-douze ans, n'avait
été opéré d'aucune manière, ni même sondé.

L'examen des divers faits de fracture spontanée des calculs
vésicaux n'a pas beaucoup éclairé sur la cause et le mécanisme
de ce morcellement. En effet, on l'observe chez des enfants,
chez des adultes, et plus particulièrement chez des vieillards
décrépits. Quelquefois il a lieu chez des personnes d'ailleurs
bien portantes. Mais il est plus commun à une époque avancée
de la maladie calculeuse, lorsque déjà la constitution a éprouvé
un délabrement considérable. On le voit dans quelques vessies
fortement hypertrophiées, et cependant il n'est pas rare non
plus dans le cas d'atonie ou de paralysie vésicale. Il a même
lieu dans des cellules où la pierre n'est soumise à aucun frottement, à aucune collision.

Sous le rapport de la nature des calculs, il y a une particularité qui frappe. Plusieurs espèces de pierres peuvent éprouver cette fragmentation. J'ai vu divers cas où il s'agissait
d'oxalate calcaire; dans d'autres, celui de M. Harding par
exemple, le calcul était phosphatique. Mais, la plupart du
temps, les pierres fragmentées sont d'acide urique et d'urate
d'ammoniaque, dans des proportions diverses. Leur couleur
est fauve, en général, parfois avec une teinte plus foncée.
Quant à la couleur grise, cendrée, ou même blanche, que ces
calculs entiers ou morcelés présentent, à moins que la masse
entière ne soit phosphatique, elle dépend d'une dernière cou-

che qui s'est produite sous l'influence d'un état morbide de la vessie, et qui est tantôt de phosphate calcaire ou triple, tantôt d'urate de soude ou de chaux. La consistance du corps étranger est assez grande, mais il est fragile et cassant. Au moment où j'imprime cet ouvrage, il existe dans le service des calculeux un vieillard chez lequel la pierre se fragmente spontanément. Quoiqu'il s'agisse de l'un des cas les plus communs sous le rapport de la nature du calcul et de l'âge du sujet, je rapporterai le fait avec détails.

Cet homme, âgé de soixante-neuf ans, d'une complexion molle, épuisée par les douleurs et la misère, éprouvait depuis plusieurs années les symptômes de la gravelle, qu'il rendait en petite quantité et avec peine : on lui conseilla l'usage de la busserole, qu'il prit pendant longtemps, sans éprouver aucun changement dans son état. Un jour, il fut frappé de la forme de l'un des graviers rendus ; en l'examinant avec attention, on s'aperçut que c'était un éclat de pierre, et non un gravier entier ; plus tard, il en sortit d'autres semblables, et l'on attribua à l'innocente busserole toute la puissance saxifrage dont quelques anciens l'avaient si gratuitement décorée. Cependant les forces se perdaient, la vessie devenait de plus en plus paresseuse, et les éclats de pierre n'étaient plus expulsés ; le malade se décida à entreprendre un traitement plus sérieux, et il se fit admettre dans mon service. Il n'éprouvait pas de souffrances locales prononcées, mais l'urine était catarrhale, et ne pouvait être rendue qu'avec beaucoup de difficulté ; l'appétit était nul, le sommeil troublé, et la faiblesse extrême. Je m'assurai que la vessie ne se vidait pas, et qu'elle contenait en outre plusieurs calculs. Mon premier soin fut de rétablir les évacuations alvines, qui se faisaient très irrégulièrement. L'urètre était fort irritable, surtout à la courbure : j'introduisis quelques bougies de cire molle. Dès que la sonde put passer sans de fortes douleurs, je commençai les injections, d'abord avec l'eau tiède, puis avec l'eau froide. Au bout de quelques jours, l'appétit revint, les nuits furent moins agitées, l'urine s'éclaircit, et le malade rendit spontanément deux nouveaux éclats de pierre; les injections furent continuées, et dès que l'état général se fut amélioré, je commençai l'application de la lithotritie. Une difficulté se présentait : il y avait ankylose de la cuisse gauche, avec déviation en dedans. L'emploi des instruments ordinaires était impossible : j'eus recours à un appareil que j'avais déjà mis en usage, et qui se trouve décrit dans le Parallèle. Les calculs, petits, mais fort durs, furent successivement saisis et écrasés; la première séance fatigua le malade, qui ne se ressentit pas des autres. L'amélioration qui s'était déjà opérée dans la santé, continua ; pendant le traitement chirurgical une grande quantité de débris et de fragments furent expulsés. M. Pelouze voulut bien soumettre à l'analyse et l'urine et les éclats de pierres rendus avant le traitement : l'urine n'offrit rien de particulier ; quant aux éclats, ils étaient d'acide urique pur. Sous le rapport de leurs caractères physiques, ces derniers ne présentaient rien d'extraordinaire. Tous ceux que le malade m'a montrés, avaient appartenu à de petits calculs ; convexes d'un côté et concaves de l'autre, ils provenaient des couches extérieures, qui s'étaient fendues en divers sens et détachées. Comme dans la plupart des cas de ce genre, ils étaient durs, mais cassants.

Le malade s'est présenté dans mon service au moment où l'administration faisait un appel aux calculeux, pour les envoyer à Vichy : c'eût été un cas *de choix*, car, les calculs se fragmentant spontanément, il aurait suffi d'introduire une grande quantité d'eau dans l'économie, pour rendre l'urine abondante et entraîner les éclats. Malheureusement l'état général du sujet ne permettait pas de le faire voyager sans exposer ses jours.

Pour chaque sorte de calculs, la forme des éclats diffère. Dans ceux d'oxalate calcaire, ce sont des grains noirâtres, rugueux, inégaux, détachés d'une masse centrale, et sur les-

quels on distingue le point par lequel ils adhéraient ; quelquefois ces grains sont peu considérables, et même presque mous.
Pour les calculs blancs ou gris, ce sont tantôt de petits grains
spongieux et légers, ayant parfois si peu de consistance qu'on
a de la peine à les recueillir intacts afin de s'assurer qu'ils ont
été réellement séparés d'une masse plus considérable ; tantôt
des plaques plus ou moins consistantes, et de grandeur variable ; quelques-unes sont remarquables par leur degré de conservation, et l'on peut jusqu'à un certain point juger du volume
de la pierre à laquelle elles ont appartenu. Enfin, pour ceux
d'acide urique et d'urate d'ammoniaque, les fragments varient
à tel point qu'on ne peut établir aucune règle. Il y a des cas
où des calculs assez volumineux sont fendus en deux, trois et
quatre parties, tantôt régulièrement, tantôt d'une manière
fort irrégulière, de sorte que la forme des éclats n'a rien de
constant. En général, néanmoins, le morcellement a lieu de
préférence dans les petits calculs. Il peut s'opérer sous les
yeux de l'observateur, par l'action desséchante de l'air, ce dont
j'ai rapporté plus haut un exemple.

Plusieurs causes diverses ont été assignées à ce phénomène.
Mais fort souvent on n'en découvre aucune, comme lorsque
la fragmentation s'accomplit à l'air. Chacune des causes qu'on
a mises en avant ne peut s'appliquer qu'à un petit nombre de
cas, dans des circonstances données, tandis que des cas analogues, sinon même identiques, mais placés dans des circonstances différentes, refusent de se soumettre à la même loi. Il
y a là des conditions de disgrégation qui nous échappent ; bornons-nous donc pour le moment à noter l'une des principales
circonstances auxquelles on a rattaché cette particularité de
l'affection calculeuse.

On sait que la vessie des calculeux est souvent hypertrophiée, et qu'alors elle possède un pouvoir contractile beaucoup
plus grand qu'il ne le faudrait pour morceler de petites pierres,
puisque souvent celles-ci se divisent lorsqu'on les prend entre

les doigts. La contraction du viscère sur les calculs qu'il renferme est très forte ; au rapport de Covillard et de Fabrice de Hilden, certains malades entendent le bruit des pierres frottant les unes contre les autres. Quelques-uns de ceux que j'ai observés et qui rendaient des fragments, faisaient de si grands efforts pour chasser les dernières gouttes d'urine, et, dès que celles-ci étaient sorties, les parois vésicales s'appliquaient avec tant de force sur les calculs, que si une sonde se trouvait prise entre deux ou trois de ceux-ci, on avait de la peine à la retirer, jusqu'à ce que la contraction de la poche urinaire eût cessé. C'est un fait que tout chirurgien est à même de vérifier. Dans quelques applications de lithotritie, j'ai eu occasion aussi de juger combien la force contractile était puissante alors, et j'ai même proposé, pour en atténuer les effets, divers moyens dont l'utilité est constatée chaque jour par la pratique. Assurément, il suffit que des calculs cassants soient nombreux dans une vessie hypertrophiée pour que les contractions énergiques du viscère puissent les briser. Dans le cas cité par M. Harding, cet organe était appliqué avec force sur la pierre morcelée. On lit dans les Transitions philosophiques (1731), celui d'un malade dont la vessie éprouva un tel resserrement qu'il lui sembla qu'un corps étranger s'y fracturait, et, au même moment, il rendit avec l'urine de petits fragments d'une pierre brisée.

Mais cette force contractile ne peut s'exercer avec toute sa puissance que quand il y a plusieurs calculs. Or, on trouve des pierres solitaires qui sont également morcelées. Ce morcellement arrive d'ailleurs, pour des calculs de même nature, dans des vessies affaiblies, amincies, et qui possèdent à peine assez d'énergie pour chasser l'urine.

On conçoit tout le parti que la prévention devait tirer de la coïncidence de ce phénomène avec un traitement médical ayant pour tendance avouée de détruire la pierre dans la vessie. Un événement plus opportun ne pouvait être désiré ;

aussi s'en est-on emparé avec empressement partout où il s'est présenté, et les partisans de la dissolution ont, à toutes les époques, fait valoir les faits de ce genre comme une preuve évidente de la puissance des moyens préconisés par eux. J'ai déjà cité quelques exemples de la manière dont ils procèdent à cet égard; d'autres encore ne seront pas déplacés ici.

Un septuagénaire, souffrant de la gravelle d'abord, puis de la pierre, se mit, en 1834, à l'usage des eaux de Recoaro, qu'il prit à la dose de cinq ou six livres pendant la saison, et à celle de deux livres ensuite. Ce traitement dura plusieurs années; le malade rendit à différentes reprises des éclats de pierre, très divers quant à la forme et au volume, mais dont le nombre était assez considérable pour que leur réunion représentât un des plus gros calculs qu'il soit possible d'extraire de la vessie. Il y eut aussi des suspensions assez longues de la douleur. Ce dernier phénomène, joint à l'expulsion des éclats calculeux, fit considérer les eaux de Recoaro comme un moyen certain pour guérir la pierre. Mais les accidents ne tardèrent pas à reparaître, en même temps que l'expulsion des graviers continua. En 1837, le malade était obligé d'uriner tous les quarts d'heure, et il éprouvait de vives douleurs à l'extrémité de l'urètre. Cependant, comme ces accidents ne persistaient pas longtemps, et qu'il continuait de rendre des éclats, sa confiance ne diminuait pas dans la vertu des eaux, qu'il prenait à la dose de deux livres chaque matin. Indépendamment de ceux dont j'ai déjà parlé, il en sortit encore une cinquantaine. Ici s'arrête l'observation, publiée par M. Brera.

L'eau de Recoaro contient beaucoup de carbonate de chaux, auquel M. Brera rapporte la puissance qu'il lui attribue sur les calculs d'acide urique. Par une action lente, mais progressive, dit-il, l'acide se combine avec la chaux de l'eau minérale, et forme ainsi un sel *très soluble*, que la vessie expulse avec l'urine; l'acide urique manquant ensuite à la substance calculeuse dont il était l'ingrédient principal, les autres principes se trouvent ainsi isolés, et en dehors de la sphère d'activité chimique, de sorte qu'ils doivent nécessairement se disperser dans l'urine, avec laquelle ils sont expulsés. Je laisse de côté cette explication au moins singulière ; mais le fait lui-même est remarquable par l'énorme quantité des fragments calculeux, dont l'expulsion difficile annonce assez la présence d'un obstacle à l'orifice interne de l'urètre. Quant au pouvoir décomposant des eaux de Recoaro, il est fortement contestable, et la théorie imaginée par M. Brera n'a pas une lucidité telle qu'il ne semble plus rationnel de s'en tenir à une simple coïncidence fortuite. D'ailleurs, le fait ne diffère de ceux dont j'ai donné l'extrait, et dans lesquels il n'y avait eu aucun traitement, qu'eu égard à la nature de l'eau minérale, qui tendrait à le rapprocher de ceux dont la science s'est surchargée à l'époque de la vogue du fameux remède Stéphens.

M. Larigaudie, âgé de soixante-deux ans, éprouvait depuis dix années des coliques néphrétiques. Il avait rendu plusieurs graviers, mais aucun ne sortait depuis deux ans, et les symptômes de la pierre s'étaient manifestés. Le malade ayant été sondé, et le calcul reconnu, on commença un traitement à Vichy, le 5 août 1837. L'urine devint promptement alcaline, et tous les phénomènes morbides diminuèrent progressivement, à tel point que le malade pensa être guéri. Le 20 août, il crut rendre quelque chose avec l'urine ; les jours suivants, on parvint à recueillir des parcelles de pierre, ayant une couleur blanche et beaucoup de mollesse à leur sortie, mais se durcissant par la dessiccation. Ces parcelles présentaient des surfaces lisses, et d'autres coupées à pic, ayant été séparées d'un corps plus gros, et M. Petit les compare à des esquilles. L'amélioration de la santé s'accrut en raison du nombre des éclats rendus, et le 2 septembre, le malade, se croyant débarrassé, quitta Vichy. Mais il ne put arriver chez lui, le second jour, sans éprouver des douleurs, qui continuèrent ensuite par l'exercice du cheval et même de la voiture ; de nouveaux débris de pierre furent expulsés.

Il est digne de remarque que, d'après une lettre écrite à M. Petit, en mars 1838, c'est au changement de température que le malade attribue les douleurs qu'il éprouve par suite de l'exercice. Du reste, il continue de prendre avec confiance les eaux de Vichy et les bicarbonates alcalins, dont il dit se bien trouver. Ce malade n'a point été sondé après le traitement médical qui, selon M. Petit, a détruit le calcul, en partie par dissolution, et en partie par disgrégation. Sur quoi se fonde M. le sous-inspecteur pour proclamer un pareil résultat ? Est-ce sur la cessation des douleurs ? Mais il y en a encore. Elles ont diminué, répondra-t-on ; mais elles avaient tellement diminué aussi avant la fragmentation du calcul, que le malade pensait être guéri ; il croit être libéré aujourd'hui, comme alors il croyait l'être. Je ne conteste rien ; mais nous ne pouvons point admettre l'opinion hasardée d'un malade comme une démonstration, et tout le monde sait que la cessation temporaire des douleurs ne prouve absolument rien, je l'ai démontré de la manière la plus péremptoire. Est-ce sur la fragmentation de la pierre et l'expulsion des débris ? Mais ce n'est là qu'un phénomène qu'on voit souvent sans que les malades aient fait usage des eaux de Vichy. Ainsi, ce fait ne prouve rien, si ce n'est que les pierres peuvent se fragmenter spontanément, et qu'elles éclatent soit pendant que les malades prennent des bicarbonates alcalins, comme M. Chevallier en rapporte un exemple, soit tandis qu'ils sont à Vichy, aussi bien que partout ailleurs, et sous toute autre influence. S'appuyer d'un tel fait pour établir que l'eau de Vichy disgrège et fond la pierre dans la vessie, c'est seulement laisser voir qu'on ne connaît pas l'histoire de l'affection calculeuse, et qu'on est sous le charme de la prévention.

M. Petit cite un autre fait de même nature, celui d'un homme de soixante-trois ans, qui rendait depuis longtemps des graviers d'acide urique. Il y avait trois années que cet homme souffrait du côté de la vessie et de l'urètre; quelques troubles dans l'émission de l'urine lui firent craindre une affection calculeuse. Il se rendit à Vichy; mais il ne fut pas sondé, et il commença le traitement le 6 août 1837. Dix jours après, il commença à rendre de petites écailles blanches ; à cette époque, il prenait jusqu'à vingt-sept verres d'eau par jour. Les symptômes diminuèrent peu à peu, et au vingt-quatrième jour du traitement, le malade quitta Vichy, bien persuadé qu'il était guéri. Cependant on lui a fait continuer, chez lui, l'usage des eaux alcalines, et il a rendu de nouvelles écailles. Depuis quelques mois, il n'en expulse plus, et ne souffre également plus. C'est là une preuve péremptoire, selon M. Petit, que la pierre a été détruite par dissolution et disgrégation. J'ajouterai que les écailles rendues par le malade étaient composées d'acide urique, de traces d'ammoniaque et d'une petite quantité de soude.

Un malade vient à Vichy le 3 juillet 1838 ; les symptômes de la pierre existaient chez lui depuis deux ans, et deux praticiens de Nevers avaient rencontré un calcul volumineux. Le 9 août, le malade souffrait déjà si peu, qu'il se croyait bientôt au terme de sa guérison; ce jour-là M. Leroy le sonde, et reconnaît une pierre de la grosseur d'une forte noix; jusqu'au 15 septembre, le malade rend une grande quantité de graviers. A cette époque, sa santé est tellement satisfaisante, que la guérison paraît complète. Pour dissiper tous les doutes, le malade vient à Paris se soumettre à une nouvelle exploration. M. Leroy retrouve le calcul, qui se présente de suite à l'instrument; mais, les recherches ayant été continuées, le corps étranger échappa bientôt aux perquisitions, et ce ne fut qu'avec beaucoup de peine qu'on put le retrouver. Il parut d'ailleurs à M. Leroy avoir perdu de son volume; mais M. Petit assure que, pour lui, qui n'avait pas sondé le malade depuis le 3 juillet, la différence lui parut être celle d'un œuf de poule à un très petit pois. Dans une lettre récemment écrite, le malade annonce que, depuis son retour chez lui, il a fait constamment usage du bicarbonate de soude, qu'il n'a rendu aucun fragment de calcul, que sa santé est excellente. Je supporte, dit-il, la voiture la plus dure, marchant avec vitesse, aussi bien que j'aurais pu le faire à l'âge de vingt-cinq ans; il en est de même du trot du cheval.

Sur quoi se fonde-t-on pour assurer que le calcul a perdu de son volume ? Sur des explorations dont j'ai démontré l'incertitude, et sur les sensations du malade, qui ne prouvent absolument rien. Et d'ailleurs, comment se fait-il que M. Leroy, à qui une pierre qu'il comparait à une noix a seulement paru moins grosse, ait semblé aussi petite qu'un pois à M. Petit, qui, certes, n'a pas la même habitude de ces sortes d'opérations ? On invoque la difficulté qu'on éprouva en dernier lieu de trouver le corps étranger, pour conclure qu'il avait diminué. Mais c'est une particularité qui se présente tous les jours : une pierre qu'on avait sentie très aisément la veille, qu'on avait même jugée volumineuse, ne se retrouve souvent plus le lendemain qu'avec les plus grandes peines; parfois même toutes les recherches sont inutiles. L'histoire de la cystotomie est riche à cet égard des faits les plus extraordinaires : seulement il n'était encore venu à l'esprit d'aucun chirurgien d'alléguer une prétendue diminution du calcul pour voiler les difficultés de l'art, ou pour couvrir sa maladresse, et d'imiter en cela ceux qui, comme le dit Ledran, se faisaient du chatonnement des pierres un bouclier contre la censure. Les graviers rendus pendant le séjour aux eaux ne sont pas une preuve plus décisive, car le fait est commun aux eaux minérales, et j'en ai cité des exemples curieux, observés à Carlsbad, à Vichy et ailleurs. Ce fait n'a rien de neuf non plus, et depuis longtemps on l'avait jugé : Morand dit que quelques-uns de ceux qui faisaient usage du remède Stéphens rendaient un sédiment blanc, de petites lames cristallines et comme talqueuses, des écailles pierreuses, des fragments de pierre, etc., que les enthousiastes considéraient comme des preuves de la destruction du calcul, tandis que d'autres, avec plus de raison, ne voyaient là que de nouveaux dépôts de l'urine, formés sous l'influence du prétendu fondant.

Le cas suivant, que rapporte M. Chevallier, a quelque analogie avec les précédents. Un homme éprouve des douleurs de reins, et son urine devient sanguinolente ; il rend un gravier ; plusieurs fois les mêmes accidents reparaissent, avec le même résultat ; enfin l'état s'aggrave, la marche devient difficile, la digestion mauvaise, la défécation incomplète ou nulle. Le malade est pris d'une rétention d'urine, qui dure neuf jours ; bientôt il éprouve des vomissements continuels, des crampes et des douleurs nerveuses ; pendant deux mois entiers il ne prend aucun aliment. On décide, dans une consultation, qu'il fera usage du bicarbonate de soude en boisson, en lavements et en bains, aux doses de douze grains par jour pour la boisson, douze grains pour chaque lavement, et deux onces pour chaque bain. Aucun effet sensible : les calculs qui descendaient dans la vessie produisaient toujours de vives douleurs, et ceux qui sortaient étaient couverts d'aspérités. Désespéré, le malade porte de lui-même le sel à 24, 48, 96 et 192 grains par jour ; cette dernière dose seule amène l'alcalisation de l'urine. Alors les douleurs se calment, et il sort successivement quinze calculs lisses, dont plusieurs s'étaient divisés en fragments qu'on pouvait réunir. Je le demande à tous ceux qui ont étudié les maladies des voies urinaires, ce fait n'est-il pas fort étrange, à part même la rétention d'urine dans les angoisses de laquelle le malade fut laissé pendant neuf jours ? Est-ce le poli des calculs ou plutôt des graviers, ou la fragmentation de quelques-uns d'entre eux, qu'on voudrait rapporter à l'action du bicarbonate de soude ? ou bien ne s'agit-il que de la cessation des douleurs de vessie après l'alcalisation de l'urine ? Que conclure d'un fait mal narré, et dans l'exposé duquel manquent tous les détails importants aux yeux du médecin ?

Si l'on rapproche ces faits de ceux qu'ont observés la plupart des praticiens et de ceux, déjà nombreux, que j'ai publiés, dans lesquels la fragmentation du calcul avait eu lieu sans que les malades prissent aucun médicament, on ne trouvera aucune différence entre eux, ni pour la nature de la pierre, ni pour les caractères des éclats, que personne d'ailleurs n'avait eu jusqu'ici l'idée bizarre de comparer à des *esquilles*.

Il n'arrive donc ici, je ne saurais trop le redire, que ce qui a lieu toutes les fois qu'une pierre se morcelle spontanément dans la vessie pendant que le malade est soumis à un traitement médical. D'une simple coïncidence on fait une relation d'effet à cause. La même chose s'était vue déjà au temps de la célébrité du remède de Stéphens, de l'eau de chaux, de la lessive des savonniers, et de tous ces fameux fondants qui, à des époques diverses, ont exercé l'imagination des philanthropes et excité l'enthousiasme des calculeux. Nos modernes expérimentateurs partagent toutes les illusions de leurs devanciers, et ils n'ont tiré aucun profit de la cruelle leçon que l'expérience n'a jamais manqué de donner. Il est vrai que les enseignements du passé sont rarement utiles; on croit être plus habile ou plus heureux que les prédécesseurs ne l'ont été, on n'envisage que le but, sans regarder les écueils dont la route est semée, et tous les moyens semblent bons pour y arriver.

Dans la plupart des cas de fragmentation de calculs que j'ai observés, et dans plusieurs de ceux que j'ai empruntés à la pratique d'autres chirurgiens, l'urine était acide, et c'est même pour diminuer cette acidité qu'on a eu recours aux substances alcalines. Dans quelques-uns aussi ce liquide ne contenait aucun dépôt, tandis que, dans d'autres, plus avancés, il était chargé de mucosités ou même de matière purulente. Trois fois seulement j'ai trouvé l'urine alcaline, résultat non d'un traitement médical, puisqu'il n'y en avait point eu, mais de lésions organiques, qui ont amené la mort de deux malades, et qui n'ont été que passagères chez le troisième. Je note cette circonstance parce que les partisans de la dissolution et de la disgrégation des calculs dans la vessie ont prétendu que la fragmentation spontanée de ces corps étrangers n'avait lieu qu'autant que l'urine devenait ammoniacale, le carbonate d'ammoniaque dont elle se trouve alors chargée agissant, suivant eux, tout justement comme le ferait l'eau de Vichy. Hâtons-nous d'ajouter que l'état ammoniacal spontanément développé de l'urine est une chose toujours grave et trop souvent fâcheuse, parce qu'ordinairement il indique des lésions organiques profondes. C'est se méprendre d'une manière étrange que de n'y voir, comme M. Petit, qu'un résultat d'une maladie peu connue et une circonstance favorable au morcellement de la pierre. Un chirurgien qui partagerait la sécurité de M. le sous-inspecteur de Vichy s'exposerait à de cruelles méprises.

Le plus intéressant des faits d'acalescence spontanée de l'urine, mais sans fragmentation du calcul, qui se sont présentés dans ma pratique, est le suivant : Un adulte, des environs d'Orléans, d'une complexion faible et épuisée, éprouvait depuis longtemps des troubles fonctionnels du côté de l'appareil urinaire; mais il les avait négligés, et s'était borné à employer quelques moyens simples, du ressort de la médecine, dans l'unique but d'apaiser ses douleurs; il ne s'en occupa d'une manière sérieuse que quand les souffrances devinrent insupportables, et qu'il lui fut impossible de continuer ses travaux agricoles. Ayant appris que l'un de ses voisins avait été opéré par la lithotritie, à l'hôpital Necker, il vint à Paris pour me consulter et me prier de l'admettre dans le service des calculeux. A la première visite, sa constitution me parut profondément altérée; on devait, à la vérité, tenir compte des fatigues de la route. J'accordai quelques jours de repos, et cherchai à régulariser les fonctions digestives, qui étaient fortement dérangées. L'introduction d'une sonde dans l'urètre causait de vives douleurs; j'ajournai l'exploration de la vessie, et tentai de diminuer l'irritabilité de l'urètre par l'emploi des bougies; mais je n'y parvins que fort peu. L'urine était chargée, fétide et constamment alcaline, ce qui surprenait d'autant plus qu'on n'y remarquait pas de matière purulente. La fièvre était continue, l'appétit presque nul, le sommeil très agité, et la figure exprimait une douleur profonde. Pendant les premiers jours, j'avais obtenu un peu de soulagement; je me proposais d'explorer la vessie et de la déterger par quelques injections, lorsque tout à coup survint un redoublement de fièvre. Des douleurs lombaires, dont le malade s'était toujours plaint, augmentèrent, et se fixèrent plus particulièrement à l'endroit correspondant au rein droit; des ventouses scarifiées, des cataplasmes, des bains, des lavements, etc., furent employés sans résultat. Il y eut des nausées et quelques vomissements. A une petite diarrhée succéda la constipation; les traits se décomposèrent, et les dents se couvrirent d'un enduit fuligineux. M. Bricheteau voyait le malade avec moi : nous cherchâmes, par tous les moyens connus, à combattre ces symptômes; la maladie n'en continua pas moins ses progrès, la prostration augmenta, la langue devint sèche et noire, et la mort termina une agonie de douze heures. On trouva les reins augmentés de volume, le gauche surtout; mais ils étaient très mous et flasques; de l'un et de l'autre côté, les calices étaient considérablement développés, et d'une manière frappante par la régularité; la substance corticale était fort appauvrie, et à sa place on apercevait une longue série de cavités provenant de la dilatation des calices. Ces cavités étaient remplies d'urine purulente et fort épaisse; les bassinets étaient aussi agrandis, et les uretères dilatés dans toute leur étendue, toutefois avec quelques étranglements de distance en distance, mais leur longueur était normale, et ils ne formaient pas ces zig-zags qu'on observe dans quelques cas analogues. La vessie, hypertrophiée, avait beaucoup perdu de sa capacité : elle était presque entièrement remplie par une pierre ovale, légèrement aplatie, très inégale, et ayant vingt-deux lignes de long, sur dix-sept de large et treize d'épaisseur. Les irrégularités de la circonférence résultaient de plusieurs agglomérations de graviers récemment formés et accolés au calcul préalablement existant, qui était assez lisse, ou du moins dont le pourtour n'offrait que des aspérités régulières et peu développées.

Trois circonstances principales sont à remarquer dans ce fait ; l'alcalescence de l'urine coïncidant avec des altérations organiques profondes que j'avais diagnostiquées avant le développement de la fièvre typhoïde, l'intégrité de la pierre malgré le caractère alcalin du liquide urinaire, et les conséquences fâcheuses qu'entraîna le traitement médical antérieur, ayant pour but de masquer la douleur et de détourner les idées du malade de la véritable cause à laquelle se rapportaient ses souffrances.

Quant à la quantité, au volume et à la forme des éclats de pierre spontanément expulsés par les malades, ces particularités ont donné lieu aussi à des interprétations forcées, dont le but était d'en faire autant d'arguments favorables à la théorie de la dissolution. Tout ce que je puis dire, c'est qu'après l'usage des alcalis, elles ne diffèrent en rien de ce qu'elles sont dans les cas de gravelle abandonnée à elle-même. J'ai vu un de ces éclats, de forme quadrilatère, et à angles aigus, qui avait six lignes de long, sur trois de large, et deux et demie d'épaisseur ; un autre, également quadrilatère et aplati, était long de cinq lignes, large de trois et demie, et épais d'une et un quart ; un troisième, semblable à une pyramide triangulaire, avait trois lignes à sa base, et deux seulement à son sommet tronqué. Certains malades en rendent, presque sans douleur, qui sont très gros et anguleux, tandis que d'autres souffrent beaucoup et longtemps pour en expulser de très petits ; le degré d'irritabilité de l'urètre et de contractilité de la vessie exerce à cet égard une grande influence.

Je ne reviendrai pas sur ce que j'ai dit au sujet de la mollesse, de la diffluence ou de l'agglomération incomplète de la substance qui forme la couche extérieure de certains éclats rendus par les malades, et surtout de ceux qu'on rencontre dans la vessie après la mort. Cette disposition avait déjà été considérée par Marcet comme un effet de l'action des substances alcalines, et l'on s'obstine encore à l'interpréter en ce sens; j'ai démontré qu'il ne s'agit là que d'une circonstance parfaitement naturelle.

M. Petit rapproche les cas des calculs fragmentés de ceux dans lesquels on remarque, au pourtour de ces corps, des excavations, des anfractuosités, des sillons, qu'il prétend être dus à l'action des dissolvants. Partout, en effet, il admet la même cause, tantôt usant et corrodant la pierre de dehors en dedans, tantôt pénétrant dans son intérieur par les mailles de la matière animale, qu'elle fait boursouffler, de manière à dissocier les matériaux solides. Comme on voit, il a une explication pour tout; mais cette explication n'est qu'un jeu de l'esprit. L'observation le dément, qu'importe! On ne l'en présente pas moins avec assurance, et le lecteur peut se demander comment il est possible que de si grandes vérités aient été ignorées jusqu'en 1839.

§ 2.

Inconvénients et dangers des préparations alcalines.

Des considérations qui précèdent, et des faits que j'ai passés en revue, il ressort que les moyens dont on propose de nouveau l'emploi pour dissoudre, ou, en désespoir de cause, pour disgréger les calculs dans la vessie, ne sont pas seulement inutiles, mais entraînent encore des inconvénients et présentent des dangers sur lesquels on ne saurait trop sérieusement appeler l'attention publique. En vain quelques-uns de leurs partisans ont-ils tenté des expériences sur les animaux pour établir le contraire, car que conclure de ce qu'un chien barbet, auquel M. Malaguti donna une once de bicarbonate alcalin, n'en fut point incommodé? En vain M. Chevallier s'est-il évertué à établir que les alcalis ne sauraient nuire ni sous le rapport de la santé générale, ni sous celui de nouveaux dépôts dans l'urine, car quelles inductions tirer d'assertions purement gratuites et venant d'un académicien, dont personne ne déclinera la compétence en ce qui concerne les faits de chimie pure ou proprement dite, mais dont on est en droit de récuser, sans lui faire injure, les jugements qui portent sur les actes physiologiques ou pathologiques de l'économie animale? Les doutes grandissent encore quand on voit des praticiens distingués, M. Brodie par exemple, soutenir, au contraire, que les débris rendus par les malades qui prennent des alcalis, n'appartiennent point à l'ancienne pierre, qu'ils sont de formation récente, et qu'ils ont été engendrés par les remèdes eux-mêmes. Or, cette opinion, qui est aussi celle de plusieurs autres médecins et chirurgiens anglais, s'accrédite de plus en plus, et les faits que j'ai rapportés militent en sa faveur.

A l'exemple de tous les chirurgiens, de tous les observateurs, j'ai constamment été frappé des dangers auxquels s'exposent les malades qui gardent longtemps la pierre. J'ai donc dû chercher à faire sentir les fâcheuses conséquences de tout traitement exclusivement médical, car le moindre inconvénient qu'il puisse entraîner est la perte d'un temps pendant lequel le calcul grossit, les lésions organiques se développent, la santé se dérange, et la constitution se détériore au point que l'opération, seule ressource efficace, devient ensuite plus difficile, plus douloureuse, plus dangereuse, et que, dans beaucoup de cas même, il n'y a plus moyen d'y songer. J'ai ajouté, enfin, qu'aujourd'hui cette perte de temps était d'autant plus grave qu'un malade qu'on eût, de premier abord, opéré avec certitude de succès par les procédés de la lithotritie, se trouve condamné plus tard à la triste alternative de subir l'opération de la taille, ou de succomber, après une affreuse agonie, aux inévitables désordres qu'amène le séjour prolongé d'une pierre dans la vessie. A cela on répond qu'avec les alcalis, avec les eaux minérales alcalines, nous pouvons être parfaitement tranquilles, que si les malades ne guérissent pas par l'emploi de ces substances, ils ne peuvent au moins que voir leur état s'améliorer et jamais leur calcul augmenter de volume. Voilà une assertion bien tranchante, trop même pour qu'on l'adopte aveuglément. Lorsqu'un remède a conquis les faveurs de la mode, il n'y a nul inconvénient à le prescrire, ne fût-ce que par pure condescendance, lorsque son action est bien évidemment inoffensive, et que son emploi ne peut en aucune manière devenir préjudiciable. Mais nous avons vu qu'il s'en faut de beaucoup que l'innocuité des alcalis soit établie d'une manière incontestable. Je me trouve donc conduit à approfondir la question de savoir si ces substances sont réellement aussi innocente qu'on veut bien nous le dire.

Deux points sont ici à considérer, d'abord l'action des alcalis sur la santé générale, puis leur action sur la sécrétion rénale et, par suite, sur les concrétions urinaires.

I. *Action des substances alcalines sur la santé générale.* — Dans l'état normal, l'urine est acide. Elle prend quelquefois un caractère alcalin sous l'influence de causes diverses, et spécialement sous celle des maladies organiques de l'appareil urinaire. J'ai vu de simples rétrécissements de l'urètre occasionner un catarrhe vésical intense et l'urine acquérir alors une alcalescence bien prononcée : tel était, par exemple, le cas de M. Guérin, atteint d'un rétrécissement à la partie spongieuse du canal, et dont l'urine, fortement alcaline, contenait, en grande quantité, des cristaux de phosphate ammoniaco-magnésien. Des états maladifs étrangers à l'appareil urinaire peuvent aussi donner lieu au même phénomène : on connaît un cas, observé par M. Berzélius, dans lequel l'urine alcaline déposait des phosphates : on fit prendre au malade de l'acide phosphorique à dose croissante, sans que la sécrétion rénale recouvrât son acidité ; lorsque la dose de cet acide fut devenue assez forte pour amener un effet purgatif, l'urine perdit son alcalescence, devint transparente, et déposa même de l'acide urique ; mais, à la cessation de l'action purgative, elle reprit sa nature alcaline et continua de déposer des phosphates, malgré l'emploi des acides phosphorique et acétique. Plusieurs expériences de M. Magendie établissent aussi que l'administration, même à fortes doses, des acides minéraux et végétaux ne suffit pas toujours pour mettre un terme à l'alcalinité de l'urine.

Les substances alcalines, introduites dans l'économie, ont pour effet ordinaire de faire passer la sécrétion rénale à un état alcalin, ou plutôt morbide, puisqu'en bonne santé l'urine est acide, et que nous ne voyons cet état alcalescent de l'urine qu'à la suite de lésions organiques. Cependant on a prétendu qu'on ne se portait jamais mieux qu'en se plaçant au milieu d'une atmosphère alcaline ; puis on est parti de là pour conseiller les bicarbonates alcalins à très hautes doses, pour faire boire, par jour, jusqu'à trente ou quarante verres d'eau de Vichy, dont chacun contient environ dix-huit grains de bicarbonate de soude, sans compter l'absorption qui a lieu par les bains.

A ne consulter que le simple bon sens, il semble tout au moins extraordinaire qu'un homme ne se porte jamais mieux que quand une de ses fonctions les plus importantes est amenée à des conditions insolites. Pour mon compte, je n'ai point encore vu une seule personne rendant de l'urine alcaline, qui possédât une parfaite santé. Et si tout praticien qui, chez un malade non soumis à un traitement spécial, rencontre des urines alcalescentes, est conduit par cela seul à soupçonner l'existence d'un état morbide, comment admettre que l'alcalescence de ce liquide, quand on la provoque à dessein, soit une circonstance favorable au bien être, que l'usage des alcalis soit parfaitement inoffensif ?

Sur quoi se fonde-t-on pour avancer une si étrange proposition? Je ne trouve qu'un petit nombre d'expériences chimiques et quelques observations médicales incomplètes. Or, ces expériences et ces observations sont en opposition formelle avec ce que d'autres ont vu. En ce qui concerne les eaux de Vichy, il suffit de rappeler que les anciens inspecteurs ne les faisaient boire qu'avec beaucoup de précautions, et l'un d'eux, Lucas, avait été, pendant une gestion de trente-deux années, en position d'acquérir assez d'expérience pour que la méthode qu'il croyait prudent de suivre, mérite d'être prise en considération. M. Noyer dit que, depuis quelques années, on boit trop d'eau de Vichy, qu'il y a abus, et que de là résultent souvent des maladies, qu'on attribue sans raison à d'autres causes. Il nous apprend que Lucas faisait toujours commencer par trois ou quatre verrées, et qu'il ne dépassait jamais le nombre de dix ou douze par jour. Cet inspecteur prudent expliquait de la manière suivante la nécessité d'en agir ainsi : « L'usage abusif des eaux de Vichy est plus dangereux qu'on « ne pense ; ces eaux donnent un coup de fouet à la vie, « mais elles usent bien vite les organes. On compte les succès ; « et jamais les revers. Le public, dont l'imagination saisit avi- « dement tout ce qui lui sourit, grossit souvent le nombre « des premiers, tandis qu'il parle rarement des seconds.» Ces remarques de Lucas ont une grande portée. Elles confirment d'ailleurs, pour l'usage des eaux de Vichy, ce que les faits de la pratique particulière établissent d'une manière irréfragable pour l'abus qu'on fait tous les jours des bicarbonates alcalins. Introduits en grande quantité dans l'économie, les alcalis en altèrent l'harmonie. J'ai cité plusieurs faits qui prouvent que certains graveleux, en prenant une très grande quantité de substances alcalines, pour se préserver de la pierre qu'ils n'auraient peut-être jamais eue, ont ruiné leur santé, à tel point que toutes les ressources de l'art se sont trouvées ensuite inutiles. Ce qui m'a frappé le plus chez les personnes qui avaient fait un trop long usage soit des eaux de Vichy, soit surtout des bicarbonates alcalins en dissolution, ou de toute autre préparation analogue, c'est un délabrement général de la santé, et notamment une perturbation profonde des facultés digestives. Les malades avaient peu d'appétit, ils digéraient lentement et mal, le moindre écart de régime accroissait encore cet état d'atonie, cette sensation d'anéantissement, qui est le symptôme le plus caractéristique. Ils étaient incapables d'entreprendre la moindre chose qui exigeât une certaine énergie musculaire ou quelque contention d'esprit, et ce qui n'eût fait auparavant que les fatiguer, les abattait alors. Dans un cas récent, j'ai trouvé le pouls très lent, il battait à peine cinquante fois par minute. Chez ces personnes, la moindre indisposition, surtout du côté des voies digestives, entraîne des suites beaucoup plus graves qu'on ne l'observe dans les cas ordinaires, et les convalescences, d'abord difficiles à établir, sont d'une longueur désespérante. L'affection catarrhale de la vessie m'a paru aussi plus avancée, toutes choses égales d'ailleurs, que chez les sujets qui n'avaient pas pris d'alcalis. Toutefois ce ne sont là que des observations isolées. Il faut des faits plus nombreux pour qu'on puisse tirer les conséquences qui en découlent; mais je crois devoir insister sur ce point, pour engager les praticiens à y faire une sérieuse attention. En effet, il ressort des observations que j'ai faites, et de celles qui ont été recueillies par d'autres, soit dans la pratique ordinaire, soit aux sources minérales, qu'on ne saurait prendre trop de précautions, ni procéder avec trop de réserve quand on prescrit ces eaux minérales, ou seulement quand on se borne aux préparations alcalines factices. Les suites de l'abus de ces médicaments sont d'autant plus à redouter qu'en général on ne s'en inquiète point encore, ou qu'on attribue à des causes fort éloignées, souvent même sans portée aucune, les désordres qu'on est appelé à combattre, et qui se rattachent directement à la circonstance que je viens d'indiquer. C'est dans ces cas principalement qu'on voit survenir, après la cystotomie, cet affaissement, cette absence de réaction vitale, qui est presque toujours suivie de la mort ; et pour peu qu'on apporte de soin à tenir compte des résultats de la taille, on verra que cette cause de mort commence à jouer un rôle important depuis qu'on a cherché à mettre les alcalis en crédit. Les fâcheux effets de ces substances s'opèrent de deux manières, en usant promptement les organes, comme l'avait dit Lucas, et en faisant perdre un temps pendant lequel les désordres occasionnés par la pierre prennent un tel accroissement que l'équilibre de la vie ne peut plus ensuite se rétablir. On doit les redouter d'autant plus qu'ils ont quelque chose d'insidieux, en ce sens qu'ils ne surviennent qu'à la suite d'un soulagement plus ou moins durable, qui engage à persister dans l'emploi des médicaments. J'ai eu soin de faire connaître tout le parti qu'on peut tirer de ces premiers effets locaux, ici je ne m'occupe que des résultats inévitables lorsque la sécrétion rénale a été maintenue trop longtemps dans un état alcalin.

II. *Action des substances alcalines sur la sécrétion rénale et sur les concrétions urinaires.* — Les préparations alcalines exercent une influence incontestable sur le produit de la fonction des reins, et bien que nos connaissances à cet égard n'aient point encore acquis toute la précision désirable, on a déjà tiré de là, comme je l'ai dit, un parti avantageux, sinon pour le traitement curatif, du moins pour la prophylaxie de l'affection calculeuse.

Il y a une autre action des alcalis, qui est moins évidente, par conséquent plus difficile à constater, et au sujet de laquelle on ne saurait néanmoins élever aucun doute sérieux. Je veux parler de la modification qu'ils impriment aux contractions vésicales. A la vérité, cette influence de leur part peut n'être qu'un effet secondaire, et résulter du changement de nature de l'urine. Quoi qu'il en soit, il est assez ordinaire qu'un calculeux, mis pendant quelque temps à l'usage des substances alcalines, éprouve des besoins d'uriner moins fréquents, et qu'il souffre moins pour y satisfaire. J'ai bien des fois utilisé cette remarque, et, à l'exception de certains cas rares, pris surtout parmi les maladies anciennes, les alcalis associés aux opiacés m'ont procuré d'heureux résultats pour disposer les malades à l'opération. Malheureusement les effets ne se soutiennent pas longtemps. Il y a aussi des cas où cette médication est dépourvue de toute influence sédative, alors même qu'on insiste sur son emploi et qu'on accroit beaucoup les doses. J'ai rapporté, à ce sujet, plusieurs faits très concluants, et qui me dispensent de fournir ici d'autres preuves.

Ce qu'il importe surtout d'examiner, c'est la question suivante : Les substances alcalines, introduites dans l'économie par la voie de l'estomac, du rectum, ou de l'absorption cutanée, exercent-elles une action destructive sur la pierre déjà formée et développée dans un point quelconque de l'appareil urinaire ? Les partisans de la dissolution ou de la disgrégation affirment être convaincus à cet égard, bien qu'ils ne fassent que reproduire, sous d'autres formes de langage, les opinions non moins nettement formulées par les anciens, et dont aucune n'avait pu soutenir l'accablante épreuve de l'expérience. Les explications qu'ils nous donnent, les essais qu'ils ont tentés, les analogies qu'ils appellent à leur secours, et les faits qu'ils allèguent, rien n'est de nature à imposer silence au doute. Les faits nouveaux, que j'ai passés en revue, et sur lesquels on insiste le plus, ne prouvent absolument rien, et je dois ajouter que jamais on n'a procédé par voie d'expérimentation d'une manière moins méthodique et moins propre à persuader. Cependant on persiste, et l'on dit hautement que les succès ne sauraient être contestés, bien qu'il soit impossible d'en apercevoir aucun qui soit incontestable. Et pour soutenir la confiance, on exalte les propriétés sédatives des bicarbonates alcalins, qui seules peuvent faire croire à des guérisons. Mais, que voyons-nous en réalité, quand nous y regardons de près ?

les malades qui n'ont que la gravelle finissent par la rendre, et parfois même il ne se montre plus de sable dans leur urine ; ceux dont les pierres étaient de nature à se fracturer spontanément, expulsent des éclats ; la plupart obtiennent une diminution temporaire de leurs souffrances. Mais ce ne sont là que des faits analogues à ceux qu'on observe dans la pratique ordinaire, même lorsque les malades ne sont soumis à aucun traitement spécial. Seulement on a remarqué que l'usage des substances alcalines et surtout des eaux minérales concourait utilement à aider les efforts de la nature dans ces expulsions. C'est là tout ce qui résulte des observations publiées, quand on les dégage des interminables commentaires apologétiques au milieu desquels elles sont noyées. Voilà le beau côté de la médaille. Le revers est le même absolument qu'au temps de la vogue du remède Stephens, de la lessive de savonniers, et de l'eau de chaux ; grossissement de la pierre, détérioration de la constitution, développement de lésions organiques locales, en un mot, tout ce qui annonce qu'on a laissé vieillir la maladie.

On peut guérir les vieux malades, mais on guérit rarement les vieilles maladies ; ce n'est qu'avec des difficultés extrêmes, et par les traitements les plus longs, les plus compliqués, qu'on parvient à en faire disparaître quelques-unes. Cette incontestable vérité s'applique à tous les genres d'altérations dont les organes de l'économie peuvent être atteints, et d'une manière spéciale à l'affection calculeuse. N'en est-ce point assez pour considérer comme désastreux tout ce qui peut engager les calculeux à temporiser ? Si, profitant du sentiment instinctif qui les porte à reculer devant une opération chirurgicale, à laquelle ils ne se soumettent que vaincus par la violence des douleurs, vous allez leur faire entrevoir, leur démontrer même par des raisonnements dont l'appréciation dépasse les bornes de leur compétence, la possibilité d'éviter cette opération si redoutée ; si, par des combinaisons spéciales, vous parvenez à masquer leurs douleurs et à donner le change sur la marche de la maladie, que faites-vous en définitive? vous les conduisez par une pente insensible à cette maladie ancienne et compliquée de graves désordres qu'on ne guérit que fort rarement. Ainsi votre traitement, qui devait être tout au moins un utile palliatif, devient par le fait une véritable déception, et conduit inévitablement le malade à sa perte. J'ai cité, dans le Traité de l'affection calculeuse, la plupart des faits connus qui se rattachent à cette maladie; prenez la peine de les compulser, de les réunir, de les rapprocher, et vous aurez bientôt acquis la certitude que, dans l'immense majorité des cas qui se sont terminés par la mort, à quelque classe de malades qu'ils appartiennent, sous quelque latitude que ceux-ci aient vécu, et quel que soit l'observateur qui ait recueilli le fait, les graveleux ont négligé leur gravelle, les calculeux ont trop tardé à se faire opérer, et que, dans tous les cas, on a agi sur leur moral, on les a conduits à temporiser, tantôt par l'espoir d'une guérison obtenue au moyen de prétendus fondants, tantôt en les effrayant outre mesure des appareils de la chirurgie; car telle est la marche que les partisans de la dissolution ont suivie dans tous les temps. On dirait que, pour donner du crédit à leurs panacées, ils ont été réduits à déprécier les ressources efficaces dont l'art était déjà en possession. Pour mon propre compte, je vois rarement un calculeux auquel on n'ait promis guérison par les alcalis ou les eaux de Vichy, et fait un noir tableau des procédés chirurgicaux, même de ceux qui n'ont pour but que de constater la maladie; à la vérité, tous ces malades ont fini par reconnaître qu'on les avait abusés, mais ils n'en avaient pas moins perdu un temps précieux, et subi les tristes conséquences de cette temporisation. Aux exemples que j'ai déjà rapportés, je joindrai le suivant :

M. Laval, sexagénaire, des environs de Blois, d'une forte constitution, et d'une santé vigoureuse, qui avait résisté aux fatigues de la guerre et à celles non moins pénibles de la perception des impôts dans une petite localité de province, était attaqué de la gravelle, dont il ne s'occupa sérieusement qu'après avoir laissé échapper le moment opportun. Sa vessie contenait aussi des calculs, mais qui ne causaient que des douleurs temporaires. Il se contenta de prendre quelques médicaments simples et d'éviter tout ce qui pouvait provoquer des souffrances. Plus tard, les douleurs augmentèrent. Il eût été rationnel d'en rechercher la cause, mais on avait fait au malade un tableau si effrayant du cathétérisme, qu'il ne voulut point en entendre parler. Par contre, il se mit, avec une confiance aveugle, à l'usage des médicaments internes qu'on lui avait dit être propres à chasser la gravelle, ou à disgréger la pierre, si elle était formée : il prit des quantités énormes d'eau de Vichy, en même temps qu'il essaya divers remèdes spéciaux dont quelques médecins conseillent encore l'emploi aux malades de leur clientèle. Malgré les promesses les plus formelles, non seulement il n'y avait ni guérison, ni même soulagement soutenu, mais encore les souffrances devenaient chaque jour de plus en plus vives; le malade ne put plus remplir les devoirs de sa place ; la perte de l'appétit, le trouble du sommeil, la fièvre, l'amaigrissement, le catarrhe vésical, en un mot les symptômes les plus graves se manifestèrent. M. Laval reconnut ainsi qu'il avait été trompé, et, après quatre années de souffrances, il vint à Paris, en novembre 1838, réclamer les secours de la chirurgie. Le cathétérisme me fit reconnaître que la vessie contenait plusieurs grosses pierres, que ses parois étaient hypertrophiées, et que sa face interne était le siége d'un catarrhe avancé. La plupart des fonctions avaient éprouvé une altération profonde ; il y avait de la fièvre, et le malade était encore sous l'influence des fatigues du voyage. Je ne le sondai que pour le rassurer au sujet de cette opération, dont il s'exagérait singulièrement la gravité et les douleurs. L'expérience lui prouva combien il s'était mépris à l'égard des deux points les plus importants, l'effet des fondants sur la pierre et les douleurs du cathétérisme : déjà même il se félicitait de toucher au terme de ses maux ; mais je ne pouvais partager ni sa confiance, ni sa sécurité, car l'exploration de la vessie, qui l'avait rassuré, m'avait inspiré de la frayeur. Comment ne pas craindre qu'un malade épuisé, et dont les organes urinaires avaient tant souffert, ne pût point supporter un traitement que le volume de la pierre, sa dureté, et l'état des parties, devaient nécessairement rendre long et douloureux. D'un autre côté, la taille n'offrait pas de ressources plus certaines, et d'ailleurs M. Laval la rejetait absolument. Le premier cathétérisme avait laissé quelques doutes sur le volume et la consistance du calcul, ainsi que sur la capacité du viscère ; une exploration plus exacte et un essai d'opération avec l'instrument courbe, donnèrent la certitude que la lithotritie n'était point applicable. L'état général ne permettait pas d'insister sur la cystotomie : c'était là mon opinion; ce fut aussi celle de M. Double, qu'on appela en consultation. Quinze jours après, le malade s'éteignit. Depuis quelque temps il disait qu'il ne souffrait pas, qu'il n'était que faible. En effet, les véritables douleurs propres aux calculeux étaient suspendues, et elles ne reparurent que deux ou trois jours avant la mort, circonstance qui n'est pas très rare, et qui paraît se rattacher spécialement à une récrudescence de la cystite.

Ainsi, à l'exception des derniers jours, le malade n'eut les douleurs de la pierre qu'à un faible degré ; mais il y avait chez lui cet anéantissement, ce dépérissement rapide qu'on observe en général chez ceux qui ont fait longtemps usage des alcalis, et dont le calcul date d'ailleurs d'une époque éloignée. Presque toujours alors, le sujet est condamné à une mort prochaine, et l'opération est rarement indiquée ; car la maladie cesse d'être locale : tous les organes sont atteints, et la secousse de l'opération ne ferait que hâter le fatal dénouement. Voilà où conduisent peu à peu ces palliatifs qu'on vante si hautement, et dont on proclame avec tant d'emphase l'efficacité, ou tout au moins l'innocuité.

§ 3.

*Moyens employés pour disculper les dissolvants du défaut d'efficacité
et des inconvénients qu'on leur reproche.*

J'ai donné les détails d'un grand nombre de faits qui attestent, les uns l'inutilité, d'autres les inconvénients, et quelques-uns les dangers des traitements que l'on conseille pour dissoudre la pierre vésicale. Sous ce rapport, les faits nouveaux ne font que confirmer ces vérités déjà solidement établies par l'expérience des temps passés. Mais, aujourd'hui comme autrefois, ceux qui veulent à tout prix accréditer l'emploi des dissolvants, ont recours à mille subtilités pour disculper leur prétendue méthode curative de la nullité d'action dont elle est si souvent frappée. Malgré l'assurance vraiment surprenante avec laquelle on proclame les preuves dites irréfragables de la puissance dissolvante des eaux de Vichy et les merveilles qu'elle a déjà opérées, on paraît ne pas être bien certain de l'effet que ces arguments produiront sur l'esprit public, et l'on cherche à atténuer la portée de quelques faits contraires, mais surtout à justifier des insuccès qui se multiplient de jour en jour.

Ainsi, dans une Lettre adressée à l'Académie de médecine le 12 février 1839, pour diminuer l'impression d'une communication faite à cette compagnie et tendant à établir que les eaux de Vichy avaient été inutiles, même nuisibles, M. Petit nous dit que si les eaux n'ont pas réussi à fondre la pierre, c'est parce que la vessie était malade, que le sujet recélait un vice dartreux dont sa figure portait des traces, qu'il avait de très fréquentes envies d'uriner, que la vessie ne pouvait pas garder de liquide ; que, par ces divers motifs, pendant les sept semaines que le malade a passées à Vichy, il a peu bu, et pris seulement un petit nombre de bains. Ce malade fut opéré plus tard par la lithrotritie, et l'on s'assura, ajoute l'auteur de la Lettre, qu'il y avait une maladie grave, notamment des excroissances plus ou moins volumineuses dans l'intérieur de la vessie. Voilà quelles sont les allégations derrière lesquelles on se retranche. Mais il en est pour ce cas comme pour beaucoup d'autres, notamment celui de madame de Latour-Maubourg, dont j'ai parlé dans l'un des paragraphes précédents; ces allégations sont sans valeur. La fréquence des besoins d'uriner, le racornissement de la vessie, les excroissances vésicales, en un mot, tout ce qu'on voyait chez le malade, ne sont rien moins que rares chez les calculeux, et la pratique en montre chaque jour mille et mille variétés diverses. Ce sont là les effets ordinaires du séjour prolongé des calculs dans la poche urinaire. L'opération par la taille ou par la lithrotritie en tient compte, mais ces circonstances n'empêchent pas absolument la guérison, et ce qui le prouve, c'est que j'ai guéri un grand nombre de malades chez lesquels on les observait, c'est que celui dont il s'agit, et auquel l'eau de Vichy avait été inutile, fut guéri par la lithotritie. Il est reconnu seulement que de telles dispositions morbides de la vessie rendent la manœuvre plus difficile, et obligent quelquefois de la modifier. Mais, je le demande, quelle influence pourraient-elles exercer sur l'action des eaux alcalines? Puisque M. Petit prétend que ces eaux, même prises en bains, diminuent toujours les douleurs, et par conséquent les contractions de la vessie, il était tout simple qu'on obtînt ce résultat ici comme ailleurs, et qu'après quelques jours le malade fût ramené à des conditions qui auraient assuré le succès du traitement. J'ajouterai que le cas était d'autant plus favorable, que des sables rendus par ce calculeux pendant son séjour à Vichy démontrèrent qu'on avait affaire à un urate.

A l'occasion d'un autre fait qui avait été également présenté à l'Académie comme une preuve de la non-utilité des eaux de Vichy, M. Petit se livre à des commentaires qui n'ont pas plus de valeur. La pierre avait été reconnue chez le malade, et la lithotritie conseillée comme le moyen le plus approprié pour obtenir la guérison. Mais les calculeux ayant toujours de la répugnance à accepter les opérations, celui-ci voulut savoir de M. le sous-inspecteur si les eaux de Vichy ne pourraient pas le guérir. On juge sans peine que la réponse fut affirmative. Le malade se mit donc à l'usage des eaux transportées. De ce que les douleurs se calmèrent pendant quelque temps, M. Petit conclut que la pierre avait dû perdre de son volume. Je suis à chaque instant obligé de faire observer que si ce médecin eût été en position de voir un certain nombre de calculeux, il saurait qu'une suspension temporaire des accidents est très commune dans cette affection, qu'elle en est même un des caractères distinctifs, si ce n'est pendant la dernière période. Les douleurs ne viennent que par accès dont la durée varie, et il n'est pas rare que, pendant des mois entiers, elles s'effacent au point de faire croire à la guérison quand on manque d'expérience. Il faut d'autant plus insister sur cette circonstance, qu'on ne cesse de l'invoquer en faveur de la prétendue action dissolvante des alcalis ou des eaux de Vichy, et que chaque jour elle devient fatale à des malades, en les engageant à une temporisation qui finit par les placer en dehors de toutes les ressources de l'art.

M. Petit, dans ses Lettres à l'Académie et aux journaux, n'a fait que reproduire, toujours avec la même confiance, ces assertions déjà émises dans les brochures qu'il publie chaque année pour attirer des buveurs à Vichy. Mais, dans ces publications, M. le sous-inspecteur ne s'est adressé qu'aux malades, dont très peu possèdent des connaissances en chimie, dont la plupart ignorent absolument et les lois qui régissent les actes de la vie et les conditions nécessaires pour assurer le succès d'un moyen curatif. Par conséquent il lui a été loisible de tourner la difficulté et de faire intervenir des influences qui ne sauraient supporter un examen sérieux.

Il est deux points sur lesquels insistent principalement les modernes partisans de la dissolution des pierres vésicales, l'influence qu'ils attribuent à l'acide carbonique combiné avec les alcalis, et l'action qu'il font jouer à ces derniers sur la matière animale des calculs.

Nous avons vu que M. Magendie espérait de guérir tous les graveleux au moyen du régime non azoté, parce qu'il n'attribuait la gravelle qu'à des écarts de régime. M. Petit, à son tour, prétend guérir tous les graveleux et tous les calculeux par les préparations alcalines, mais surtout par l'eau de Vichy. A l'entendre, c'est là une véritable panacée pour ce genre d'affection. Ainsi, non seulement la gravelle et les pierres d'acide urique et d'urate d'ammoniaque doivent tomber en déliquium à Vichy, mais encore les graviers et les calculs de phosphate, d'oxalate, de carbonate, de cystine, etc., ne sauraient non plus résister; car si la substance saline se montre rebelle, le fondant agira sur la matière animale qui en lie les molécules, et le malade finira par rendre celles-ci disgrégées, sinon parfaitement dissoutes.

J'ai dit que les nouveaux partisans de la dissolution des calculs, et spécialement les panégyristes de Vichy, s'étaient fait illusion au point de prendre l'organisme vivant pour un laboratoire de chimie. Écoutons M. le sous-inspecteur, qui ne connaît point de bornes à la puissance de sa panacée : « Les « calculs de phosphate ammoniaco-magnésien peuvent être « décomposés par les carbonates alcalins; il se forme alors un « phosphate soluble, l'ammoniaque se dégage, et la magnésie se « précipite, de sorte que l'urine peut facilement ensuite entraî- « ner au dehors cette dernière substance, à mesure qu'elle se « dépose. Quant aux calculs de phosphate de chaux, ils sont « sans doute plus difficiles à attaquer ; cependant, cesel étant so- « luble dans l'acide carbonique, et, d'un autre côté, la matière « animale, toujours abondante dans ces calculs, étant elle- « même soluble dans les dissolutions alcalines, je doute qu'ils

« puissent résister à l'eau de Vichy, saturée d'acide carbo-
« nique. »

Ainsi, rien ne saurait empêcher le nouveau fondant de détruire tous les calculs, quelle qu'en soit la nature. On en a
pour garant les lois de l'affinité chimique, et si quelques-uns
d'entre eux se montraient récalcitrants quant à leur nature
saline, ou terreuse, ou autre, l'eau de Vichy attaquerait la
matière animale, qui ne saurait lui résister, la concrétion serait alors désagrégée, et les débris sortiraient avec l'urine.
Plus d'obstacles donc, et la médecine possède désormais un
infaillible moyen de guérir l'affection calculeuse. Si elle n'en a
pas tiré un meilleur parti jusqu'à présent, car elle le connaissait bien, et depuis longues années, c'est qu'elle n'a pas su le
manier, qu'elle a mal procédé, qu'elle a agi avec trop de timi-
dité, qu'elle ne savait pas tout ce que vaut Vichy. Ainsi, vous
tous, Brandes, Mascagni, Whytt, Fourcroy, Marcet, etc.,
vous n'avez rien compris au maniement des moyens chimiques.
Ainsi, vous tous qui avez inspecté si longtemps les sources de
Vichy, vous ne vous êtes même pas doutés des merveilles que
cette eau se réservait de nous révéler après la révolution de
1830 ; et cependant l'un de vous, au moins, n'en avait pas une
médiocre opinion, puisqu'il assure que c'est un esprit vivi-
fiant, restaurateur de la vie, régénérateur des forces : « Oui,
« dit Fouet, nous assurons que cette eau est le réservoir sa-
« cré de cet esprit de Dieu, qui était placé sur l'élément dont
« elle fait partie ; elle sert de véhicule au souffle de vie pour
« l'accompagner où les besoins de la nature le demandent,
« pour y opérer certaines cures qui tiennent du miracle. » Malheureusement pour les théories de M. Petit, il a été constaté
par M. Henry que l'urine rendue après l'administration prolongée de l'eau de Vichy ne contient pas de gaz acide carbonique à l'état libre, et, qui plus est même, que le carbonate
de l'eau minérale ne s'y trouve plus qu'à l'état de carbonate
neutre, c'est-à-dire, dépouillé d'une partie de son acide. Mal-

heureusement pour ses arguments, il n'y en a point un seul qui résiste à la critique, comme pas un de ses faits n'est concluant. Malheureusement enfin, pour les pauvres malades, de toutes ses brillantes promesses pas une seule ne s'est jusqu'ici réalisée, et rien n'annonce que l'avenir leur réserve un sort moins malencontreux. Mais qu'importent aux panégyristes des dissolvants les doutes de ceux qui ne partagent point leur enthousiasme? Fouet ne leur avait-il pas donné un bel exemple en s'écriant : « Nous n'avons pas cru, pour éviter la cri-« tique d'une poignée de petites gens, devoir frustrer le pu-« blic des lumières que Dieu a accordées à nos veilles et à nos « expériences. Il ne serait pas juste que le soleil privât toute « la terre de ses rayons et de ses influences, parce que les hi-« bous n'en peuvent supporter l'éclat. » On voit que si l'eau de Vichy agit quelquefois comme calmant, ce n'est pas sur la surexcitation cérébrale de ceux qui sont appelés à en régler l'administration.

M. Petit nous dit qu'il faut admettre la théorie de la dissolution des calculs par les substances alcalines, sinon renoncer à croire à la chimie. Il prétend que la chimie n'est étrangère à aucune de nos fonctions, qu'il se passe des phénomènes chimiques dans tous nos organes, que l'estomac et la vessie sont deux organes très habitués aux opérations chimiques, qu'il s'agit seulement de faire de la bonne chimie, et que celle qu'on fait à Vichy leur convient parfaitement. Ne serait-on pas tenté de croire que nous sommes revenus au siècle de Sylvius? Cependant, tel est le point de départ de M. le sous-inspecteur, qui pense qu'on peut faire jouer impunément des alcalis dans la vessie, parce que je me suis permis d'y introduire et d'y faire jouer les instruments propres à la lithotritie. Est-il donc surprenant, d'après cela, que des observations qui n'ont ni les caractères, ni l'authenticité nécessaires pour constituer des faits concluants, soient allégués comme des exemples de guérison tellement incontestables, qu'il n'y a pas, suivant lui, moyen de les nier, et que ceux qui n'y croient point, sont obligés de recourir à des interprétations qu'il déclare fausses ?

Quand on rapproche les faits anciens de ceux qui se publient de nos jours, on est frappé de l'analogie, pour ne pas dire de la similitude absolue qui existe entre les uns et les autres. Or, comme les faits anciens n'ont jamais rien prouvé eu égard à la dissolution de la pierre dans la vessie, il s'ensuit tout naturellement que les faits modernes ne prouvent pas davantage. A cela on répond que les anciens n'avaient point agi avec assez de hardiesse; que, ne connaissant ni la nature des calculs , ni les ressources immenses qu'on tire de la combinaison des alcalis avec l'acide carbonique, ils ne pouvaient obtenir de succès, mais qu'aujourd'hui, en possession des bicarbonates , et surtout sachant que l'urine devient alcaline par leur emploi, il y a une énorme différence entre ce qu'ils faisaient et ce que nous faisons. Quant à la hardiesse, les anciens avaient dépassé tout ce que nos modernes expérimentateurs ont pu tenter jusqu'ici de plus téméraire, et pour s'en convaincre , il suffit de rappeler les énormes quantités de savon et d'eau de chaux dont ils gorgeaient leurs malades. Mais c'est là une pratique qu'on blâmait autrefois et qu'on blâme aussi de nos jours. Voici ce que dit M. Prunelle, médecin inspecteur des eaux de Vichy, qui ne partage pas l'enthousiasme de M. le sous-inspecteur : « J'avoue que si ces tentatives devaient avoir des « succès, et que ce succès ne pût être obtenu que par l'inges-« tion quotidienne de huit à seize litres d'eau minérale, je croi-« rais les douleurs à éprouver et le danger à courir beaucoup « moindres en subissant l'opération de la lithotritie. » De semblables doses ne sont supportées impunément ni par l'estomac ni par la vessie. Eu égard aux bicarbonates , on a pu voir tout à l'heure ce qu'il faut en penser. Enfin, quant à la découverte qu'on qualifie de *pas immense fait dans la voie du progrès*, ce n'est, sous le point de vue pratique, qu'une chose facile et sans la moindre influence sur le résultat définitif, et il faut se faire une bien étrange idée de l'intelligence des lecteurs pour leur affirmer gravement qu'autrefois on ne dissolvait pas les calculs vésicaux avec les alcalis, parce qu'on ignorait que ces substances alcalisent l'urine; comme si notre savoir ou notre ignorance influait sur la marche de la nature, sur le jeu des affinités chimiques ! D'ailleurs ce progrès immense , puisqu'on veut que c'en soit un, ne date pas d'hier, comme le dit M. Petit; l'alcalisation de l'urine par les alcalis introduits dans l'estomac, était connue de Fourcroy, de Mascagni, et d'autres plus anciens encore.

Dans ma cinquième Lettre, j'ai prouvé, en me servant des expériences faites par les partisans eux-mêmes de la dissolution, et en admettant comme démontré ce qui était encore plus que sujet à contestation, qu'aucun malade ne pourrait supporter la quantité d'eau qu'il faudrait introduire dans l'économie pour y détruire une pierre de volume donné. A cela on répond que les expériences sur lesquelles j'ai basé mes calculs avaient été faites sur des pierres desséchées, par conséquent peu solubles, tandis qu'en opérant sur le vivant, on a le grand avantage d'agir sur des calculs humides, ce qui amène une très grande différence dans les résultats. Je ferai observer que les calculs d'acide urique et d'urate d'ammoniaque sur lesquels principalement on a la prétention d'agir avec efficacité , ont souvent une texture lamelleuse, et qu'alors la dessiccation n'a pour ainsi dire pas d'influence : la plupart de ces calculs, développés très lentement, sont aussi durs quand on les retire de la vessie que lorsqu'ils ont séjourné longtemps dans une collection. Quant aux pierres granulées de même nature, et par rapport auxquelles le motif qu'on allègue pourrait avoir quelque valeur , il est d'observation que le plus grand nombre d'entre elles se développent lentement, qu'elles ont beaucoup de consistance, et que l'humidité, à laquelle on veut faire jouer un si grand rôle , ne pénètre guère au-delà de la couche extérieure. Enfin, quant aux concrétions phosphatiques ou d'oxalate calcaire, à l'égard desquelles les motifs qu'on allègue pourraient aussi avoir quelque portée, ce sont précisément celles qu'on regarde généralement comme réfractaires.

En prenant pour base les expériences faites avec l'eau alcaline, à la source même ou dans un laboratoire, on est tombé dans une grave méprise. Comment admettre effectivement qu'il suffise de l'alcalinité communiquée à l'urine par une quantité de boisson toujours assez faible, pour produire un résultat semblable à celui qu'on obtient d'expériences faites par immersion dans les bassins de Vichy? Ici c'est le bicarbonate de soude qui agit, sans compter l'influence mécanique du mouvement d'un liquide sans cesse renouvelé; et dans la vessie, c'est le carbonate neutre. De cette seule circonstance déjà il suit que l'expérimentation hors de la vessie, à laquelle on attache tant d'importance, ne prouve absolument rien. Quant à l'action dont la vessie pourrait être le théâtre, dans la supposition, physiologiquement absurde, où la sécrétion rénale serait un simple phénomène chimique, comme cette action dépendrait du carbonate neutre arrivant à la poche urinaire par la décomposition des bicarbonates donnés en boisson, en lavements, en bains, il aurait fallu commencer par déterminer combien il parvient à la vessie de ce sel, dont la quantité doit toujours être très faible, comparativement à celle du bicarbonate imprégnant l'eau mise en expérience dans les bassins, même en supposant la production de l'urine portée aussi loin qu'elle peut l'être sans devenir maladive, sans constituer l'état appelé diabète ou diurèse. Or, rien de tout cela n'a été fait, n'a même été tenté. Sous quelque point de vue donc qu'on envisage la question, l'esprit est assailli de doutes; il ne rencontre que des aperçus vagues, des applications forcées d'une science à une autre, et des analogies établies entre des faits qui n'ont pas d'affinité ensemble.

Les modernes partisans de l'emploi des substances alcalines pour la dissolution des pierres vésicales ont cru échapper à la difficulté en admettant aussi une action dissolvante des alcalis sur la matière animale des concrétions urinaires. Cette hypothèse n'a que des fondements ruineux. Au moment où les dépôts de l'urine, soit pulvérulents, soit granuleux, s'agglomèrent, le mucus qui les agglutine est mou ; mais, à mesure que la pierre augmente de volume, il se condense, se dessèche et durcit, et il est si intimement mêlé avec les substances salines, que le tout constitue une masse homogène. D'ailleurs, il y a des calculs qui en renferment si peu, qu'à peine en doit-on tenir compte. Enfin, si l'hypothèse était vraie, le gluten devrait se dissoudre également et le calcul se disgréger chez les calculeux dont l'urine acquiert spontanément le caractère de l'alcalescence, car bien qu'alors celle-ci soit due à l'ammoniaque, et non à la soude, je ne pense pas qu'on prétende voir là une différence de bien haute portée ; or, la disgrégation n'a pas lieu alors, même quand la pierre est couverte de phosphate, c'est-à-dire d'une croûte plus riche en mucus et plus humide que le centre, comme le prouve l'un des faits dont j'ai donné plus haut les détails. Ainsi la disgrégation ne se montre point à nous sous un aspect plus favorable que la dissolution, à laquelle elle venait prêter aide et secours. Admettons cependant, comme démontrée, l'affinité spéciale qu'on attribue aux alcalis pour la matière animale des calculs : il saute aux yeux que cette affinité ne s'exercerait pas uniquement sur les flocons qui unissent ensemble les molécules salines, qu'elle porterait aussi, et même plus particulièrement, sur la membrane muqueuse et ses produits. Cela étant, l'usage des alcalis serait plus nuisible encore qu'il ne l'est, d'où nous devons conclure qu'on a supposé des phénomènes qui n'ont réellement pas lieu.

Toutes les bizarreries imaginables se pressent en foule dans l'histoire de l'affection calculeuse. Nous avons vu les partisans de la dissolution, n'osant pas proscrire la lithotritie, la reléguer du moins parmi les ressources *in extremis*, comme leurs devanciers faisaient jadis à l'égard de la taille, et reproduire avec affectation les reproches sans fondement dont cette opération a été le sujet de la part des cystotomistes de profession. Mais, dès qu'elle peut servir leurs intérêts, ils oublient le sombre portrait qu'ils en ont fait. En effet, M. Petit n'a pas craint de dire qu'au besoin on pourrait recourir préalablement aux procédés de la lithotritie, soit pour perforer, soit pour fragmenter la pierre, afin de multiplier les surfaces, et d'accroître dans la même proportion le pouvoir dissolvant ou désagrégeant des préparations alcalines. C'était bien plus encore que ce qu'il demande aujourd'hui à la nouvelle méthode, puisqu'il ne requiert d'elle qu'une mesure précise des calculs.

J'aime à penser qu'emporté par son zèle, M. le sous-inspecteur aura oublié qu'un praticien doit non seulement guérir quand la nature le permet, mais encore écarter du malade les dangers, et lui épargner les douleurs. Disons-le à haute et intelligible voix : recourir aux manœuvres de la lithotritie pour déterminer exactement le volume d'une pierre, ou pour en opérer le morcellement, et cela dans l'unique but de préciser l'étendue de l'action des eaux de Vichy, ou de favoriser cette action, c'est rétrograder jusqu'aux siècles de barbarie. Dès qu'un petit calcul a été saisi dans la vessie au moyen des instruments lithotriteurs, on peut, en un instant, sans causer aucune douleur, le briser de telle sorte que les débris soient expulsés avec les premières urines et que le malade se trouve guéri ; il ne faut pas plus d'une séance pour toutes les pierres dont le volume ne dépasse point celui d'une amande. Dans l'opération, il n'y a de pénible pour les malades que les manœuvres qu'on serait obligé d'employer pour mesurer le corps étranger, car l'écrasement a lieu toujours sans douleur, et le calculeux n'en est averti que par le bruit qu'il entend dans sa vessie. Serait-il humain, après avoir fait supporter à un homme tout ce qu'a de pénible une opération qui pourrait le débarrasser en un instant et sans souffrance, de laisser la pierre intacte, de retirer l'instrument de la vessie, après avoir regardé les échelles graduées, et de faire prendre la poste à ce malade pour qu'il aille expérimenter les eaux de Vichy sur sa pierre ainsi mesurée? Qu'on se le permette pour éclairer définitivement l'opinion sur le compte de cette doctrine, qu'il faut proscrire si elle est fausse, et, dans le cas contraire, apprécier à sa juste valeur, je le conçois; mais vouloir ériger cette pratique en méthode générale, c'est faire un pas rétrograde; bien plus, c'est sacrifier le malade à des vues expérimentales, au lieu de faire tourner la science au soulagement des souffrances humaines.

Dans quelques-unes des observations publiées par M. Petit, on voit qu'il fait voyager les malades à l'effet seulement de les faire sonder par un praticien distingué. S'il connaissait mieux l'histoire de l'affection calculeuse, il saurait que l'exposition pendant quelques heures aux cahots d'une voiture a suffi plus d'une fois pour déterminer au col de la vessie une inflammation dont la mort a été la conséquence. Ce cas est rare, me dira-t-on. D'accord. Mais le fût-il davantage encore, sa seule possibilité suffit pour rendre circonspect. Le désir de procurer la vogue à une eau minérale ne doit pas faire oublier qu'il s'agit de la vie des hommes, et les devoirs de la profession ne tolèrent pas qu'on fasse de malheureux malades des sujets d'expérimentation.

J'avais indiqué, dans ma cinquième Lettre, la seule vraie manière de procéder à des expériences dont le but fût de prouver l'action dissolvante des eaux de Vichy. Il était tout simplement question d'expérimenter, non avec l'eau des Célestins ou de la Grande-Grille, mais avec l'urine des malades alcalisée par ces eaux; je ne voyais pas d'autre méthode pour se rapprocher le plus possible des conditions dans lesquelles se trouve le praticien : il ne fallait que renouveler l'urine et maintenir l'appareil à la température du corps. M. Petit répond : « Mais n'est-ce pas là ce que j'ai fait en essayant le « traitement sur le vivant, en rendant l'urine alcaline, après « avoir reconnu que cette médication n'était nullement nui-« sible, même dans de très larges limites. C'est précisément « par cette pratique que je me suis convaincu que la théorie « était juste, puisque les malades ont guéri. » Je dis que l'expérience n'a pas été faite, et qu'elle reste à tenter. Que prouvent des guérisons justement contestées ? Des malades qu'on dit avoir guéris, les uns n'avaient pas la pierre, et ceux qui l'avaient réellement l'ont conservée ; des graviers, même peu volumineux, ont été pris pour des pierres, et les malades les ont rendus : vous assurez que ce fut par l'effet des eaux ; mais tout le monde sait qu'on rend des graviers plus gros que ceux qui ont été expulsés à Vichy, et cela sans faire aucun traitement, sans prendre aucune eau minérale. Vous n'avez pas même eu la précaution, dans les cas dont vous arguez, de faire explorer vos malades, soit avant le traitement, pour savoir si la pierre existait, soit après, pour vous assurer qu'elle n'existait plus, et vous invoquez seulement les sensations que les malades éprouvent après la saison des eaux : or, vous ne devriez pas ignorer que les sensations sont tellement variables, chez les calculeux, qu'il n'y a pas moyen d'en tirer la moindre conséquence. Vous dites que les graviers rendus à Vichy diffèrent de ceux qu'expulsent d'autres malades qui n'ont pas été soumis à l'action de l'eau ; mais vous êtes dans l'erreur : les graviers dont vous parlez, notamment ceux que vous m'avez fait voir, n'en diffèrent en aucune manière, et si vous doutez de ce que j'avance, je vous offre de vous montrer dans ma collection des échantillons de tout point sembla-bles aux vôtres. Voici, d'ailleurs, ce que dit M. Prunelle, votre inspecteur en chef, dans une lettre qu'il a adressée à l'Académie de médecine, et où je trouve signalée la

direction fausse que vous donnez à vos expériences : « Ces
« graviers sont très entiers pour l'ordinaire, souvent couverts
« de tubercules, et terminés quelquefois par des pointes ai-
« guës. Les graviers de forme spongieuse que l'on apporte
« en preuve de l'action dissolvante des eaux sont fort rares.
« On ne devrait pas en trouver d'autres après l'usage des
« eaux, si celles-ci agissaient par voie de dissolution. » En
un mot, vos prétendues preuves de l'action dissolvante des
alcalis dans les cas demeurés douteux faute d'exploration vésicale, ne valent pas mieux que les motifs auxquels vous avez
recours pour expliquer l'inaction de ces substances dans
d'autres où tous les doutes sur la non-dissolution de la pierre
ont été levés, soit par les explorations de la vessie, soit par
l'autopsie cadavérique.

Quelques circonstances imprévues m'ayant empêché de publier les considérations précédentes aussitôt que l'impression
en fut terminée, l'observation relative au malade envoyé à
Vichy par l'Administration des hôpitaux de Paris, a eu le
temps de marcher, de sorte que je me trouve en mesure de
donner le résultat du traitement. Comme ce fait a une grande
portée, en ce qui concerne la question aujourd'hui débattue de
la dissolution des pierres vésicales, je crois devoir en publier
tous les détails, d'après les pièces officielles, qui sont :

1° L'observation rédigée par M. le docteur Laugier, pendant le séjour du malade à l'hôpital Beaujon.

2° Les procès-verbaux des séances de la Commission nommée par l'Administration des hôpitaux, à l'effet d'examiner cet
homme avant son départ pour Vichy et après son retour.

3° Les observations recueillies par M. Petit, durant le séjour du malade à Vichy.

La publication de ces détails sera d'autant plus utile que le malade en question est devenu en quelque sorte un point de mire pour les partisans de la dissolution, et que déjà on a tiré des conséquences fausses de certaines particularités qui le concernent.

Voici d'abord l'observation rédigée par M. Laugier pendant le séjour du malade à l'hôpital Beaujon.

« Jacob-Balthazar Denis, trente-quatre ans, employé à la « Légion d'honneur, passage Sainte-Marie, n. 6; à son arrivée, « calcul de quinze lignes de diamètre; douleurs vives en uri- « nant, bon état de la vessie, urines naturelles. Séance de li- « thotritie par le percuteur. Calcul saisi facilement, presque « sans douleurs; point d'urines sanguinolentes; les jours sui- « vants, de gros fragments ont été rendus; mais, après quel- « ques jours, et probablement par les aspérités du calcul que « l'opération même a déterminées, car ce calcul était lisse avant « la lithotritie, une cystite très aiguë se déclare, fièvre, dou- « leurs vives, urines purulentes : le mauvais état de la vessie « m'éloigne de toute nouvelle tentative. Sur ces entrefaites, « essai des eaux de Vichy en boisson, à la dose de deux bou- « teilles d'un litre chaque par jour. A dater de l'usage des « eaux, et probablement par cet usage même, les douleurs en « urinant diminuent, les urines s'améliorent après plusieurs « mois; le calcul, dont le volume avait été constaté par la « Commission de l'Académie de médecine, a notablement di- « minué : il est onctueux, savonneux au toucher de la sonde « métallique. Jacob est en voie de guérison. Il est à croire « que l'usage des mêmes eaux, en bain et en boisson, à Vichy « même, achèvera la destruction du calcul. Depuis l'emploi de « l'eau de Vichy, on s'est abstenu de toute nouvelle tentative « de lithotritie, et la sonde n'a été introduite que deux fois, pour « constater l'existence et approximativement le volume du « calcul. »

Signé LAUGIER.

Juin 1839.

Cette observation est incomplète tant sous le rapport chirurgical que sous le point de vue de l'expérimentation à laquelle le malade fut soumis. M. Laugier parle du volume du calcul qui fut constaté par la Commission de l'Académie, mais sans faire connaître ni ce volume, ni la manière dont on le reconnut. Il ajoute que, sous l'influence des eaux, le calcul perdit *notablement* de son volume, qu'il devint *onctueux, savonneux au toucher de la sonde*. En préjugeant ainsi une question grave, notre confrère énonce des résultats à l'égard desquels une démonstration catégorique n'eût pas été inutile. Un calcul devenu *onctueux* est une chose assez digne de remarque pour ne point la laisser passer inaperçue. Il eût été nécessaire aussi de faire connaître la portée du mot *notablement* dont M. Laugier se sert en parlant de la diminution de volume que la pierre avait éprouvée, suivant lui, par le fait des eaux de Vichy. On regrette donc que notre confrère se soit borné à dire qu'on a introduit deux fois la sonde dans la vessie, pour s'assurer que la pierre y était toujours, et *pour en déterminer approximativement le volume*. Tous les chirurgiens savent, en effet, et M. Laugier ne peut ignorer que la sonde est insuffisante lorsqu'il s'agit de déterminer le volume d'un calcul vésical. Elle l'était surtout dans un cas où il s'agissait d'apprécier de petites différences. Ainsi les explorations avec cet instrument étaient pour le moins inutiles.

Dans l'essai qu'il fit de la lithotritie, M. Laugier reconnut à la pierre un diamètre de quinze lignes. En tenant compte des débris et des fragments rendus après la séance, on aurait pu, par une exploration avec le même instrument, faire disparaître, du moins en partie, le vague et les incertitudes du cathétérisme ordinaire. M. Laugier n'a pas cru devoir suivre cette marche. Il paraît même n'attacher aucune importance aux fragments rendus, et ne rapporter qu'à l'action des eaux de Vichy la diminution de volume qu'il croit avoir reconnue dans la pierre.

Il est encore une circonstance sur laquelle glisse le chirurgien de Beaujon, et qui méritait d'être signalée. C'est que si l'eau de Vichy avait le pouvoir d'attaquer les calculs vésicaux, comme on le prétend, la pierre de Jacob, qui venait d'être morcelée par l'instrument lithotriteur, se serait trouvée dans des conditions plus favorables que nulle autre pour éprouver cette action.

M. Laugier a évidemment été effrayé après l'essai qu'il avait fait de la lithotritie, et c'est sous la dictée de la peur qu'il a écrit que le *mauvais état de la vessie* l'avait détourné de tenter une seconde opération ; car lui-même déclare qu'à l'époque de l'admission du malade à l'hôpital, *la vessie était en bon état et l'urine naturelle*. S'il fallait d'ailleurs une autre preuve de l'erreur dans laquelle notre confrère est tombé à l'égard de ce malade, nous la trouverions dans ce qui s'est passé plus tard. En effet, la suite a fait voir un état de choses tout opposé à celui que M. Laugier avait redouté, puisque Jacob a supporté sans nul accident les manœuvres qui ont été employées, tant à Paris qu'à Vichy, pour reconnaître le volume de la pierre, bien que ces manœuvres fussent plus pénibles et plus douloureuses que celles de l'opération.

Notre confrère n'est pas davantage dans la ligne du vrai quand il attribue la cystite à l'action de la pierre fragmentée. L'expérience journalière apprend effectivement que les calculs fragmentés ne fatiguent pas plus la vessie que ne le font les pierres entières. C'est aussi ce que le temps a constaté chez Jacob : la pierre de ce malade n'a point cessé d'être fragmentée, et cependant la cystite s'est guérie ; le sujet s'est même rétabli au point de supporter, sans le plus léger accident, les nombreuses expériences auxquelles on l'a soumis.

Jacob sortit de l'hôpital Beaujon pour aller à Vichy. J'ai dit précédemment quelles étaient alors les conditions dans lesquelles il fut trouvé par la Commission de l'Administration le 18 juin. Je me bornerai à rappeler ici les mesures de la pierre, sur l'échelle du lithoclaste. Cette pierre fut saisie neuf fois. Elle avait :

la 1ʳᵉ fois,	12 lignes de diamètre.
la 2ᵉ,	9 1/2.
la 3ᵉ,	12.
la 4ᵉ,	9 1/2.
la 5ᵉ,	9 1/2.
la 6ᵉ,	11.
la 7ᵉ,	7.
la 8ᵉ,	8 1/2.
la 9ᵉ,	17 1/2.

Moyenne 10 lignes 13/19. J'ai dit aussi ce que valaient ces mesures, et il est inutile de rappeler les observations que j'ai faites à leur égard.

Au retour de Vichy, la même Commission a été convoquée pour constater l'état du malade. Elle s'est réunie le 30 septembre, et le sujet lui a été présenté par le docteur Petit, qui avait dirigé le traitement, et qui a assisté aux nouvelles explorations. Ce médecin nous a appris que, durant le traitement, Jacob n'avait rendu aucun débris de la pierre, que cependant celle-ci avait perdu *beaucoup* de son volume (la lettre de convocation la disait *réduite à six lignes*), et que lui-même s'en était assuré par des explorations. La Commission, qui avait expressément recommandé au malade de ne laisser introduire aucun instrument dans sa vessie, regretta d'autant plus qu'on eût négligé cette injonction, que, la pierre ayant été morcelée une première fois à Beaujon, la diminution de volume annoncée pouvait être attribuée à l'action de l'instrument dont on s'était servi à Vichy pour prendre la mesure, puisque c'était aussi un instrument de lithotritie. Toutefois on procéda de suite à l'examen. Sous le rapport de la santé générale, le malade était dans le même état qu'à notre première réunion. Nous avons seulement cru remarquer qu'il avait un peu maigri, et lui même disait *avoir laissé son ventre à Vichy*. Quant à l'état de la vessie, il n'y avait aucun changement appréciable. Du reste, mêmes précautions, même instrument, et même manière de procéder qu'au premier examen. La pierre fut saisie dix fois. Elle avait:

la	1re	12 lignes de diamètre.
la	2e,	14.
la	3e,	8 1/2.
la	4e,	13.
la	5e,	11.
la	6e,	14.
la	7e,	12.
la	8e,	8 1/2.
la	9e,	12.
la	10e,	14.

Moyenne 11 lignes 3/10. Ces mesures, prises avec le même soin, au moyen du même instrument, et par le même procédé, avaient la même valeur que les précédentes. En les comparant avec celles-ci, il fut évident pour tout le monde qu'au lieu de diminuer, la pierre avait sensiblement grossi pendant les deux mois et demi que le malade avait pris les eaux à Vichy, tant en bains qu'en boisson. A la fin de l'exploration, dans notre dernier examen, je crus sentir une seconde pierre; M. Petit avait déjà fait cette remarque à Vichy; mes confrères ont même entendu le bruit produit par le choc. Mais le malade était fatigué, et la Commission ne crut pas devoir insister : sa conviction sur l'effet des eaux de Vichy était formée.

La vessie était dans le même état que par le passé; elle était toujours spacieuse et peu sensible. Le malade souffrit peu des nombreuses manœuvres qu'il fallut faire pour saisir la pierre dix fois. Il est d'autant plus difficile, je le répète, de comprendre les motifs qui ont déterminé M. Laugier à ne pas continuer la lithotritie que, parmi le grand nombre de malades que j'ai soumis à cette méthode, j'en ai rencontré fort peu qui fussent dans d'aussi bonnes conditions. Assurément quatre ou cinq séances de lithotritie, moins fatigantes et moins longues que les explorations faites à Paris et à Vichy pour suivre les effets du traitement par les eaux alcalines, auraient suffi pour détruire cette pierre. Quoi qu'il en soit, le malade a tout supporté parfaitement. Il se prête de la meilleure grâce à tout ce qu'on lui propose. C'est un sujet fait exprès, et qui ne pouvait être mieux choisi pour le rôle qu'on lui fait jouer. Doux et complaisant, il croit sans peine ce qu'on lui dit ; sa patience est sans bornes ; comme il souffre peu de la pierre, il pourra rester en expérimentation autant de temps qu'on le désirera. Ainsi, toutes les conditions désirables se trouvent réunies chez lui.

De temps en temps il éprouve des difficultés d'uriner, mais pour commencer plutôt que pour finir. Il s'imagine alors, et c'est aussi l'opinion de M. Petit, que la pierre vient s'engager dans le col, et qu'elle met obstacle au cours de l'urine. Nous croyons même probable que c'est d'après cette idée plutôt que d'après les mesures qu'il avait prises, que M. Petit s'était fondé pour dire que la pierre avait perdu, à Vichy, les deux tiers de son volume ; car il n'est pas possible que ce médecin se soit trompé d'une manière aussi étrange, et qu'il n'ait reconnu que *six lignes* à une pierre qui s'est trouvée en avoir *près de douze*, terme moyen, dans les expériences qui furent faites sous ses yeux.

Pour compléter ce qu'il importait de savoir sur ce malade, l'Administration des hôpitaux a demandé à M. Petit l'exposé de ce qu'il avait observé pendant que Jacob était soumis à l'action des eaux de Vichy. Voici les observations de M. le sous-inspecteur.

« Monsieur,

« J'ai reçu la copie que vous avez bien voulu m'adresser
« des deux procès-verbaux de la Commission qui a constaté
« l'état du calcul du nommé Jacob, avant son départ pour
« Vichy et depuis son retour.

« Vous me dites, Monsieur, que le Conseil général des hos-
« pices me prie de lui faire savoir si j'ai quelques observations
« à faire à l'occasion de ce malade et des explorations dont il
« a été l'objet.

« Je n'ai aucune observation à faire relativement aux explo-
« rations auxquelles la Commission s'est livrée, j'ai une en-
« tière confiance dans les membres qui la composent, et j'ac-
« cepte le résultat de ses explorations, comme parfaitement
« exact ; mais voici quelques autres observations, que je vous
« prie de vouloir bien soumettre au Conseil.

« Le plus grand diamètre du calcul, noté par la Commis-
« sion, au départ du malade, était de dix-sept lignes et demie.
« Le plus grand diamètre, au retour, n'a été que de quatorze
« lignes.

« Néanmoins, cette diminution me paraît peu sensible. Je
« ne la trouve nullement en rapport avec ce que j'ai ordinai-
« rement observé chez d'autres calculeux.

« Ce calcul serait-il du nombre de ceux qu'il est difficile
« d'attaquer par les alcalis ? Je l'ignore, puisque nous ne
« connaissons pas la nature des éléments qui le composent.

« Mais, en admettant qu'il soit susceptible d'être détruit
« par l'usage des eaux de Vichy, je crois que l'état dans le-
« quel était la vessie de notre malade peut facilement expli-
« quer pourquoi le résultat n'a pas été plus marqué. En effet,
« ce malade avait un catarrhe vésical très prononcé, et à

« l'état purulent, et cette affection avait même tellement
« compromis la santé, que M. Marjolin, dans le service du-
« quel il était, m'engageait à ne pas le prendre pour sujet
« d'expérience : cette maladie fut, d'ailleurs, parfaitement
« constatée par la Commission nommée par l'Académie. Ayant
« fait boire un peu d'eau de Vichy au malade, pendant son
« séjour à l'hôpital, l'état de la vessie s'améliora, et c'est
« alors que le malade me fut envoyé : mais, quoique ce ca-
« tarrhe fût alors moins intense, et qu'il n'eût plus autant le
« caractère purulent, il y avait cependant encore une sé-
« crétion habituelle, et parfois très abondante, de mucosités.
« Cette affection catarrhale subsiste même toujours, et ne
« disparaîtra probablement tout à fait que lorsque la vessie
« sera complétement débarrassée du calcul. Eh bien ! je crois,
« et j'ai par-devers moi plusieurs faits qui m'autorisent à le
« penser, que lorsqu'un calcul se trouve ainsi enveloppé, dans
« la vessie, par une quantité plus ou moins grande de muco-
« sités, il est plus ou moins défendu contre l'action chimique
« des alcalis. Ce serait, je pense, le cas d'ajouter à l'usage
« des boissons alcalines, les irrigations dans la vessie, au
« moyen d'une sonde à double courant, et c'est un moyen
« que je me propose d'employer, à l'avenir, dans des cas sem-
« blables, tant pour combattre le calcul avec plus d'efficacité,
« que pour nettoyer la vessie de temps en temps, et mettre
« alors le calcul en contact plus immédiat avec l'agent chimi-
« que destiné à l'attaquer.

« Ce qui peut encore servir à expliquer pourquoi nous n'a-
« vons pas obtenu un plus grand résultat, c'est que le ma-
« lade, du moins pendant les premières semaines qu'il a pas-
« sées à Vichy, a bu peu d'eau, et qu'il a fait, en général,
« son traitement avec beaucoup de négligence. C'est ce qui
« m'était dit, tous les jours, par les malades qui buvaient à
« la même source, ainsi que par les personnes chargées de
« donner à boire, et que j'avais priées de surveiller ce malade,

« ne pouvant pas moi-même exercer sur lui une surveillance
« de tous les instants. Ayant, en effet, acquis la certitude
« que ce malade suivait mal le traitement que je lui avais
« prescrit, je l'ai surveillé de plus près, j'ai cherché, par tous
« les moyens en mon pouvoir, à exciter son zèle, et je crois
« que, dans les derniers temps de son séjour, il a fait un trai-
« tement plus actif, ce qu'il pouvait faire d'autant mieux que
« son estomac supportait l'eau minérale avec la plus grande
« facilité. En résumé, j'ai la conviction qu'en général le
« traitement n'a pas été fait avec toute l'activité désirable.

« Néanmoins, je ferai remarquer que le catarrhe vésical
« s'est amélioré, que tous les symptômes rationnels de la
« pierre sont beaucoup moins prononcés qu'avant le traite-
« ment, et que la santé générale du malade n'est plus com-
« parable à ce qu'elle était.

« Quoi qu'il en soit, comme on ne peut rien conclure
« d'un fait, je demande au Conseil de vouloir bien faire exé-
« cuter la décision qu'il a prise, et de me faire adresser, au
« printemps prochain, quatre calculeux, au lieu d'un seul, et
« d'y comprendre celui de cette année, chez lequel le traite-
« ment est incomplet; mais il serait à désirer que les malades
« me fussent envoyés dès le 15 mai, afin d'avoir un temps
« convenable à donner au traitement.

« Signé CH. PETIT. »

14 octobre 1839.

La relation de M. Petit renferme des inexactitudes qu'il est
essentiel de relever. Je ferai en même temps quelques remarques sur la marche qu'on persiste à suivre, malgré les inconvénients qu'elle présente et que j'ai fait connaître. Il importe
d'autant plus, aujourd'hui, de signaler ces défectuosités, qu'on
pourrait craindre de les voir se reproduire dans d'ultérieures
expériences.

M. Petit attache de l'importance au plus grand des diamètres (dix-sept lignes et demie) que la pierre présenta lors de notre premier examen, et qui, dit-il, est supérieur à tous ceux que l'on a constatés en second lieu. Si notre confrère connaissait et le mécanisme de l'instrument destiné à mesurer les calculs vésicaux, et les particularités de position que la pierre peut présenter dans cet instrument, il ne fonderait pas tant d'espoir sur ce diamètre, qui est fictif, et cela d'autant plus qu'il se trouve hors de toute proportion avec ceux qu'ont fournis les autres mesures, et dont M. le sous-inspecteur ne tient cependant aucun compte. Ce n'est qu'en combinant ensemble les divers diamètres ainsi obtenus qu'on peut arriver à une connaissance approximative du volume réel de la pierre. Que penserait M. Petit si, à l'opposé de ce qu'il fait, on choisissait la plus petite des mesures prises avant le départ, pour la mettre en regard de la plus petite qu'on a obtenue au retour, ce qui donnerait un résultat opposé à ce qu'il indique. Certainement il verrait là au moins une ignorance profonde des procédés de l'art. Quoi qu'il en soit, il tire de ce rapprochement forcé la conséquence que la pierre a diminué de volume. Néanmoins il est clair, pour quiconque a des yeux, qu'elle a, au contraire, grossi d'une manière notable. Sur ce premier point donc, M. Petit s'est mépris. Toutefois il avoue que la prétendue diminution de volume n'est pas en rapport avec ce qu'il a ordinairement observé chez d'autres calculeux. Pour le cas de Jacob, son erreur saute aux yeux ; pour les autres auxquels il fait allusion, l'analyse prouve non moins péremptoirement qu'il s'est abusé dans les déductions qu'il en a tirées.

Il paraît, du reste, que M. Petit n'est pas très satisfait du résultat, compris même comme il l'entend, c'est-à-dire à faux. Car il se demande *si le calcul de Jacob ne serait pas du nombre de ceux qu'il est difficile d'attaquer par les alcalis, puisque nous ne connaissons pas, dit-il, la nature des éléments qui le composent.*

J'avoue que je ne comprends pas M. le sous-inspecteur, qui

ne se comprendra certes pas lui-même, s'il veut bien prendre la peine de se rappeler que la pierre de Jacob a été morcelée par les procédés de la lithotritie, et que le malade en a rendu plusieurs éclats, qui ont dû faire connaître exactement quelle en est la nature. J'ajouterai que, quand Jacob s'est rendu à Vichy, il était connu de M. Petit, qui, pendant plusieurs mois, lui avait administré, à l'hôpital Beaujon, un traitement par les eaux de Vichy transportées. Or, tandis que ce malade a été sous ses yeux, il a dû lui être très facile d'acquérir toutes les notions dont il pouvait avoir besoin.

M. Petit, pour justifier le traitement qu'il a fait subir à Jacob, indique d'autres circonstances qui laissent percer la prévention sous l'influence de laquelle il s'est placé. Il parle du catarrhe vésical, et dit que le mucus, fourni par la vessie, suffit pour paralyser l'action de l'eau. Mais, je répète que ce prétendu catarrhe n'était qu'une irritation temporaire, consécutive à l'essai d'opération fait par M. Laugier. On vient de voir qu'au moment de l'entrée du malade à Beaujon, *le bon état de sa vessie et la qualité naturelle de son urine* furent reconnus. Lorsqu'il partit pour Vichy, il ne présentait nulle trace de phlegmasie. Quand il revint, on n'en apercevait non plus aucune. De ces trois faits, le premier est attesté par M. Laugier, et les deux autres ont été constatés par la Commission. M. Petit est donc dans l'erreur. En effet, on ne peut point considérer comme de véritables catarrhes les exacerbations qui se dessinent de loin en loin chez les calculeux, et par suite desquelles la secrétion muqueuse de la vessie augmente pendant quelque temps : ces exacerbations sont passagères. C'est une d'elles qui eut lieu chez Jacob, à l'hôpital Beaujon, et qui se renouvela plus tard à Vichy, ainsi qu'on le verra tout à l'heure. Si l'on se bornait à observer les malades pendant ces sortes de crises, comme la Commission de l'Académie de médecine l'a fait pour Jacob, on pourrait croire à l'existence d'un catarrhe ; mais lorsqu'à l'exemple de M. Pelit, on a été en position de voir le sujet durant plusieurs mois, on ne tarde pas à se convaincre qu'il s'agit uniquement d'une exacerbation accidentelle. Donc, à cet égard encore, M. le sous-inspecteur s'appuie sur une erreur, dont il tire même des conséquences forcées.

Il y a une série de considérations que ce médecin invoque pour justifier les eaux de Vichy, et qui exigent des éclaircissements. Il nous dit que le malade a *peu* bu, et que, malgré tout ce qu'il a pu faire pour exciter son zèle, le traitement a été suivi, en général, avec beaucoup de négligence, surtout pendant les premiers temps. On saura que Jacob fut reçu, le 1er juillet, à l'hospice de Vichy, dans une chambre particulière, et qu'il y resta jusqu'au 22 août, époque à laquelle il alla loger, je crois, dans la maison des fermiers des eaux. Durant son séjour à l'hospice, M. Petit dirigea seul le traitement. Jacob prenait chaque jour *quinze à vingt verres* d'eau des Célestins, et *un* ou *deux* bains d'eau minérale. Au bout de quelques jours, une forte réaction eut lieu du côté de la vessie, d'où exaspération des symptômes de la pierre, et grande abondance de mucosités dans l'urine. Mais, cette fois, comme à Beaujon, et comme, d'ailleurs, on le voit journellement, l'exaspération n'eut pas de suites, et, en peu de jours, le malade revint à son primitif état ; son urine était *claire comme de l'eau de roche*, expressions du médecin ordinaire de l'hospice de Vichy, qui m'a transmis ces détails, et auquel Jacob dit maintes fois qu'*il suivait très exactement* toutes les prescriptions de M. Petit. Ainsi, tout me porte à croire que M. le sous-inspecteur a été induit en erreur par les personnes qu'il avait chargées de surveiller Jacob. En conséquence, les motifs auxquels il attribue la non-réussite du traitement, n'ont aucun fondement. Quant à la quantité d'eau qu'a prise le malade, elle est énorme, puisqu'elle s'éleva à deux litres par jour, à Beaujon, pendant plusieurs mois, et à quinze ou vingt verres, également par jour, à Vichy, sans compter un ou deux bains. Si M. Petit appelle cela *boire peu, faire boire un peu d'eau de Vichy*, on pourra lui demander ce qu'il entend par un traitement complet.

Les dernières remarques par lesquelles M. le sous-inspecteur termine sa relation manquent aussi d'exactitude. Il dit que le catarrhe vésical s'est amélioré par l'action de l'eau. J'ai prouvé que M. Petit s'était fait illusion au sujet de ce prétendu catarrhe, dont on ne voyait pas le moindre vestige quand le malade fut admis à l'hôpital, et qui n'existait pas davantage lorsque Jacob fut soumis à notre examen, soit à son départ, soit à son retour de Vichy. Eu égard à la diminution, qu'au dire de M. Petit, les symptômes de la pierre auraient éprouvée, elle est également illusoire; car le malade souffre habituellement fort peu, et l'on vient de voir, d'ailleurs, que, pendant le traitement à Vichy, les symptômes s'exaspérèrent fortement, circonstance dont l'auteur de la lettre a omis de parler. La santé générale, dit M. Petit, n'est pas comparable à ce qu'elle était. Cette assertion est erronée. La Commission s'est assurée que la santé était bonne au départ, et qu'elle était également bonne au retour, mais que le malade avait maigri, qu'il avait, suivant ses expressions, *laissé son ventre à Vichy.*

Je partage l'opinion de M. Petit lorsqu'il dit qu'un seul fait ne prouve rien dans une pareille question. Mais on reconnaîtra avec moi qu'il ne faut pas, pour justifier un traitement de son insuffisance, de son inutilité, en faire une relation inexacte, ni invoquer des circonstances qui ne peuvent qu'induire le public en erreur.

M. Petit nous promet un meilleur résultat pour l'avenir. Je le désire, et c'est pour mieux assurer ce résultat que j'ai relevé les vices des premières expérimentations. Aujourd'hui, chacun en conviendra, on ne saurait rien conclure de faits qui sont encore enveloppés dans les nuages du futur contingent. Nous n'avons à nous occuper que de ceux qui sont accomplis.

Or, tous ceux dont M. le sous-inspecteur nous a transmis les détails, ne sont pas plus probants que celui de Jacob. Et la conséquence de ce dernier est celle-ci : après une année de traitement par l'emploi des eaux de Vichy, soit à Paris, soit à Vichy même, un malade que la lithotritie aurait guéri en peu de jours, conserve sa pierre aussi volumineuse, sinon plus grosse, que quand il fut admis à l'hôpital Beaujon ; bien plus, tout porte à croire qu'au lieu d'un seul calcul que sa vessie contenait alors, ce viscère en recèle maintenant plusieurs.

MÉMOIRE

SUR LES

CALCULS DE CYSTINE.

En 1805, Wollaston constata, dans un calcul vésical, l'existence d'un corps particulier, qu'il désigna sous le nom d'oxide cystique, et qui depuis a reçu celui de cystine. Les travaux dont cette substance a été le sujet, tant de la part du chimiste anglais que de celle de plusieurs savants nationaux et étrangers, n'auraient sans doute rien laissé à désirer, si l'on avait pu se procurer la matière elle-même en quantité suffisante, et connaître les circonstances au milieu desquelles elle se développe. Mais ces deux conditions ayant manqué jusqu'à présent, il est résulté de là des lacunes, qui font désirer une nouvelle série d'investigations. Pour faciliter les recherches, j'ai cru devoir donner les détails de plusieurs faits qui se sont offerts à moi. Je commencerai toutefois par quelques généralités, dont le but est de faire ressortir les différences qui existent entre les résultats de ces observations nouvelles et les conséquences qu'on avait déduites des anciennes.

On ne peut guère douter que des concrétions de cystine ne se forment quelquefois dans la vessie, puisque Prout a vu des urines qui laissaient précipiter une quantité considérable de cette substance, observation répétée depuis par M. Strohmeyer et par moi. Mais il s'en produit aussi dans les reins ; car Marcet, Brande, Prout, MM. Strohmeyer, Flaubert, Neill, Magendie, Ségalas, ont rencontré des malades qui rendaient de la cystine sous forme de graviers. Marcet décrit même deux cas où l'on trouva, dans les reins, plusieurs graviers de cystine, dont quelques-uns s'étaient moulés sur les entonnoirs dilatés, et M. Neill cite une femme de cinquante ans, qui en rendit treize par une ouverture fistuleuse placée entre l'ombilic et le pubis. Plusieurs de mes malades ont expulsé par l'urètre de semblables graviers. Dans ces divers cas, les accidents qui s'é-taient manifestés, du côté des organes de la sécrétion urinaire, ne permettaient pas de douter que ces graviers ne se fussent formés dans les reins. Dès lors, l'appellation de cystine ne sau-rait pas plus subsister que celle d'oxide cystique, qu'elle a remplacée depuis peu, puisqu'elle repose sur une erreur phy-siologique, comme cette dernière en avait consacré une chi-mique. Je laisse à d'autres le soin d'en substituer une plus convenable, et c'est sans y attacher d'importance que je pro-pose le nom de *scordosmine*, faisant allusion à l'une des pro-priétés les plus tranchées de la cystine. Celui de *néphrine*, qu'a créé M. Venables, me paraît devoir être rejeté, parce qu'il serait possible qu'on découvrît un jour la cystine dans le sang, comme l'urée y a été trouvée.

Marcet fait remarquer que tous les calculs de cystine qu'il a vus étaient d'une pureté extrême, et dégagés de tout autre ingrédient. Cette particularité a depuis été admise comme un caractère distinctif. Cependant elle n'est point générale. Cinq années après avoir subi l'opération de la taille, pour une pierre de deux onces, un homme, dont parle Prout, rendit, avec beaucoup de douleurs, un calcul de cystine pure, provenant du rein gauche ; son urine, abondante et d'un jaune verdâtre, donnait naissance, immédiatement après avoir été rendue, à une pellicule et à un copieux sédiment, tous deux de phosphate ammoniaco-magnésien : elle contenait fort peu d'urée, et à peine des traces d'acide urique, observation répétée depuis par MM. Strohmeyer et Venables. Le lendemain l'urine de ce malade fournit également un dépôt de même nature, mais dans lequel les proportions avaient changé, le phosphate étant beaucoup moins abondant que la cystine. Celle-ci peut donc être mêlée au moins avec des sels phosphatiques. Et, en effet, l'un des calculs examinés par Wollaston était recouvert aussi d'une couche de phosphate calcaire. La même disposition se voyait chez l'un des malades que j'ai opérés, et dans le calcul duquel on a reconnu que la cystine était associée, au centre, avec du phosphate de chaux. Chez un autre malade, également lithotritié par moi, la pierre, composée de cystine et de phosphate calcaire, était couverte d'une pellicule cornée, qu'enveloppait une couche de cystine pure, disposée par gouttelettes d'une demi-ligne à une ligne d'épaisseur.

Il est donc bien positif, d'après cette association, déjà plusieurs fois observée, soit dans l'urine, soit dans les calculs eux-mêmes, que la diathèse phosphatique peut accompagner la cystine. Mais la coexistence de la diathèse urique, bien que plus rare, ne saurait être non plus révoquée en doute, comme on l'a fait, car plusieurs sujets chez lesquels on a trouvé des pierres de cystine, en ont offert d'autres d'acide urique, soit avant, soit après. Ainsi, l'enfant de la vessie duquel on avait retiré le premier calcul qu'analysa Wollaston, fut frappé de récidive, et cette fois la concrétion était formée principalement d'acide urique. M. Yelloly cite un autre enfant de quatre ans, chez lequel on avait rencontré une pierre de cystine, avec un noyau d'acide urique ; chez ce malade, il se développa, un an après, un nouveau calcul, ayant aussi un noyau d'acide urique, mais dont le phosphate fusible constituait l'écorce. Dans un cas rapporté par Henry, un calcul d'acide urique avait pour base une petite masse de cystine. Dans celui qu'a décrit Prout, et dont j'ai parlé plus haut, le sujet avait déjà été taillé pour une pierre d'oxalate calcaire. L'un de mes malades avait un calcul vésical de cystine et un autre préputial de nature phosphatique. Marcet a trouvé des calculs de cystine dans les reins, et dans la prostate des pierres de phosphate calcaire. Dans la pierre analysée par M. Lassaigne, une petite quantité de phosphate et d'oxalate de chaux était associée à la cystine.

Ainsi les faits connus nous permettent d'établir :

1º Que la cystine est un produit de la sécrétion des reins ;

2º Qu'elle peut exister dans l'urine, en quantité variable, pendant longtemps, et d'une manière continue, ou avec des interruptions ;

3º Qu'elle peut alterner avec les autres principes de l'urine, et s'associer à eux dans la formation des calculs, ou dans l'état liquide, mais que l'urée et l'acide urique sont les substances auxquelles elle se joint le plus rarement.

Les conséquences qu'on avait déduites des observations recueillies en premier lieu, doivent donc être modifiées. On sait d'ailleurs combien la constitution de l'urine varie, et le plus souvent par des causes inappréciables. Or, non seulement les analyses de ce liquide sont peu nombreuses, et l'on peut croire que toutes n'ont pas la précision désirable, mais encore quand bien même elles seraient à l'abri de tout reproche, elles n'auraient pas la portée qu'on a cru devoir leur donner. La cystine peut très bien ne pas exister dans l'urine d'un malade qui rend des graviers ou qui porte un calcul de cette nature, parce qu'elle y aurait disparu depuis le développement de la concrétion. Il est possible qu'elle, ou tout autre principe, domine par instants, diminue ensuite, s'efface même entièrement pour reparaître plus tard, et que, dans ces diverses phases, l'urine produise des calculs de composition diverse, sans que l'analyse du liquide, faite à telle ou telle époque déterminée, répande aucune lumière sur la question.

Je n'ai rien remarqué de particulier dans l'urine de quatre malades que j'ai traités : à la vérité, une fois seulement l'analyse a été faite au moment de l'opération, et elle n'a pas constaté la présence de la cystine dans le liquide. Chez deux sujets dont je rapporterai l'observation, l'examen microscopique de l'urine y a fait apercevoir des cristaux de cystine.

Quant aux caractères physiques de ces urines, à leur odeur, à leur couleur, à la nature de leurs dépôts, ils n'ont rien offert qui n'ait été observé chez d'autres calculeux. Or, on sait combien sont nombreuses les variations que le liquide urinaire ne manque presque jamais de présenter dans l'affection calculeuse, et qui dépendent spécialement du degré d'irritation des organes urinaires, de la quantité et de la nature des aliments et des boissons, du genre de vie, etc. Il est donc contraire aux lois d'une observation rigoureuse de relater, à l'occasion des calculs de cystine, et comme autant de particularités à eux appartenant, des phénomènes qui se voient également dans tous les autres genres de pierre.

Au reste, alors même que l'urine contient de la cystine en grande quantité, ses caractères physiques ne varient pas plus par ce seul fait que quand c'est l'acide urique ou tout autre principe qui y domine. La différence ne devient manifeste qu'au moment où les principes en excès se condensent et passent à l'état solide; aussi longtemps qu'ils sont tenus en dissolution, le liquide qui les renferme ne présente pas de caractères propres appréciables à l'œil nu.

Le volume considérable des pierres chez trois de mes malades et surtout l'identité absolue de composition dans deux de ces cas, prouvent que l'état de la sécrétion urinaire s'est maintenu longtemps uniforme, sinon sans interruption, du moins sans qu'aucun autre principe ait dominé assez puissamment ou assez longtemps pour faire prendre le caractère d'alternance au calcul. Ces cas ne sont pas les seuls dans lesquels on ait noté ainsi une longue continuité dans la prédominance de la cystine, car les observateurs qui m'ont précédé, entre autres M. Venables, avaient déjà fait la même remarque. Mais, pour que les déductions qu'on a tirées de là fussent exactes, il faudrait ne pas savoir que la même chose arrive dans d'autres diathèses. Or, nous voyons tous les jours des calculs d'oxalate, d'acide urique, ou même de phosphates, ayant acquis un grand volume, ayant par conséquent fait un long séjour dans la vessie, ne présenter aucune couche alternante, ce qui prouve que l'urine avait conservé pendant fort longtemps les mêmes caractères.

L'observation apprend, et les cas que j'ai cités ne laissent aucun doute à cet égard, que la cystine peut exister pendant longues années dans l'urine, sans que la santé générale en éprouve la moindre altération, et aussi sans qu'il se forme de pierre. De tels cas sont sans doute beaucoup plus fréquents qu'on ne le pense, et maintenant que l'attention sera attirée sur ce point, les exemples ne tarderont pas à se multiplier. Du reste, il ne se passe ici rien qui diffère de ce qu'on observe dans toute circonstance où prédomine, pendant longtemps, un principe solidifiable de l'urine. Dès que la quantité de cystine augmente, et que le liquide urinaire n'est plus assez abondant pour la tenir en dissolution, il se dépose des cristaux de cette substance, qui s'agglomèrent, et qui sont ensuite expulsés avec l'urine. Deux de mes malades en ont rendu des amas assez gros et d'une pureté remarquable.

L'histoire des calculs de cystine présente une particularité qui frappe : c'est la rencontre de ces corps dans un petit nombre de familles. Les malades dont Marcet parle étaient frères. Celui que Prout a observé avait un frère jumeau qui souffrait aussi de la pierre, et l'on eut quelque sujet de penser que la concrétion était de même nature chez ces deux individus. J'ai appris qu'un de nos confrères, M. Lenoir, avait opéré, à Meaux, deux enfants de la même famille, ayant des calculs de cystine. Des quatre malades que j'ai traités, deux étaient frères. Ces faits ne suffisent pas, sans doute, pour établir une loi quelconque, que d'autres pourraient tendre à renverser ; mais on ne doit pas moins en tenir compte, car il paraît assez extraordinaire que, sur vingt-deux cas de calculs de cystine, il y en ait dix qui se soient présentés dans quatre familles, par deux ou par trois, et que, dans trois cas au moins, les malades aient été frères. D'ailleurs, parmi les douze faits qui demeurent isolés, neuf sont précisément ceux sur lesquels on ne possède aucun renseignement, eu égard aux sujets porteurs des concrétions.

Les calculs de cystine sont-ils réellement aussi rares qu'on le croit, et que semble autoriser à le penser le petit nombre d'observations complètes qui ont pu être réunies sur ce sujet? Je me permettrai d'en douter. Il n'y a qu'une trentaine d'années que le hasard a fait découvrir cette substance, sur laquelle les observateurs ont à peine encore fixé leur attention. Or, rien ne prouve qu'il n'en existe pas plus d'un échantillon dans beaucoup de cabinets qui n'ont point été soumis à un examen spécial. D'ailleurs, combien ne se perd-il pas, chaque année, de calculs, soit entre les mains de chirurgiens qui ne font point de collections, soit entre celles des malades qui ne veulent pas se dessaisir de ceux qu'on leur extrait? Je suis persuadé qu'en cherchant la cystine on la trouvera plus fréquente qu'elle n'a paru l'être jusqu'ici, et qu'il arrivera pour elle ce qui a eu lieu déjà pour l'urate d'ammoniaque, que longtemps aussi on a considéré comme un ingrédient rare dans des concrétions urinaires, quoiqu'il y soit très commun.

Rien n'est plus facile que de reconnaître la cystine lorsqu'elle est pure, ou du moins telle qu'elle s'offre à nous dans les beaux calculs qu'on possède. C'est une agglomération confuse de petites masses cristallines, brillantes, translucides et d'un jaune tendre. Au moment où la pierre sort de la vessie, on aperçoit dans tout leur éclat ces petits globules, adhérents les uns aux autres, et laissant entre eux des intervalles irréguliers. Si l'on divise le calcul par l'action du marteau ou du coin, on distingue à l'œil nu, et surtout au moyen de la loupe, la texture granulée, qui diffère toutefois de celle des autres espèces de pierres granuleuses ; elle est plus accidentée ; c'est ce que constatent les dessins que j'en ai donnés dans le Traité de l'affection calculeuse. Vues à la loupe, les surfaces paraissent comme recouvertes d'un enduit mince et luisant. Enfin, lorsqu'on scie la pierre, l'action de l'instrument donne à la tranche une teinte de jaune cendré, mais on ne découvre pas de couches concentriques, et l'on aperçoit seulement des stries divergentes, qui partent du centre pour gagner, en se divisant, la circonférence. Quant à la densité, elle augmente d'autant plus qu'on se rapproche davantage du centre, où la texture devient même inappréciable, car on n'a plus là sous les yeux qu'une masse compacte et plus terne que les autres points. Cette remarque avait déjà été faite par Marcet.

Il en est des calculs de cystine comme de la plupart des autres espèces ; leur composition est d'autant plus uniforme et les caractères plus réguliers qu'ils sont plus petits. Les graviers qu'ont rendus deux de mes malades sont ceux qui m'ont le plus frappé par leur couleur jaune tendre, leur aspect luisant et une sorte de transparence. L'examen à la loupe fait voir les grains accolés irrégulièrement les uns aux autres ; mais cette irrégularité a des caractères propres, qui sont aussi ceux des cristaux qui les forment par leur agglomération. Dans les calculs plus volumineux, les derniers grains accolés ne m'ont point offert cette netteté de forme que le microscope fait voir dans les cristaux de cystine baignés par l'urine, et que conservent certains graviers par leur agglomération au pourtour de la masse centrale. Les cristaux irréguliers laissent entre eux des espaces qui persistent longtemps, car on les retrouve assez grands à l'expulsion des graviers, ce qui semblerait indiquer que la cystine ne se dépose pas sur le noyau à l'état fluent. C'est aussi ce qui ressort de la structure de ces calculs, qui sont rugueux, chagrinés, du moins à l'état de pureté ; dans les pierres un peu grosses, j'ai remarqué que les grains de la dernière couche avaient des angles plus arrondis que dans les graviers.

Lorsque la cystine est associée à d'autres substances, notamment aux sels terreux, les caractères que je viens d'indiquer n'existent plus, ou sont modifiés selon la nature de la combinaison et la proportion des ingrédients. J'ai signalé les particularités qui se faisaient remarquer dans ceux des cas que j'ai rencontrés. C'est alors, surtout, que les caractères physiques peuvent laisser dans l'incertitude, et qu'il faut recourir à d'autres moyens.

Il en est un fort simple, qui consiste à projeter un peu de la substance sur des charbons ardents : la cystine, ainsi traitée, exhale des vapeurs blanches d'une fétidité remarquable, à laquelle Wollaston ne trouvait pas d'analogue, mais qu'on a comparée à celle de l'ail ou du phosphore ; cette odeur est très pénétrante, et d'une nature si prononcée, qu'on ne peut l'oublier une fois qu'on l'a sentie. Quand la cystine est unie à d'autres matières, ce caractère n'a plus la même valeur et subit des nuances diverses. J'ai vu les observateurs les plus exercés ne pas soupçonner la cystine, tant les mélanges peuvent en altérer l'odeur ; mais il a suffi de faire rougir quelques atomes de la substance, à la flamme de l'esprit de vin, sur une feuille de platine, pour voir la partie du métal sur laquelle reposait le fragment noircie dans un rayon de quelques lignes, ce qui annonce la présence du soufre, qu'on constate ensuite par les procédés que la chimie enseigne.

Comme tous les calculs granuleux, ceux de cystine pure se développent par l'addition successive à la masse primordiale de grains déjà formés, soit dans les reins ou les uretères, soit dans la vessie, et qui seraient expulsés avec l'urine, sous la forme de sable, sans l'attraction que la pierre exerce sur eux. Dans cette espèce, je n'ai vu qu'un seul calculeux qui rendît des graviers. C'est aussi ce qu'on observe, même assez fréquemment, dans les cas où toute autre diathèse prédomine. A la vérité, les observations relatives aux calculs de cystine pure sont encore trop peu nombreuses pour qu'on puisse établir de loi à cet égard. Si l'on en juge d'après le petit nombre de faits complets que nous possédons, l'accrétion des nouveaux grains s'opère d'une manière assez uniforme; car, malgré leur surface rugueuse, les calculs en question ont généralement une forme sphérique ou ovalaire. A cet égard, ils se rapprochent des pierres solitaires d'acide urique, et diffèrent de celles d'oxalate calcaire, qui prennent quelquefois de si bizarres configurations.

Quant aux calculs dans lesquels la cystine est associée à d'autres substances, il m'a été impossible d'en déterminer la forme, puisque, dans les deux cas qui se sont offerts à moi, ces concrétions ont été détruites par les procédés de la lithotritie.

Il serait fort important de déterminer les circonstances sous l'empire desquelles la cystine apparaît dans l'urine. Mais c'est à peine si l'on est parvenu à en noter quelques-unes relativement aux espèces les mieux connues de concrétions urinaires. On sait, par exemple, qu'une irritation légère des reins favorise la formation de l'acide urique et le développement des pierres de cet acide ou de ses composés, et qu'une inflammation avancée d'un point plus ou moins étendu de l'appareil urinaire produit dans l'urine une surabondance des principes qui constituent les phosphates. Quant à la cystine et à l'acide oxalique, nous ne savons absolument rien des causes qui en amènent la production, et tout ce qu'on pourrait dire là-dessus se réduirait jusqu'ici à des conjectures hasardées.

Cependant l'histoire des calculs de cystine présente quelques particularités qu'il importe de noter.

J'ai déjà fait remarquer que la plupart des malades qui en portaient avaient longtemps souffert de la gravelle avant d'être atteints de la pierre proprement dite; plusieurs même n'ont eu que la gravelle, qui les a cruellement tourmentés. Sous ce point de vue donc, les pierres dont je m'occupe se rapprochent de celles d'acide urique, et s'éloignent de celles d'oxalate.

Tous les malades dont on connaît l'histoire appartenaient à l'enfance ou à l'âge adulte, et l'on ne compte parmi eux aucun vieillard. Sur vingt-deux cas, il y eut deux femmes. On parle bien d'un calcul de cystine provenant d'un chien, et dont M. Lassaigne a publié l'analyse élémentaire; mais cette analyse diffère tellement de celle que Prout a donnée de la cystine humaine, qu'on ne saurait admettre identité entre les substances sur lesquelles ont opéré ces deux chimistes, et qu'on reste dans le doute de savoir si la cystine se rencontre réellement chez les animaux.

Sous le rapport de leur position sociale, les malades appartenaient à toutes les classes. Des quatre que j'ai rencontrés, deux étaient des ouvriers, et deux favorisés des dons de la fortune, voyageant pour leurs plaisirs, mais, d'ailleurs, scrupuleux observateurs des préceptes de l'hygiène.

En considérant l'état local des organes et la santé générale, on ne découvre, chez aucun de ceux sur le compte desquels nous possédons des renseignements, rien qui ne se rencontre aussi chez les autres calculeux.

Il en est de même des effets produits par la présence du corps étranger. Les malades que j'ai opérés ne souffraient pas plus que les calculeux ordinaires. Quant aux douleurs néphrétiques, dont quelques observateurs ont signalé la violence et la durée, il n'y a rien là qu'on ne voie chaque jour pour la gravelle d'acide urique et de ses composés.

Les lésions organiques n'offrent rien non plus de spécial. Les kystes du rein, la tuméfaction et les calculs de la prostate, l'induration du gland, les divers degrés du catarrhe vésical et le trouble des autres fonctions, qu'on a été à portée d'observer chez quelques sujets ayant des calculs de cystine, se rencontrent fréquemment dans les autres espèces de pierre.

Les calculs de cystine observés jusqu'à ces derniers temps étaient petits, ce qui avait pu faire croire que ces sortes de concrétions n'étaient pas susceptibles d'acquérir un grand volume, circonstance qu'on a même donnée comme un caractère leur appartenant en propre. L'expérience a prouvé qu'il n'en est point ainsi. Dans deux des cas que j'ai observés, chaque pierre avait la grosseur d'un petit œuf de poule : l'une ayant été détruite par les procédés de la lithotritie, on a été réduit, pour en apprécier le volume, aux mesures fournies par l'instrument et à la quantité des débris rendus par le malade. Dans l'autre cas, où j'ai employé la cystotomie, la pierre, oblongue et légèrement aplatie, avait deux pouces de large, sur dix-huit lignes d'épaisseur et vingt-neuf lignes de longueur. J'ai donné, pl. III du Traité de l'affection calculeuse, trois figures de ce calcul, le plus volumineux que l'on connaisse, et qui pesait trois onces et deux gros : j'en ai déposé le quart au musée Dupuytren.

Ces calculs sont peu durs, ainsi que la plupart des pierres granuleuses ; ils s'écrasent dans la vessie par une pression modérée, et cèdent très facilement aux divers procédés de la lithotritie. Le plus gros que j'ai détruit de la sorte, au moyen d'un instrument droit, fut morcelé après deux perforations au moyen d'un lithotriteur excentrique, par lequel on obtient une excavation de neuf lignes de diamètre. Le second, d'une dureté pareille, mais un peu moins gros, fut écrasé après une seule perforation à l'aide du même instrument. Le troisième, plus tendre, n'exigea pas de perforation préalable pour son morcellement.

Il me resterait, pour compléter l'histoire des calculs de cystine, à faire connaître le traitement médical qu'ils réclament. Mais, sous ce rapport, l'art est encore réduit à de pures spéculations ; les observations qu'on a recueillies sont trop peu nombreuses et généralement trop incomplètes pour fournir les éléments d'une pratique rationnelle , et la thérapeutique des diverses formes de l'affection calculeuse prouve sans réplique que les inductions de la théorique sont fort souvent en défaut. Le praticien doit donc craindre, surtout ici, de se laisser aller à des conjectures qui pourraient l'entraîner dans une fausse voie.

Une circonstance frappe les yeux plus que toute autre, et il ne faut pas la perdre de vue, c'est que, eu égard au lieu de leur formation et aux particularités de leur développement, les calculs de cystine ont la plus grande analogie avec ceux d'acide urique et d'oxalate calcaire. Ils se forment spécialement dans les reins, et sans être accompagnés d'aucune lésion organique constante, sans même que la santé soit pendant longtemps dérangée. Du moins, ces conséquences ressortent-elles des observations les plus complètes qu'on possède. C'est donc sur les reins que doivent être dirigés les efforts tendant à prévenir la production de la cystine, en modifiant le mode anormal de vitalité sous l'empire duquel cette substance se produit. Comme je l'ai dit pour la diathèse d'acide urique, on mettra en usage tout ce qui peut écarter les causes du trouble survenu dans la fonction des organes sécréteurs de l'urine, soit que ces causes agissent directement sur les reins, soit qu'elles frappent l'urètre et la vessie, qui deviennent alors les points de départ des désordres. Les moyens de reconnaître ces causes, de les attaquer, de les détruire, sont exactement ceux que j'ai indiqués en traitant des gravelles jaune, rouge et noire : je ne pourrais donc ici que répéter ce que j'ai déjà dit.

La prédominance de la cystine dans l'urine, sans provocation d'accidents, de phénomènes morbides , est une chose plus commune peut-être qu'on ne pense. Plusieurs des faits que je vais rapporter prouvent qu'une santé parfaite peut coïncider pendant fort longtemps avec cette diathèse. Il n'y a donc d'indications rationnelles qu'autant qu'il se présente des troubles dans une ou plusieurs fonctions de l'appareil urinaire.

Les premiers symptômes se manifestent du côté des reins, soit qu'il y ait du sable ou de la gravelle dans l'urine, soit que la production de ces corps étrangers n'ait pas lieu, et que tous les phénomènes se bornent à des douleurs lombaires, fréquemment vagues et irrégulières, mais ayant parfois des caractères qui les rapprochent plus ou moins des coliques néphrétiques. Jusque là on doit se borner à une médication antiphlogistique, aux topiques émollients, aux bains prolongés et répétés, aux boissons légèrement diurétiques et abondantes, aux laxatifs par le haut ou le bas, à un régime doux, etc. Il peut devenir nécessaire de recourir à la saignée locale ou même générale. On remplirait d'ailleurs toute indication spéciale qui viendrait à s'offrir : ce qu'il importe surtout de surveiller, ce sont les fonctions digestives, qui le plus souvent s'exécutent mal dans les cas de troubles fonctionnels des reins.

Aussi longtemps que la cystine ne prédomine point assez pour se solidifier et s'agglomérer, de manière à former de gros graviers, il convient de s'en tenir à ces moyens, et de ne pas tourmenter les malades par des traitements empiriques, qui seraient inutiles, sinon nuisibles. En effet, l'expérience a déjà établi que la santé peut tout aussi bien accompagner une diathèse cystique qu'une diathèse urique, qu'on voit fréquemment persister depuis l'enfance jusqu'à une vieillesse fort avancée.

L'expulsion avec l'urine des graviers de cystine offre, comme dans les autres espèces de gravelle, deux circonstances qui doivent fixer l'attention du praticien ; d'abord une prédominance plus grande de la substance anormale, puis l'existence simultanée dans l'urine des éléments propres à favoriser l'agglomération des molécules dont elle se compose. C'est le début d'un état morbide qu'il faut combattre avec énergie. Le traitement le plus rationnel est celui que j'ai indiqué contre la gravelle rouge. Mais ici il convient surtout d'agir fortement sur la région des reins : ainsi, applications fréquentes de ventouses scarifiées et de topiques, calmants en premier lieu, dérivatifs ensuite ; en même temps, bains prolongés et répétés, boissons très abondantes, purgatifs à petite dose, mais réitérés souvent, etc.; tels sont les moyens qu'il convient le plus généralement d'employer.

Quelquefois il se présente des indications spéciales. Par exemple, les lavements opiacés réussissent très bien dans quelques cas de douleurs excessives. L'application des méthodes dérivative et perturbatrice réclame aussi des modifications. Lorsqu'on est obligé d'agir promptement et avec énergie, on a recours aux purgatifs puissants et à un emplâtre saupoudré de tartre stibié, qu'on applique sur le point douloureux de la région rénale. L'action locale du calorique pourrait aussi devenir avantageuse. S'il convient d'agir plus lentement, on donne les purgatifs doux, à petite dose, et l'on préfère les frictions dérivatives ou les cautères sur la région lombaire.

Quand la période inflammatoire est passée, le moment arrive de recourir à une méthode qui puisse combattre la diathèse cystique. Mais on vient de voir qu'ici nous n'avons à invoquer que les inspirations de la théorie. On a remarqué que plusieurs malades, notamment celui dont parle M. Brande, ont pris le *soda water*, la magnésie, et diverses préparations alcalines, sans en retirer nul avantage. Deux de mes malades, MM. de Planta, n'ont éprouvé non plus des eaux de Carlsbad et autres , nulle influence sur la sécrétion rénale ; après comme avant l'usage de ces eaux, ils ont continué de rendre de la cystine, en plus ou moins grande quantité. Cependant on conseille encore les alcalis. Les cas peu nombreux que j'ai cités, et dans lesquels on y a eu recours, tendent à prouver que ces substances sont sans action notable. On verra, dans la note suivante de M. Pelouze, quels sont les moyens chimiques dont la théorie indiquerait l'application : si l'expérience venait à nous apprendre que ceux-là agissent réellement dans l'intérieur de nos organes, il faudrait, en les essayant, user de circonspection, et procéder de manière à ce que les organes eux-mêmes ne fussent pas attaqués.

L'association d'autres substances à la cystine ne donne lieu à aucune indication rationnelle. Ici, comme dans les autres espèces de calculs, la présence des phosphates annonce un état morbide des organes, spécialement de la vessie. Ces cas rentrent donc dans la catégorie de la gravelle grise, que j'ai examinée plus haut. Les mêmes moyens y sont applicables, avec les modifications commandées soit par des idiosyncrasies, soit par des complications spéciales.

OBSERVATIONS.

I. Cotillard, âgé de vingt-cinq ans, d'une constitution faible et chétive, souffrait pour uriner depuis sept ou huit ans, et de plus éprouvait, dans la région rénale, des douleurs quelquefois très vives. Il avait rendu à plusieurs reprises des graviers, dont un s'arrêta dans la fosse naviculaire, d'où il fut extrait, en 1831, à la faveur d'une incision. Les douleurs de reins continuèrent, et, en 1835, éclatèrent les symptômes d'une pierre vésicale, dont l'existence fut constatée par le cathétérisme. A son entrée à l'hôpital Necker, le 27 juin de l'année suivante, le malade était si faible et si épuisé, qu'on douta pendant quelque temps du succès de l'opération. Cependant il la supporta fort bien. La pierre était grosse comme une petite noix et médiocrement dure. Quatre séances très courtes suffirent pour la morceler. L'un des fragments s'arrêta dans la partie membraneuse de l'urètre, d'où il fallut l'extraire. Au bout d'un mois, la guérison était complète.

Ce fut quand le malade me remit les débris de sa pierre que je soupçonnai l'existence de la cystine, d'après leur teinte jaunâtre et leur aspect presque micacé. L'odeur qu'ils répandirent sur les charbons ardents ne me laissa aucun doute, et l'analyse vint encore à l'appui. Cependant la cystine était associée à un sel calcaire au centre de la pierre, et par-dessus cette espèce de noyau se trouvait une couche foncée, d'apparence cornée, recouverte elle-même d'une autre couche de cystine pure.

Les renseignements fournis par le malade sur les graviers qu'il avait rendus et qu'il n'avait point conservés, n'étaient pas assez exacts pour permettre qu'on précisât la nature de ces concrétions. Mais la composition de la pierre détruite par les procédés de la lithotritie démontrait que des diathèses diverses s'étaient succédé l'une à l'autre. Sous ce rapport, comme aussi eu égard aux phénomènes morbides du côté des reins, ce cas se rapproche de plusieurs autres dont les détails avaient déjà été publiés.

II. Siguré, marchand de volaille, âgé de vingt-trois ans, rendait des graviers depuis trois ans, sans avoir jamais souffert de la région rénale. On ne put avoir aucun renseignement sur ces graviers, dont il était sorti une assez grande quantité à diverses reprises. Depuis un an, le malade ressentait des douleurs à l'extrémité de la verge en marchant et après avoir uriné; les chirurgiens de l'hôpital d'Orléans reconnurent une pierre dans sa vessie, et voulurent la tailler; mais, au moment décisif, on ne put introduire le cathéter, et l'opération fut ajournée, après de longues et douloureuses tentatives. Siguré étant entré à l'hôpital Necker, le 23 mars 1836, je constatai, par le cathétérisme, que sa vessie contenait effectivement une pierre, qui me parut grosse. Je m'assurai, en outre, qu'il y avait un décollement assez considérable de la prostate hypertrophiée, produisant une excavation à la fin de la partie membraneuse de l'urètre, entre cette glande et le rectum. L'application de la lithotritie ne présenta cependant aucune difficulté. La première séance fut courte et peu douloureuse; l'instrument ramena des débris de cystine, qui furent immédiatement reconnus, et le malade en expulsa bientôt après une grande quantité. Huit autres séances, aussi très courtes, furent nécessaires pour débarrasser entièrement la vessie. Dans l'intervalle, plusieurs fragments s'arrêtèrent soit derrière un rétrécissement qui existait à trois pouces du méat urinaire, soit plus profondément; les uns furent repoussés dans la vessie, les autres écrasés et extraits. Malgré les manœuvres douloureuses, rendues nécessaires par la rigidité du canal et le défaut d'élasticité de ses parois, l'état général ne reçut aucune atteinte, et le malade sortit complétement guéri, le 22 mai.

Ce fait diffère du précédent et de ses analogues, en ce qui concerne les douleurs rénales; mais il s'en rapproche sous le point de vue de la composition de la pierre, bien que celle-ci contînt une proportion plus considérable de cystine. Quant aux dispositions de la prostate et des parois urétrales qui existaient chez le malade, j'en ai cité ailleurs divers autres exemples, à l'occasion desquels j'ai appelé l'attention des praticiens sur elles, et fait connaître les procédés propres à écarter les obstacles qu'elles suscitent. Ce furent ces états morbides, et notamment l'induration des parois de l'urètre, qui prolongèrent la durée du traitement et rendirent l'expulsion spontanée des fragments difficile; ils auraient amené des désordres généraux, conséquences de l'opération, si je n'avais procédé avec les plus grandes précautions.

III et IV. Agé de trente-neuf ans et doué d'une bonne constitution, M. de Planta éprouvait les symptômes de la pierre depuis environ trois années. Quatorze ans auparavant, en 1816, voyageant en Italie, dans une voiture mal fermée, il eut froid, et le soir même il ressentit une première attaque de colique néphrétique, qui céda à la saignée et aux adoucissants. A dater de cette époque, et au moins une fois par an, il eut des coliques néphrétiques, suivies de l'expulsion de graviers, dont il rendit une pleine boîte, et qui étaient de cystine pure. Dans les intervalles, il se portait bien, continuait ses voyages, et se livrait à toutes sortes d'exercices, sans éprouver nul accident. Mais, depuis trois ans, ce qui fit soupçonner que la formation de la pierre datait de cette époque, les voyages et surtout l'exercice du cheval lui devenaient pénibles, et il urinait du sang. Cependant il rendait de temps en temps encore des graviers assez irréguliers pour laisser penser qu'ils s'étaient détachés d'une masse plus considérable, et qu'il s'agissait là d'éclats de pierre plutôt que de graviers proprement dits. Mais, en les comparant avec ceux que le malade rendit plusieurs années après l'opération, lorsque la vessie ne contenait plus de corps étranger, on ne trouva pas de différence entre eux. Enfin les accidents se calmèrent, et au moyen de dispositions qu'il avait données à sa voiture, il put reprendre ses voyages, qu'il continua jusqu'en 1833. A cette époque, la violence et l'opiniâtreté des douleurs le forcèrent de s'arrêter. Il se trouvait alors à Munich, où il consulta M. Walther. Chose digne de remarque, son frère aîné, plus âgé de deux ans, et qui l'accompagnait, souffrait de la même maladie : il fut sondé le même jour, par le même chirurgien, qui s'assura que tous deux étaient atteints de la pierre. Les deux frères ne voulurent pas se soumettre à la taille, et vinrent en France réclamer la lithotritie. Je ne fus pas moins surpris que l'avait été M. Walther, en voyant ces deux malades, presque du même âge, d'une constitution également bonne, et placés dans des circonstances identiques eu égard aux relations de la vie, puisqu'ils ne s'étaient jamais quittés, attaqués simultanément de la même maladie. Mon étonnement s'accrut encore lorsque je fus assuré que les deux pierres avaient un gros volume, qu'elles se ressemblaient sous le rapport de la composition, et qu'elles étaient de l'espèce la plus rare, de cystine.

La marche de la maladie n'avait point été la même dans l'un et l'autre cas. Chez le plus âgé des deux frères, les accidents étaient moins anciens, et ils avaient suivi une marche moins régulière. A la suite d'un rhume, ce malade éprouva du côté gauche quelques douleurs, qui persistèrent avec des caractères et une intensité variables. Il ne rendit qu'un seul gravier, qui ne fut point analysé, mais qui ressemblait, me dit-il, à ceux que son frère rendait. L'expulsion de ce corps fut accompagnée et suivie d'une irritation vive du col vésical, qui persista malgré les moyens employés pour la combattre. De temps en temps, cette irritation, l'agacement, le malaise et la douleur qui en résultaient étaient assez vifs pour rendre les voyages habituels de M. de Planta fort pénibles. Cependant il ne s'arrêta pas; mais cette circonstance l'empêcha de préciser l'époque à laquelle la pierre s'était formée; car il n'avait pas reconnu de différences notables entre les premiers symptômes et ceux qu'il éprouvait quelque temps avant d'être sondé. La nature de ses sensations paraissait être la même : la seule différence consistait dans la force et la durée des douleurs. Ainsi, sous le rapport des symptômes, l'histoire de la maladie de M. de Planta aîné présente beaucoup de vague, et sa marche une grande irrégularité, ce qui contraste avec d'autres faits, même avec celui de son frère, quoique l'histoire de celui-ci diffère de quelques observations recueillies en Angleterre. Je dois ajouter d'ailleurs que les deux frères supportaient les douleurs avec un stoïcisme remarquable, et qu'ils n'en tinrent pas compte tant qu'elles furent légères.

L'état des organes n'était pas le même chez tous deux. La vessie de l'aîné, plus racornie, se contractait avec plus de force sur la pierre; la phlogose y était assez avancée; les douleurs étaient vives et presque permanentes; les fonctions étaient plus troublées; il y avait un mouvement fébrile continuel; l'urètre seul était dans un état normal. Pour ces motifs le malade n'aurait peut-être pas supporté les séances nombreuses qu'aurait exigées la destruction d'un gros calcul. Je lui proposai donc la taille hypogastrique, à laquelle il se soumit, après un essai inutile de la lithotritie. L'opération eut un plein succès. J'ai donné la description de la pierre. Quant à l'opération, elle ne présenta rien d'extraordinaire : il ne survint non plus aucun accident grave ; la convalescence marcha régulièrement, et, au bout d'un mois, la guérison était complète, à l'exception toutefois de la phlogose vésicale, qui persista pendant plusieurs semaines. L'urine contenait d'abondantes mucosités, et son passage par l'urètre causait de vives cuissons. Plusieurs fois depuis, notamment sous l'influence du froid et de l'humidité, il y eut retour temporaire de cette irritation vésicale ; du reste, le malade n'a plus rendu de graviers.

Chez son frère, l'état des organes était plus favorable à l'application de la lithotritie ; l'urètre seul, dans lequel existait un léger rétrécissement, exigea un traitement préparatoire ; le gland était très dur et volumineux ; l'orifice extérieur du canal surtout était rétréci par une forte bride, qu'il fallut inciser ; mais l'induration du gland, qu'augmentait encore un amas de matière calcaire sous le prépuce, produisait une raideur considérable dans cette partie du canal, de sorte que le passage des instruments fut toujours plus douloureux qu'il ne l'est dans l'état normal, et que les éclats de pierre, poussés par les contractions de la vessie, s'arrêtaient dans la fosse naviculaire, d'où il fallait les extraire, quelquefois après les avoir écrasés. La guérison eut lieu après huit séances de lithotritie, qui produisirent chacune une quantité considérable de détritus et de fragments, dont l'ensemble produisait une masse semblable à celle du calcul du frère aîné. Avant l'opération, il m'avait été impossible de déterminer laquelle des deux pierres était la plus volumineuse.

L'induration du gland persista pendant un certain laps de temps. J'en avais prévenu le malade ; car l'expérience m'a appris que cet état pathologique, assez fréquent chez les calculeux, ne cesse entièrement qu'après plusieurs mois d'un traitement que j'ai fait connaître. Il importait que le malade fût instruit de cette circonstance, car il résulte de là un accroissement de sensibilité, sous l'influence duquel le passage de l'urine produit parfois des sensations analogues à celles de la pierre.

Quelques mois après, pendant un voyage, M. de Planta rendit, mais sans colique préalable et sans douleur, un gravier de même nature, au moins en apparence, que la pierre et les graviers qui l'avaient précédé; de temps en temps ensuite, l'urine entraîna des concrétions analogues, parfois avec des douleurs qui duraient plusieurs jours, à tel point que le malade crut avoir un nouveau calcul. Je m'assurai néanmoins que ses craintes n'étaient pas fondées. Depuis cette époque, il n'a pas paru de véritables coliques néphrétiques, mais il est sorti des graviers, toujours de même nature. Les deux frères ont repris leurs voyages annuels : ils se sont rendus à Carlsbad, mais ces eaux n'ont pas opéré de changement appréciable dans la fonction rénale ; car, en 1838, MM. de Planta, de retour à Paris, m'ont fourni l'occasion d'examiner leur urine, qui conserve les mêmes caractères physiques, c'est-à-dire une odeur un peu plus forte, avec une couleur foncée, et qui forme, par le refroidissement, un dépôt muqueux, abondant mais léger, contenant des cristaux de cystine. Du reste, la santé est parfaite, et elle n'a éprouvé aucun trouble sensible pendant les cinq années qui se sont écoulées depuis l'opération.

Vers la fin de mai 1839, à la suite d'un léger refroidissement, le plus jeune des deux frères éprouva une nouvelle colique néphrétique, et, peu de temps après, il rendit un gros gravier de cystine pure, dont j'ai donné la description. Quelques mois auparavant, M. Mandl avait examiné au microscope l'urine de ce malade, aussi bien que celle de son frère, et il avait découvert dans toutes deux des cristaux de cystine. La diathèse cystique persiste donc ici d'une manière non interrompue.

Le frère aîné a éprouvé, au printemps de la même année, un peu d'irritation au col de la vessie, avec de fréquents besoins d'uriner, et quelques douleurs pour les satisfaire ; l'u-

rine contenait des mucosités, et elle était louche. L'exploration
de la vessie m'a convaincu qu'il n'y avait pas de pierre. Un
traitement médical fort simple, quelques boissons abondantes,
le repos et un régime doux ont suffi pour faire cesser les accidents et ramener l'urine à l'état normal.

Les deux frères, qui s'étaient plu aux eaux de Carlsbad, il y
a quelques années, y sont retournés, autant, néanmoins, par
motif de distraction que pour cause de maladie.

Indépendamment des remarques que j'ai déjà présentées,
d'importantes considérations se rattachent à ces deux faits,
les plus extraordinaires que les annales de la science aient
enregistrés. D'abord ils nous fournissent l'exemple des deux
plus gros calculs de cystine qu'on ait vus jusqu'ici ; ensuite, ils
sont remarquables par l'identité et l'homogénéité de composition
de ces corps, aussi bien que par l'arrangement de leurs molécules et leurs caractères physiques, dont j'ai donné la description. Quelque rapide qu'en ait été le développement, il a
fallu un temps considérable pour qu'ils acquissent d'aussi
fortes dimensions. Or, pendant toute cette longue période, le
même principe a dominé dans l'urine, d'une manière exclusive et en grande abondance. L'examen qui a été fait de ce
liquide, cinq ou six ans après l'opération, constate que la cystine y existe toujours, mais qu'elle n'y est plus en quantité
suffisante pour qu'une nouvelle pierre se forme. Il s'est produit seulement quelques graviers chez l'un des deux frères.

Quant à ce qui concerne l'influence que la production de
la cystine exerce sur la santé générale, ces faits sont d'autant
plus intéressants qu'on connaît aujourd'hui la composition
chimique de cette substance, et qu'on sait qu'elle s'éloigne
totalement de celle des principes immédiats que les reins sé-
crètent dans l'état ordinaire. En effet, la cystine contient
vingt-cinq pour cent de soufre. Quelles sont les conditions à
la faveur desquelles peut se développer une combinaison si
anomale? On l'ignore. Ce que j'ai remarqué, c'est qu'elle se

concilie parfaitement avec la santé, car MM. de Planta sont tous deux fort robustes. Ce n'est ni dans le régime ou les habitudes, qui sont conformes aux lois de l'hygiène et aux usages de la haute société, ni dans la constitution, qui ne présente rien d'extraordinaire, qu'on peut chercher la cause d'une particularité si étrange et qui, depuis nombre d'années, persiste à un degré très prononcé. Il n'est pas moins digne de remarque que le phénomène se présente à la fois chez deux membres d'une même famille, qui ne se sont jamais quittés, et qui passent leur vie à voyager, à se distraire. Ils ont habité successivement les diverses parties de l'Europe; ni le climat, ni le régime, ni les influences spéciales de chaque contrée ne paraissent avoir influé sur la nature de leur urine. J'ajouterai qu'ils vont tous les ans visiter les eaux minérales les plus accréditées et auxquelles affluent les voyageurs de tous les pays. Plusieurs fois ils ont fait usage de ces eaux, diverses quant à leur nature, et dont aucune n'a modifié, d'une manière sensible, l'état singulier de leur sécrétion rénale.

D'après l'examen microscopique que M. Mandl a bien voulu faire du sédiment de l'urine, les cristaux de cystine, contenus dans ce sédiment, étaient des hexagones très aplatis, la plupart isolés, parfois en masses; quelques-uns de ces hexagones avaient trois côtés raccourcis et les trois autres allongés. En les faisant chauffer, ils perdaient leur forme régulière et devenaient globuleux; plusieurs rayons partaient alors du centre, se dirigeant vers la périphérie. En faisant dissoudre la cystine provenant d'un calcul dans une solution de potasse caustique, et précipitant par l'acide acétique, on obtient les mêmes beaux cristaux microscopiques que le sédiment a offerts. M. Mandl recommande d'employer une solution froide de préférence à une solution bouillante, qui ne donne que de très petits cristaux noirâtres et imparfaits.

NOTE SUR LA CYSTINE,

PAR M. J. PELOUZE.

La cystine possède des propriétés physiques et chimiques qui ne permettent pas de la confondre avec aucun autre corps. Elle est blanche, insipide, inodore, insoluble dans l'eau et dans l'alcool, soluble, au contraire, dans les alcalis et dans les acides hydrochlorique, sulfurique et nitrique. Soumise à l'action de la chaleur, elle donne une grande quantité de produits ammoniacaux et un résidu de charbon spongieux. Parmi les gaz qui proviennent de cette décomposition, il en est un, fort mal connu d'ailleurs, qui jouit de la propriété de s'enflammer spontanément, avec presque autant de facilité que l'hydrogène phosphoré. Une propriété caractéristique de la cystine consiste dans l'odeur alliacée, fétide, persistante et toute particulière, qu'elle répand quand on la projette, même en très petite quantité, sur des charbons incandescents.

Le docteur Prout a trouvé à la cystine la composition suivante :

Carbone	=	29,88.
Azote	=	11,85.
Hydrogène	=	5,12.
Oxigène	=	53,15.

100,00.

Récemment, MM. Baudrimont et Malaguti ont fait un fort beau travail sur cette substance remarquable, et ils y ont découvert un élément dont la présence avait échappé à tous les chimistes qui s'étaient occupés antérieurement du même sujet. Cet élément est le soufre, qui fait le quart du poids de la cystine.

On sait que, dans les méthodes ordinaires d'analyse élémentaire des substances organiques, l'oxigène est toujours dosé par différence. Le docteur Prout, si connu par son exactitude, après avoir déterminé le carbone, l'azote et l'hydrogène de la cystine, avait considéré comme de l'oxigène ce qui formait le complément du poids de la substance sur laquelle il avait opéré. Il était ainsi arrivé à la formule $C_6 Az_2 H_{12} O_8$ dont nous avons donné plus haut l'expression en centièmes. MM. Baudrimont et Malaguti ont constaté qu'au lieu de huit atomes d'oxigène, il n'y en avait que quatre, plus deux atomes de soufre, qu'en d'autres termes la cystine présente la composition suivante :

$$
\begin{aligned}
\text{Carbone} &= 30,34. \\
\text{Azote} &= 11,70. \\
\text{Hydrogène} &= 4,95. \\
\text{Soufre} &= 26,58. \\
\text{Oxigène} &= 26,43.
\end{aligned}
$$

Ainsi Prout avait bien dosé les trois premiers éléments, mais il avait pris pour de l'oxigène seul ce qui était du soufre et de l'oxigène. Comme le poids atomique du soufre, $= 201,165$, est sensiblement le double du poids atomique de l'oxigène, $= 100$, on conçoit facilement, d'une part, que Prout ait trouvé la formule simple $C_6 Az_2 H_{12} O_8$ et qu'on ait dû, d'une autre part, substituer $O_4 S_2$ à O_8, sans changer le reste de la formule, c'est-à-dire $C_6 H_{12} Az_2$.

Plus que tout autre, cet exemple montre le grave inconvénient qu'il y a à doser par différence les corps en général et l'oxigène en particulier.

La composition précédente de la cystine a été vérifiée en laboratoire, et sous les yeux de M. Liebig, par M. Thulow, et il est permis de la regarder comme définitive.

Ce qui va suivre est extrait textuellement du Mémoire de MM. Baudrimont et Malaguti.

Des composés dans lesquels la cystine entre comme base.

Afin de déterminer la capacité de saturation de la cystine, nous n'avons fait usage que d'acides volatils, dont l'excès pût facilement disparaître par évaporation.

La cystine pure et sèche n'absorbant pas la moindre trace de gaz chlorhydrique, nous avons employé l'acide dissous dans l'eau.

L'acide chlorhydrique concentré forme avec la cystine un magma volumineux, ayant l'aspect d'un mucilage. Ce magma se dissout dans l'eau et peut donner un précipité par l'acide chlorhydrique concentré. La dissolution, faite avec la plus petite quantité d'acide possible, et soumise à l'évaporation dans le vide, donne des cristaux très nets, qui paraissent dériver de prismes à bases rhomboïdales.

0,199 de cystine desséchée à $+$ 120°, dissoute dans l'acide chlorhydrique, desséchée de nouveau à $+$ 120°, ont donné à M. Pelouze 0,258 de chlorhydrate de cystine; 0,121 de cystine traitée de la même manière nous ont donné 0,157 de chlorhydrate. Ces résultats, calculés en centièmes, donnent :

	Pelouze.	Nous.	Moyenne.
Cystine	$=$ 77,13	77,07	77,10.
Acide chlorhydrique	$=$ 22,87	22,93	22,90.

Pour être bien persuadés que le chlorhydrate de cystine ne contenait point d'eau, 0,302 de ce sel desséché à 120° ont été chauffés avec une dissolution de potasse, jusqu'à ce que la liqueur fût évaporée à siccité, et que la matière organique fût entièrement décomposée ; le résidu, traité successivement par l'acide azotique et l'azotate d'argent, a donné 0,274 de chlorure d'argent, correspondant à 23,01 d'acide chlorhydrique pour 100 de chlorhydrate de cystine. Ce nombre est très voisin de celui indiqué par la théorie ; il démontre jusqu'à l'évidence que le chlorhydrate de cystine est anhydre. Si l'on cherche le poids moléculaire chimique de la cystine, en partant de la composition du chlorhydrate de cystine, on trouve 1532,41 : ce poids est très voisin de 1513,41, qui est le double de la somme des poids de chacun des éléments entrant dans la composition de la cystine. En adoptant le dernier poids, on trouve pour la composition du chlorhydrate de cystine :

$$\begin{array}{ll} \text{Cystine} & = 76,88. \\ \text{Acide chlorhydrique} & = 23,12. \\ \hline & 100,00. \end{array}$$

Le chlorhydrate de cystine cristallisé est décomposé par l'eau, qui sépare une partie de la cystine, et retient le reste en dissolution. 0,132 de chorhydrate de cystine ont donné, par l'eau, 0,052 de cystine, ce qui correspond à la moitié de la cystine contenue dans ce sel ; car 0,132 de chlorhydrate contiennent 0,101 de cystine, dont 0,052 sont à très peu de chose près la moitié.

L'acide azotique étendu d'eau dissout facilement la cystine ; la dissolution, placée dans une étuve dont la température ne dépasse pas + 60°, se décompose en donnant des vapeurs rutilantes, et laisse un résidu brun, amer et soluble dans l'eau. La même dissolution, évaporée dans le vide, donne, au contraire, un azotate en filaments soyeux d'un beau blanc nacré.

En suivant ce procédé :

1° 0 gr. 1265 de cystine ont donné 0 gr. 2020 d'azotate, et

2° 0 gr. 165 de cystine en ont donné 0 gr. 263.

Ces résultats donnent en centièmes.
$$\left\{\begin{array}{lllll} \text{Cystine} & = 62,62 & 62,74 & 62,68. \\ \text{Acide azotique} & = 37,38 & 37,26 & 37,32. \end{array}\right.$$

On a déterminé la quantité d'azote contenu dans l'azotate de cystine, pour être bien certain que ce sel est anhydre; 0 gr. 210 d'azotate de cystine, desséché dans le vide, ont donné 31 cc. d'azote à la température de 16°, et à la pression de 750 millim., pesant 0,0365 : ce poids correspond à 17,40 d'azote pour 100 de sel, le calcul indique 17,09.

En cherchant la quantité de cystine qui se trouve unie à une molécule chimique d'acide azotique, on trouve 1137,05, qui est à très peu de chose près 1135,05, ou une fois et demie, la somme du poids des éléments qui constituent la cystine, et les trois quarts du poids obtenu. En la saturant par l'acide chlorhydrique, et se fondant sur ce renseignement pour calculer la composition de l'azotate de cystine et l'avoir en centièmes, on trouve :

$$\begin{aligned} \text{Cystine} &= 62,63 \\ \text{Acide azotique} &= 37,37, \end{aligned}$$

nombres qui sont ceux qui ont été donnés par la première expérience.

L'acide sulfurique étendu d'eau dissout facilement la cystine, et forme avec elle une masse transparente et ressemblant à la gomme de Mimosa. Cette masse, abandonnée à l'air, en attire l'humidité, et se résout en une liqueur visqueuse. Nous n'avons pas cherché à déterminer la composition du sulfate de cystine, parce que nous n'avions pas la certitude de l'avoir neutre.

De l'action des bases sur la cystine.

Ammoniaque. La cystine sèche n'absorbe pas la plus petite quantité de gaz ammoniac; elle se dissout, au contraire, avec une grande facilité dans l'ammoniaque liquide. Sa dissolution, abandonnée à l'évaporation spontanée, donne des cristaux de cystine d'autant plus volumineux que l'évaporation a été plus lente. Nous nous sommes assurés plusieurs fois, en pesant les produits, que le poids de la cystine est le même avant la dissolution et après l'évaporation. La cystine, obtenue ainsi, ne donne pas sensiblement d'ammoniaque lorsqu'on la traite par les alcalis à la température de l'atmosphère, et n'est bien certainement autre chose que la cystine, puisqu'elle a été analysée comparativement avec celle qui provenait directement des calculs. Cette cystine est en lames hexagonales, comme Wollaston l'avait reconnu[*].

En versant de l'acide oxalique étendu d'eau dans la dissolution ammoniacale de cystine, jusqu'à ce qu'elle commence à se troubler, on obtient, en très peu de temps, un précipité blanc, nacré, de cystine pure.

C'est par ce procédé et l'évaporation spontanée de la dissolution ammoniacale que nous nous sommes procuré la cystine qui a servi à faire nos expériences.

Des dissolutions de chaux, de strontiane, de baryte, dont les bases ne sont point précipitées par l'ammoniaque, ne troublent pas la dissolution ammoniacale de cystine. L'azotate d'argent donne des précipités particuliers, dont il sera question à la fin de ce Mémoire.

Une dissolution ammoniacale de cystine, conservée dans un flacon bien bouché, brunit en quelques jours. L'odeur ammoniacale se trouve grandement diminuée, et si l'on y verse de l'acide tartrique dissous, il se dégage un gaz à odeur d'hydrogène sulfuré, il se forme un précipité gris rougeâtre de cystine altérée, et la liqueur reste brune. Le précipité desséché donne encore l'odeur de cystine lorsqu'on essaie de le brûler, mais l'odeur alliacée est beaucoup plus faible, et se trouve en grande partie masquée par celles que donnent les matières animales dans les mêmes circonstances. Cela ne peut étonner,

---

[*] On a donc dans l'emploi de l'ammoniaque un excellent moyen de purifier la cystine.

car la formation du gaz sulfhydrique annonce que la cystine a perdu du soufre, et l'on ne peut douter que l'odeur alliacée qu'elle répand ne soit due à la présence de ce corps.

Potasse. La cystine, mise en contact avec une faible dissolution de potasse caustique, et soumise à l'ébullition, donne de l'ammoniaque, qui se dégage très lentement et en petite quantité. Si on la sature exactement par l'acide azotique faible, après le refroidissement, du gaz sulfhydrique se dégage, et une matière analogue ou semblable à celle que l'on obtient par l'ammoniaque, se dépose lentement et avec un tout autre aspect que la cystine, qui se trouve si bien caractérisée par la facilité avec laquelle elle cristallise lorsqu'elle n'a point été altérée.

La cystine, soumise à l'action d'une dissolution concentrée de potasse caustique, à la température de l'ébullition, donne de l'ammoniaque et brunit rapidement. La liqueur n'est point décolorée par les acides, qui font naître un précipité paraissant semblable à celui dont il a été question précédemment.

Baryte. Lorsqu'on fait bouillir de la cystine avec de l'eau de baryte, de l'ammoniaque se dégage lentement, il se forme du sulfure de barium et un sel particulier, qui demeure en dissolution, et il se fait un dépôt grisâtre, qui est formé de carbonate de baryte et d'une faible quantité de matière organique. Si l'on filtre la liqueur lorsqu'elle ne donne plus d'ammoniaque, et si l'on y fait passer un courant d'acide carbonique, dans l'intention de séparer la baryte libre qu'elle peut contenir, il se dégage du gaz sulfhydrique, en même temps que l'on obtient un dépôt de carbonate de baryte. La liqueur, soumise à l'ébullition, pour chasser les acides sulfhydrique et carbonique qu'elle peut contenir, et filtrée ensuite, est jaunâtre et neutre ; soumise à l'évaporation, elle donne un résidu sous forme d'une masse jaune, brillante, qui possède une forte odeur alliacée. Ce nouveau composé est soluble dans l'eau. Sa dissolution n'exerce aucune action sur les couleurs végétales. Si l'on y ajoute une quantité d'acide sulfurique insuffisante pour précipiter la baryte qu'elle contient, elle rougit la teinture de tournesol, ce qui est l'indice certain qu'elle contient un sel dont l'acide a été mis en liberté. Ce sel barytique, chauffé dans un tube fermé à l'une des extrémités et muni à l'extrémité ouverte de deux bandes de papier, l'une coloriée par le curcuma, l'autre imbibée d'acétate de plomb, donne l'indice certain de la présence du soufre et de l'azote, par ce dernier papier, qui noircit facilement, et par le premier, qui prend une teinte rouge bien prononcée. Le même sel barytique, traité par l'acide azotique, ou brûlé avec de l'azotate de potasse, donne du sulfate de baryte, facile à reconnaître.

L'action de la baryte sur la cystine pouvait sans aucun doute nous éclairer sur l'action générale des alcalis; mais nous n'avons pas cru devoir pousser plus loin nos recherches, quoique nous possédions encore quelques grammes de cystine, parce que nous avons craint de la détruire infructueusement. Des essais que nous avons faits nous permettent d'espérer que des corps étrangers à la cystine nous donneront des réactions qui rentreront dans celles qu'elle présente. Cela a été pour nous une raison de plus de conserver précieusement ce qui nous reste de cette substance, afin de pouvoir établir des comparaisons utiles, qui seraient impossibles sans cette précaution.

Des composés dans lesquels la cystine joue le rôle d'acide.

Lorsqu'on abandonne à l'air une dissolution ammoniacale de cystine, jusqu'à ce qu'elle commence à donner des cristaux, ou bien lorsqu'on y ajoute de l'acide azotique faible, pour l'amener au même point, qu'on la filtre rapidement, et que l'on y verse une dissolution d'azotate d'argent, il se fait un précipité blanc, qui jaunit peu de temps après, et qui noircit même à la lumière solaire. Pensant que ce précipité était un composé de cystine et d'oxide d'argent, nous en avons préparé plusieurs fois, et nous l'avons brûlé pour déterminer la quantité d'argent qu'il contenait. Nous n'avons obtenu ainsi que des résultats très éloignés les uns des autres, comme on peut le voir dans le tableau suivant.

	Poids du cystate d'argent.	Argent.	Oxide d'argent p. 100 de cystine.	Poids proportionn. de cystine.
I.	0,157	0,0880	60,196	959
II.	0,0915	0,0465	56,048	1138
III.	0,286	0,1650	61,883	894
IV.	0,420	0,2490	63,673	828

Lorsqu'on brûle le cystate d'argent, on observe une particularité remarquable; il déflagre à 125°, en répandant une fumée épaisse, qui a l'odeur de cystine; lorsqu'on a soin de broyer le résidu, et de le soumettre à une température beaucoup plus élevée, il brûle complétement, et ne laisse que de l'argent métallique. Si l'on évite cette dernière précaution, la combustion s'arrête complétement, comme s'il n'y avait plus rien à brûler. La matière grise et spongieuse donne des vapeurs rutilantes quand on la traite par l'acide azotique, et laisse un résidu noir, qui, lavé et desséché, puis soumis de nouveau à une température élevée, brûle avec une belle flamme bleue, en répandant l'odeur de l'acide sulfureux, et laisse un résidu d'argent. Quelle que soit la nature de ce dernier produit noir, que par un essai nous avons trouvé composé de soufre, de carbone et d'argent, il est remarquable qu'il ait résisté à une température élevée et à l'action de l'acide azotique.

Si l'on verse du nitrate d'argent dissous dans une dissolution ammoniacale de cystine, avant qu'elle commence à donner des cristaux, la liqueur reste limpide, devient jaune, brunit, noircit et abandonne un précipité abondant de cette dernière couleur. Le précipité, séparé par le filtre et desséché, est soluble dans l'ammoniaque. Si l'on ajoute de l'acide azotique à cette dissolution, il se forme un précipité floconneux, brun noirâtre. Ce précipité disparaît en partie par un excès d'acide; ce qui reste sans se dissoudre a présenté tous les caractères de l'ulmine.

0 gr. 114 de cystate noir d'argent? ont donné par la combustion, 0 gr. 076 d'argent, résultat qui est insignifiant.

Il est probable qu'il existe deux cystates d'argent, et que, quelles que soient les précautions que nous avons prises pour les séparer, nous n'avons jamais pu les obtenir l'un sans l'autre[*].

CONCLUSION.

Il résulte de ce travail que la cystine contient une quantité de soufre très considérable, qui n'avait point encore été signalée. La présence du soufre dans un calcul vésical est un fait sans exemple jusqu'à présent, et qui mérite d'attirer l'attention des physiologistes et des médecins, soit pour en étudier la formation, soit pour la prévenir.

La cystine forme avec les acides chlorhydrique et azotique des composés bien définis, qui semblent porter à la considérer comme un alcaloïde d'origine animale. Ces composés, quoique bien définis, ne peuvent, selon nous, permettre d'en tirer immédiatement le poids moléculaire. En effet, l'acide chlorhydrique donne $C_6 Az_2 H_{12} O_4 S_2 = 1513, 41$. L'acide azotique donne $C_{4,3} Az_{1,3} H_9 O_5 S_{1,3} = 1135, 05$. Si le chlorhydrate est un sel neutre, l'azotate devient un azotate 1 et $^1/_3$, ou bien un azotate $^3/_4$ basique : si l'on prend l'azotate comme un sel, et l'on serait en droit de le faire par analogie, car il n'existe guère que des azotates neutres ; l'hydrochlorate devient 1 et $^1/_3$, basique, ou 1 $^3/_4$ chlorhydrate. Mais le poids moléculaire chimi-

* Le cystate n° 1 a été préparé en versant de l'azotate d'argent dans une dissolution ammoniacale de cystine qui commençait à abandonner des cristaux. Le cystate n° 2 a été préparé en versant le cystate d'ammoniaque dans l'azotate d'argent. Les cystates 3 et 4 ont été préparés en versant le nitrate d'argent dans le cystate d'ammoniaque amené au point de précipiter par une addition d'acide azotique faible.

que ne représente que celui d'une molécule arbitraire, dont l'usage doit être aussi commode et aussi général que possible, et le poids des éléments de la formule donné directement par l'analyse, ou C_3 Az H_6 O_4 S $= 706$, effaçant toutes les irrégularités qui viennent d'être signalées, il est évident que c'est lui qu'on doit adopter.

L'azotate est alors sesqui-basique et le chlorhydrate est bibasique : cela est d'autant plus probable, que ce sel est décomposé par l'eau, en perdant la moitié de la cystine qu'il contient.

Nous finissons en faisant remarquer qu'il est curieux qu'après avoir obtenu des composés nettement définis pour déterminer le poids moléculaire de la cystine, nous avons été obligés de recourir à des raisonnements pour en adopter un qui est étranger à ces expériences, mais qui cependant met en harmonie tout l'ensemble des faits.

La cystine renfermant du soufre dans sa composition, il y a lieu de croire qu'on doit exclure de la nourriture des personnes atteintes de calculs cystiques tous les aliments qui contiennent du soufre. Tels sont particulièrement les œufs, et en général les matières albumineuses, les haricots, la moutarde, les choux.

La solubilité de la cystine dans l'acide oxalique permet également d'espérer un résultat utile de l'usage de l'acide oxalique très faible et des végétaux qui en contiennent, comme par exemple l'oseille.

L'injection dans la vessie d'une eau très légèrement ammoniacale ou d'une dissolution faible de bi-carbonate d'ammoniaque, serait peut-être aussi utile. Mais, relativement à cette question, on ne peut faire que des conjectures plus ou moins vagues et hasardées.

FIN.

TABLE DES MATIÈRES.

DEUXIÈME PARTIE.

TROISIÈME PARTIE.

QUATRIÈME PARTIE.

FIN DE LA TABLE DES MATIÈRES.